全国高等学校物联网技术应用系列教材

医药物联网

白世贞　牟唯哲　主编

中国物资出版社

图书在版编目（CIP）数据

医药物联网/白世贞，牟唯哲主编．—北京：中国物资出版社，2011.4
（全国高等学校物联网技术应用系列教材）
ISBN 978 - 7 - 5047 - 3509 - 6

Ⅰ.①医…　Ⅱ.①白…②牟…　Ⅲ.①计算机网络—应用—医药学　Ⅳ.①R319

中国版本图书馆 CIP 数据核字（2010）第 154855 号

策划编辑　秦理曼
责任编辑　秦理曼
责任印制　何崇杭
责任校对　孙会香　梁　凡

中国物资出版社出版发行
网址：http://www.clph.cn
社址：北京市西城区月坛北街 25 号
电话：(010) 68589540　邮政编码：100834
全国新华书店经销
三河市西华印务有限公司印刷

开本：787mm×1092mm　1/16　印张：14.25　字数：329 千字
2011 年 4 月第 1 版　2011 年 4 月第 1 次印刷
书号：ISBN 978 - 7 - 5047 - 3509 - 6/R · 0083
印数：0001—3000 册
定价：25.00 元
（图书出现印装质量问题，本社负责调换）

本系列教材编委会

前　言

　　物联网就是"物物相连的互联网"，主要是通过射频识别技术（RFID）、红外感应器、全球定位系统、激光扫描器等信息传感设备，按约定的协议，把任何物品与互联网连接起来，进行信息交换和通信，以实现智能化识别、定位、跟踪、监控和管理的一种网络。物联网技术在各行各业都有巨大的应用前景，特别是在医疗行业。由于其的特殊性，即与人们的生活、生命均息息相关，如何在医疗行业应用物联网技术，就成为人们目前较为关注的问题之一。因此，本书主要侧重于物联网技术在医疗行业的具体应用的介绍。希望通过本书，可以为我国医疗行业的发展提供一定的解决思路。

　　全书共分十章，主要介绍了物联网技术在医药产品管理、患者管理、医疗工作人员管理、医疗设备管理、血液管理、医药供应链管理、医疗废物管理、医药物流等方面的具体应用，以及医疗行业应用物联网技术的前景等内容。

　　本书的特点是，以实际应用为主，以理论介绍为辅。内容丰富，深入浅出，清晰易懂。本书不仅适用于医疗工作人员参考，也适用于从事物联网技术工作的人员参考，同时可以供对物联网技术有兴趣的读者自学使用。

　　本书由白世贞、牟唯哲任主编，其中第一章、第二章、第四章、第五章、第七章由牟唯哲编写，第三章和第六章由李楠编写，第八章和第九章由刘莉编写，第十章由王佳、魏喻、朱崇庆编写。全书由白世贞主审。

　　本书在编写过程中参阅了大量国内外的相关书籍、刊物和网站，在此向这些资料的作者一并表示感谢！另外，由于作者的水平有限，本书中难免存在着一定的不足之处，恳请读者批评指正。

作　者

2010 年 12 月

目　录

第一章 绪 论

第一节 物联网技术概述

一、物联网的概念

在全球经济一体化的趋势下，商品货物在全世界范围内的流通已经成为一个很普遍的现象。在这种情况下，一方面利用传统的技术手段对货物进行跟踪识别的效率比较低，而且花费的成本也较高，一旦商品货物出现了问题，很难对其来源或者流通渠道进行追查；另一方面由于商品货物是在全球范围内流通，传统的技术手段不便于生产厂家及时了解货物的流通及销售状况，也就导致了生产厂家不能制订合理的生产计划。

互联网（Internet）是目前可以在全世界范围内进行信息传输的最有效的技术手段，如果将互联网和相应的其他技术手段相结合，就可以有效地适应目前经济全球一体化的潮流。于是，物联网的概念应运而生。物联网（Internet of Things，IOT），是在计算机互联网的基础上，利用射频识别（RFID）、无线数据通信等技术，构造一个覆盖世界上万事万物的网络。将读写器安装到任何需要采集信息的地方，通过 Internet 进行全程跟踪，实现对物品的识别，这样所有的物品和 Internet 就组成了"物联网"网络。其实质就是利用 RFID 技术，通过计算机互联网以实现全球物品的自动识别，达到信息的互联与实时共享。从网络结构看，物联网就是通过 Internet 将众多 RFID 应用系统连接起来并在广域网范围内对物品身份进行识别的分布式系统。物联网中 RFID 应用系统可以表示成如图 1-1 所示的拓扑结构。有了各种 RFID 应用系统和已经覆盖全球的 Internet 网络，那么物联网的网络硬件系统就具备了。Internet 上的计算机终端就是 RFID 应用系统中的计算机，通过 Internet，RFID 应用系统的后台信息系统更加丰富和容易理解。但仅具有物联网硬件系统远不能完成物联网的功能，还需要考虑以下功能。

1. 物联网信息服务

物联网的目的是实现对贴有 RFID 标签的物品在全球广域网范围内进行识别、跟踪和查询，也就是要求在任何一个地方都能找到与物品 ID 号对应的信息资源库。RFID 标签内存储的信息十分有限，主要还是用来存储标识物品身份的 ID 号。虽然 ID 号中的部分字段可以通过事先约定用来表示物品的某些属性，但仅靠 ID 号所能表达的商品属性信息依然十分有限，远不能满足物品生产、加工、原材料、产地、运输、仓储等大量的信息。那么有关物品的这些大量属性信息究竟应放哪里呢？显然，这些物品信息应该存放于 Internet 上，并且与物品的 ID 号一一对应起来。而存放物品信息的计算机称之为物联网信息服务器，通过 Internet 可以访问物联网信息服务器，这台服务器提供的服务称之为"物联网信息服务"（IOT-Information Service，IOT-IS）。一般这台信息服务器的物理位置是放在生产厂家或生产厂家委托存放的机房里，其中的数据库原始信息是由厂家在给物品贴标签的同时录入的。

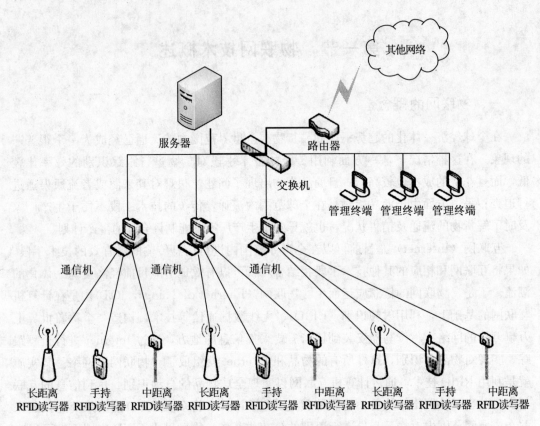

图1-1　RFID应用系统拓扑结构

2. 物联网名称解析服务

如果 Internet 上某台计算机 A（或直接连到 Internet 上的读写器）当前获得了一个物品标签的 ID 号，那么其通过什么方式获得"物联网信息服务器"上的这个 ID 号对应的物品属性信息呢？这就需要 Internet 上有另外一台服务器 B。服务器 B 能够将标签的 ID 号转换成其对应的资源地址 URI，并将地址返回给计算机 A，计算机 A 再根据资源地址 URI 找到对应的"物联网信息服务器"，以获得对应于此 ID 号的物品的属性及相关信息，同时"物联网信息服务器"还可以更新数据库，记录下此物品当前的信息（例如解析时间、标签当前位置、当前识别此标签的读写器的 ID 号等）。这里的名称解析服务器专门用来解析物联网标签的 ID 的，其提供的服务称为"物联网名称解析服务"（IOT-Name Service，IOT-NS）。其提供的服务类似于 Internet 上的 DNS 服务，只不过后者是将客户端输入的网址转换成其对应的网络资源地址。

3. 物联网中间件服务

物联网上的 RFID 应用系统种类繁多，各 RFID 应用系统中采用的硬件设备（如读写器）肯定是不同厂家生产的，而物联网本身应该是开放和标准的，以方便各种用户接入。这就好比计算机为方便各种外界设备的接入而采用驱动程序的道理一样。在物联网中这种角色称为中间件。物联网中间件负责实现与 RFID 硬件以及配套设备的信息交互和管理，同时作为一个软硬件集成的桥梁，完成与上层复杂应用的信息交换。它是 RFID 应用框架中相当重要的一环，总的来说，物联网中间件起到一个中介的作用，它屏蔽前端硬件的复杂性，并把采集的数据发送到后端的 IT 系统，在此将其称之为"物联网中间件服务"（IOT-MWS）。

4. 物联网中的 RFID 编码及射频识别

RFID 工作的频段很多，典型的有 125kHz、134kHz、13.56MHz、433MHz、2.45GHz、5.8GHz 等。物联网中不是都会使用这些 RFID 频段的标签，物联网主要解决的是物流问题，一般选择适合物流的 RFID 频段标签，同时这个频段要受到所在国的频率资源规定的限制，例如美国主要考虑的是 900MHz 和 13.56MHz 的无源标签，而日本采用 2.45GHz 频段。我国目前物流频段选择的倾向是向欧美靠近，稍有不同。物联网中的射频识别部分（包括读写器和标签）也需要针对物联网的需求和特点作出一些规范，而不像其他的 RFID 应用项目，只要能满足 RFID 应用需求就可以。

除了频率选择之外，一个主要问题就是物联网标签 ID 号的编码了。很显然要想在 Internet 上获得其对应的资源信息，这个 ID 号必须是唯一的，而且其编码规则和解析方式能够通过物联网解析服务对应起来，这样才能够通过标签 ID 号访问其对应的物品的属性等信息。综上所述，典型的物联网结构如图 1-2 所示，其流程中的功能大致分为五个部分，即物联网标签编码、射频识别、物联网中间件服务（IOT-MWS）、物联网名称解析服务（IOT-NS）、物联网信息系统服务（IOT-IS）。在该系统中，每一个物品都被赋予一个独一无二的代码，并存储于物品上的电子标签中，同时将这个代码所对应的详细信息和属性（包括名称和类别、生产日期、保质期等）存储在 IOT-IS 服务器中。当物品从生产到流通的各个环节中被识别并记录时，通过 RFID-NS 的解析可获得物品所属信息服务系统的 URI（Universal Resource Identifier，统一资源标识），进而通过网络 IOT-IS 服务器中获得其代码所对应的信息和属性进行物品的识别，以达到对物流供应链自动追踪管理的目的。物联网的最终目标就是为每一个物品建立全球的、开放的标识标准，它的发展不仅能够实现对物品的实时跟踪，而且能够提高现代物流的运输效率和信息化管理水平。

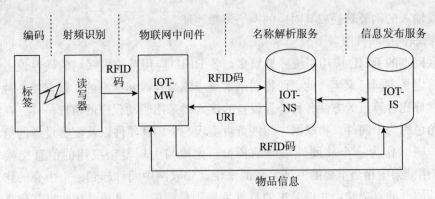

图 1 - 2　物联网结构

二、物联网技术的基本理论

1. 条码

谈起条码，人人都见过。20 世纪 50 年代人们发明了条码，如今它在全球商业社会产品和信息的流通中发挥着举足轻重的作用。它取代了传统的通过键盘输入数据而提高了数据的精确度，条码系统在当今全球经济时代是开展商务活动的关键要素。条码在我们日常生活中随处可见，书的背面、洗衣粉袋子背面、啤酒瓶背面等都有如图 1 - 3 左边所示的条码。图 1 - 3 右边所示的是二维条码，常用于手机等一些高级物品，目前在火车票中也有所应用。此外，它还广泛用于资产跟踪、图书馆和档案馆的图书和文件编目、文件管理、危险废弃物跟踪、包装跟踪/发货以及车辆控制和识别。

图 1 - 3　两种条码

　　二维条码出现在 20 世纪 90 年代初，它满足了在更小的空间上对更多的信息进行编码的需要。当传统的一维条码充当储存于数据库中的基准信息牌时，二维条码可以完成同样的功能，但占据的空间更小。

　　二维条码也具有数据库本身的功能，从而确保二维标签的项目更为便携。其典型代表为 PDF417，它具有错误校验和纠正技术，可在 4 平方英寸的空间上对全部 ASCH 字符集多达 2000 个的字符进行编码。条码技术包含将数据编码以用光学读出的符号系统（语言）、生成机器可读符号的印刷技术、采集符号系统视觉图像并转化为与计算机兼容的数字数据的扫描仪和解码器以及验证符号质量的验证器。近年来，射频识别技术（以我国的第二代身份证及非接触公交卡为代表）得到了飞速的发展，也逐步走进了人们的生活。许多人都认为射频识别是一项新的技术发明，但实际上并非如此。早在第二次世界大战期间，当发明雷达的时候，就已出现了这种技术。最初，雷达能够探测到飞机，但并不能区别出是英国飞机还是德国飞机，而当采用了能够区分出敌我的发射装置以后，就能够区别出对方发射的信号。为此，射频识别帮助英国人赢得了战争。

2. 无线射频识别技术（RFID）

（1）无线射频识别技术概述

无线射频识别技术，即 RFID（Radio Frequency Identification），是一种内建无线电技术的晶片，晶片中可存放一系列资讯，如产品类别、位置、日期等。其体积可以做到极小，随附于所要辨认的实体上，可穿透物体进行识别、读写，并可以无接触的方式，快速并且大量的读写其内容资料。最大的好处是能提高整体物品管理效率，比目前条码技术更具备抗污、抗腐蚀的特性，保存的周期更长，识别率更高。

RFID 并不是一种新兴的技术，早在第二次世界大战期间就开始使用了；1950—1960 年，RFID 开始了发展，进行了多项实验室研究，但是由于其成本昂贵，一直没能在商务应用中普及；1960—1970 年，RFID 开始了在其他应用领域的试验；1970—1980 年，RFID 才开始了早期的商务应用；1980—1990 年，随着 RFID 技术的成熟，成本不断下降，商业上进入了开始大量使用 RFID 技术的时期，并逐渐地趋于主流；1990—2000 年，RFID 进入了大发展的时期，多种 RFID 应用标准出现，不同厂商开始提出自己的 RFID 技术标准，争夺医疗、物流、军事、交通等市场，也就是在这个阶段，RFID逐步走入人们的生活，并成为其日常生活中不可或缺的一部分。

（2）无线射频技术的组成

①读写器（Reader/Writer）

读写器根据使用用途、结构的不同，可划分为固定式读写器、OEM 读写器、工业读写器、便携式读写器以及大量特殊结构的读写器。读写器中包括了读写器接口、读写信号编码控制系统和应用系统。读写器通过高频接口，依照读写器和标签之间的空气协议标准，将主机的读写命令传到电子标签，再把从主机发往电子标签的数据加密后发送至电子标签，将电子标签返回的数据解密后送到主机。

读写器将要发送的信号，经编码后加载在特定频率的载波信号上经过天线向外发送；进入读写器工作区域的电子标签接收此脉冲信号，然后标签内芯片中的有关电路对此信号进行调制、解码、解密，然后对命令请求、密码、权限等进行判断。若为读取命令，控制逻辑电路则从存储器中读取有关信息，经过加密、编码后通过标签内的天线发送给读写器，读写器对接收到的信号进行解调、解码、解密后送至计算机处理；若是修改信息的写入命令，有关控制逻辑引起的内部电荷泵会提升工作电压，对标签中的内容进行改写。读写器的射频模块由射频振荡器、射频处理器、射频接收器以及前置放大器组成。射频模块可以发射和接收射频载波。射频载波信号由射频振荡器产生并被射频处理器放大，该载波通过天线发射。射频模块将天线接收的从射频识别标签发射/返回来的载波解调后传给读写模块。读写模块由放大器、解码以及纠错电路、微处理器、时钟电路、标准接口以及电源组成，它可以接收射频模块传输的信号，解码后获得标签内信息，或者将要写入标签的信息编码后传递给射频模块，完成写标签操作。还可以通过标准接口将标签内容和其他的信息传递给计算机。

②读写器天线（Antenna）

天线是一种能够将接收到的电磁波转换为电流信号，或者将电流信号转换为电磁波的装置。在确定的工作频率和带宽条件下，读写器通过天线来发射由射频模块产生的射频载波，形成电磁场，通过电磁场来对电子标签进行识别，并接收从标签发射或者反射回来的射频载波。任何一个射频识别系统至少应该包含一根天线以便发射和接收射频信号。天线的工作频率直接影响到 RFID 系统的工作范围，目前的阅读器中可操作的天线频率有低频（125kHz）、高频（13.54MHz）、超高频（850MHz～910MHz）、微波（2.45GHz）等，每一种频率都有它的特点，例如，低频节省能量，穿透废金属物体力强，最适合用于含水成分较高的物体，如水果等。超高频作用范围广，传送数据速度快，但是比较耗能，穿透力较弱，作业区域不能有太多干扰。

③标签（Tag）

电子标签由耦合元件及芯片组成，每个标签都有一个全球唯一的 ID 号码——UID（Ubiquitous Identification），附着在物体上并标识目标对象。按照供电方式的不同，电子标签可以分为有源标签和无源标签。有源标签是指内部有电池提供电源的电子标签。有源标签的作用距离比较远，但寿命有限、体积较大、成本较高，并且不适合在恶劣环境下工作，需要定期更换电池。无源标签是指内部没有电池提供电源的电子标签。无源标签利用波束供电技术将接收到的读写器的射频能量转化为直流电源，以便为标签内的电路供电。无源标签的作用距离相对有源标签要近，但是其寿命较长，并且对工作环境要求不高。按照工作方式的不同，电子标签可以分为主动式标签和被动式标签。主动式标签利用自身的射频能量主动发射数据给读写器，一般都含有电源，和被动式标签相比，识别距离更远。被动式标签在读写器发出查询信号触发后才进入通信状态。它使用调制散射方式发射数据，必须利用读写器的载波来调制自己的信号。被动式标签可以是有源标签，也可以是无源标签。按照读写方式的不同，可以将电子标签分为只读型标签和读写型标签。只读型标签中还可以分为只读标签——标签内容出厂时就已经被写入，不能更改；一次性编程只读标签——在使用前将内容编程一次性写入，之后不允许修改；读写型标签——在识别的过程中，标签的内容既可以被读写器读出，也可以被读写器写入。

电子标签从功能上来说，一般由天线、调制器、编码发生器、时钟以及存储器组成。时钟把所有电路功能时序化，以使存储器中的数据在精确的时间内被传送到读写器；存储器中的数据是应用系统规定的唯一性编码，在电子标签被安装在识别对象上以前已经被写入。数据读出的时候，编码发生器把存储器中存储的数据编码，调制器接收由编码器编码后的信息，并通过天线电路将此信息发射/反射到读写器。数据写入的时候，由控制器控制，将天线接收到的信号解码后写入到存储器。

天线的阻抗必须与标签芯片的输入阻抗共扼匹配，以使得标签芯片能够最大限度地获得射频识别读写器所发出的电磁能量；调制器用于改变高频载波信号，使得载波信号的振幅、频率或者相位与调制的几代信号相关。编码发生器对要传输的信息编码，一边传输信号能够尽可能最佳地与信道相匹配，防止信息干扰或者发生碰撞。

（3）无线射频技术的分类

无线射频技术依其采用的频率不同可分为低频系统和高频系统两大类；按电子标签内保存的信息注入的方式可将其分为集成电路固化式、现场有线改写式和现场无线改写式三大类；根据读取电子标签数据的技术实现手段，可将其分为广播发射式、倍频式和反射调制式三大类。

①低频系统一般指其工作频率小于 30MHz，典型的工作频率有：125kHz、225kHz、13.56MHz 等，基于这些频点的射频识别系统一般都有相应的国际标准。其基本特点是电子标签的成本较低、标签内保存的数据量较少、阅读距离较短（无源情况，典型阅读距离为 10cm）、电子标签外形多样（卡状、环状、纽扣状、笔状）、阅读天线方向性不强等。

②高频系统一般指其工作频率大于 400MHz，典型的工作频段有：915MHz、2450MHz、5800MHz 等。高频系统在这些频段上也有众多的国际标准予以支持。高频系统的基本特点是电子标签及阅读器成本均较高、标签内保存的数据量较大、阅读距离较远（可达几米至十几米）、适应物体高速运动性能好、外形一般为卡状、阅读天线及电子标签天线均有较强的方向性。

③有源电子标签内装有电池，一般具有较远的阅读距离，不足之处是电池的寿命有限（3～10 年）。无源电子标签内无电池，它接收到阅读器（读出装置）发出的微波信号后，将部分微波能量转化为直流电供自己工作，一般可做到免维护。相比有源系统，无源系统在阅读距离及适应物体运动速度方面略有限制。

④集成固化式电子标签内的信息一般在集成电路生产时即将信息以 ROM 工艺模式注入，其保存的信息是一成不变的；现场有线改写式电子标签一般将电子标签保存的信息写入其内部的存储区中，改写时需要专用的编程器或写入器，改写过程中必须为其供电；现场无线改写式电子标签一般适用于有源类电子标签，具有特定的改写指令，电子标签内保存的信息也位于其存储区。一般情况下，改写电子标签数据所需时间远大于读取电子标签数据所需时间。通常，改写所需时间为秒级，阅读时间为毫秒级。

⑤广播发射式射频识别系统实现起来最简单。电子标签必须采用有源方式工作，并实时将其储存的标识信息向外传播，阅读器相当于一个只收不发的接收机。这种系统的缺点是电子标签必须不停地向外发射信息，既费电，又对环境造成电磁污染，而且系统不具备安全保密性。倍频式射频识别系统实现起来有一定难度。一般情况下，阅读器发出射频查询信号，电子标签返回的信号载频为阅读器发出射频的倍频。这种工作模式对

阅读器接收处理回波信号提供了便利，但是，对无源电子标签来说，电子标签将接收的阅读器射频能量转换为倍频回波载频时，其能量转换效率较低，提高转换效率需要较高的微波技术，这就意味着更高的电子标签成本。同时这种系统工作须占用两个工作频点，一般较难获得无线电频率管理委员会的产品应用许可。反射调制式射频识别系统实现起来要解决同频收发问题。系统工作时，阅读器发出微波查询（能量）信号，电子标签（无源）将部分接收到的微波查询能量信号整流为直流电供电子标签内的电路工作，另一部分微波能量信号被电子标签内保存的数据信息调制（ASK）后反射回阅读器。阅读器接收到反射回的幅度调制信号后，从中解出电子标签所保存的标识性数据信息。系统工作过程中，阅读器发出微波信号与接收反射回的幅度调制信号是同时进行的。反射回的信号强度较发射信号要弱得多，因此技术实现上的难点在于同频接收。

（4）无线射频系统的工作原理

读写器将无线电载波信号经过发射天线向外发射；当电子标签进入发射天线的工作区域时，电子标签被激活，将自身信息的代码经天线发射出去；系统的接收天线接收电子标签发出的载波信号，经天线的调节器传输给读写器。读写器对接收到的信号进行解调解码，送往后台的计算机控制器；计算机控制器根据逻辑运算判断该标签的合法性，针对不同的设定做出相应的处理和控制，发出指令信号控制执行机构的动作；执行机构按照计算机的指令动作。具体流程如图1-4所示。

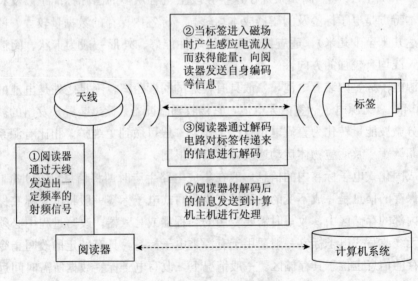

图1-4 RFID工作原理

无线射频识别的距离从几厘米到几十米，且根据读写的方式，可以输入数千字节的信息，同时，还具有极高的保密性和不可伪造性。典型的 RFID 应用系统如图1-5所示，包括标签（Tag）、阅读器（Reader）和天线（Antenna），这几个部分协同工作，完成 RFID 标签物品的识别。有时，为了节省成本和减小体积，也将阅读器和天线集成到一起。

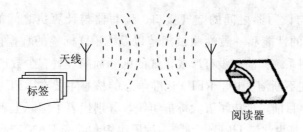

图 1-5 RFID 系统组成

该系统分为有源、无源系统。有源 RFID 系统识别距离较远，可达 30m，但由于标签需要由电池来供电，体积较大，寿命有限，而且成本十分昂贵，这就大大限制了 RFID 系统的应用范围。无源 RFID 系统无须电池供电，因而标签体积非常小，也可以按照用户的要求进行个性化封装，无源 RFID 标签理论寿命无限，价格低廉，但是识别距离比有源系统要短。

RFID 识别系统和其他识别技术相比，具有无须接触、自动化程度高、耐用可靠、识别速度快、适应各种工作环境、可实现高速和多标签同时识别等特点。同时，它不需要人工查看进货的条码而节省了劳动力成本，并解决了零售业两个最大的难题：商品断货和损耗（因盗窃和供应链被搅乱而损失的产品）。为此，它具有比其他识别技术更加广泛的用途，如物流和供应链管理、门禁安防系统、道路自动收费、航空行李处理、文档追踪/图书馆管理、电子支付、生产制造和装配、物品监视、汽车监控、动物身份标识等。可以说，RFID 将是用途最广泛的自动识别技术。RFID 识别技术在供应链管理上也得到了非常广泛的应用。

RFID 是一种突破性的技术，埃森哲实验室首席科学家弗格森认为："第一，可以识别单个的非常具体的物体，而不是像条码那样只能识别一类物体；第二，其采用无线电射频，可以透过外部材料读取数据，而条码必须靠激光来读取信息；第三，可以同时对多个物体进行识读，而条码只能一个一个地读。此外，储存的信息量也非常大。"

RFID 识别系统中的标签芯片中能够存放一定量的信息，那么应该在芯片中存放多少信息、什么信息最合适，一度成为人们争论的焦点。曾经有人认为 EPC 标签的功能越多越好，嵌入其中的信息越多越好。但事实上这给 EPC 信息的储存带来了技术上的困难和成本上的增加。因此后来由麻省理工学院的两位教授提出了一种解决方案，建议消除或最小化 EPC 编码中嵌入的信息量，而把更多的信息放到现有的互联网网络上去，于是，EPC 代码就成为仅仅是提供一个信息的"检索号"，"物联网"这一新概念也便由此而来。

（5）无线射频技术标准现状

RFID 标准的制定兴起于 1990—2000 年。目前，RFID 还未形成统一的全球化标准，市场为多种标准并存的局面，但随着全球物流行业 RFID 大规模应用的开始，RFID 标准的统一已经得到业界的广泛认同。RFID 系统主要由数据采集和后台数据库网络应用系统两大部分组成。目前已经发布或者是正在制定中的标准主要是与数据采集相关的，其中包括电子标签与读写器之间的空气接口、读写器与计算机之间的数据交换协议、RFID 标签与读写器的性能和一致性测试规范以及 RFID 标签的数据内容编码标准等。后台数据库网络应用系统目前并没有形成正式的国际标准，只有少数产业联盟制定了一些规范，现阶段还在不断演变中。RFID 标准争夺的核心主要在 RFID 标签的数据内容编码标准这一领域。目前，形成了五大标准组织，分别代表了国际上不同团体或者国家的利益。EPCglobal 是由北美 UCC 产品统一编码组织和欧洲 EAN 产品标准组织联合成立的，在全球拥有上百家成员，得到了零售巨头沃尔玛、制造业巨头强生和宝洁等跨国公司的支持。而 ATM、ISO、UID 则代表了欧美国家和日本；IP-X 的成员则以非洲、大洋洲、亚洲等国家为主。比较而言，EPCglobal 由于综合了美国和欧洲厂商，实力相对占上风。

①EPCglobal 标准

EPCglobal 是由 UCC 和 EAN 联合发起的非营利性机构，全球最大的零售商沃尔玛连锁集团、英国 TeSCo 等 100 多家美国和欧洲的流通企业都是 EPC 的成员，同时由美国 BEA 公司、IBM 公司、微软、Auto-ID Lab 等进行技术研究支持。此组织除发布工业标准外，还负责 EPCglobal 号码注册管理。EPCglobal 系统是一种基于 EAN·UCC 编码的系统。作为产品与服务流通过程信息的代码化表示，EAN·UCC 编码具有一整套涵盖了贸易流通过程中各种有形或无形的产品所需的全球唯一的标识代码，包括贸易项目、物流单元、位置、资产、服务关系等标识代码。EAN·UCC 标识代码随着产品或服务的产生在流通源头建立，并伴随着该产品或服务的流动贯穿全过程。EAN·UCC 标识代码是固定结构、无含义、全球唯一的全数字型代码。在 EPC 标签信息规范 1.1 中采用 64~96 位的电子产品编码；在 EPC 标签 2.0 规范中采用 96~256 位的电子产品编码。

目前使用较多的标准是 EPC CIG2 标准（也就是 ISO 18000 - 6C），该标准的数据传输速率可达每秒 40kb~640kb；可以同时读取的标签数量多，理论上能读到 1000 多个标签；功能强，具有多种写保护方式，安全性强；区域多，分为 EPC 区（96bits 或 16Bytes，可扩展到 512bits）、ID 区（64bits 或 8Bytes）、用户区（224bits 或 28Bytes）、密码区（32bits 或 4Bytes）。但该标准也有很多的缺陷：用户数据区比较小，只有 28 个字节，如需将 15010374 所定义的集装箱数据全部写入，数据区容量不够。另外，目前用于 EPC 标签的芯片几乎都是倒贴片的，可焊接封装的芯片极少。倒贴片的工艺对于工作在室外、运动、颠簸的物体来说，可靠性难以保证。

②ISO 标准

国际标准化组织（ISO）也制定了 RFID 自动识别和物品管理的一系列标准。例如，ISO 创造了使用 RFID 跟踪牛群的标准。ISO 11784 定义了如何组织标签的数据结构，ISO 11785 定义了空中接口协议。国际标准化组织也起草、建立了 RFID 标签在支付系统、非接触智能卡和接触式卡领域的空中接口标准（ISO 14443 和 ISO 15693）。它也建立了测试 RFID 标签和读卡器兼容性的标准（ISO 18047）和测试 RFID 标签和读卡器性能的标准（ISO 18046）。下面是其中的一些标准：

18000-1：全球公认频率的空中接口的通用参数（Generic parameters for air interfaces for globally accepted frequencies）

18000-2：135kHz 的空中接口（Air interface for 135kHz）

18000-3：13.56MHz 的空中接口（Air interface for 13.56MHz）

18000-4：2.45GHz 的空中接口（Air interface for 2.45GHz）

18000-5：5.8GHz 的空中接口（Air interface for 5.8GHz）

18000-6：930MHz 的空中接口（Air interface for 860MHz to 930MHz）

18000-7：433.92MHz 的空中接口（Air interface for 433.92MHz）

由于无线射频标准的不统一，目前无线射频标签中的数据结构因标准的不同而各异。EPC 编码标准与目前广泛应用的 EAN·UCC 编码标准是兼容的；可以应用在供应链中的各个环节；各国的 EPC 管理机构、被标志物品的管理者分段管理、共同维护、统一应用，具有合理性；不以具体国家、企业为核心，编码标准全球协商一致，具有国际性；编码采用全数字形式，不受地方、语言、经济水平、政治观点的限制。基于 EPC 编码标准的高速读取率，多种写保护方式，强化的安全性能，本课题采用 EPC 编码作为药监管理中电子标签的编码解决方案。

3. EPC 电子产品编码

全球产品电子代码 EPC 系统是一个非常先进的、综合性的和复杂的系统，其最终目标是为每一物品建立全球的、开放的标识标准。它由全球产品电子代码体系、射频识别系统及信息网络系统三部分组成，主要包括五个方面：

（1）EPC 编码标准

EPC 编码是 EPC 系统的重要组成部分，它是对实体及实体的相关信息进行代码化，通过统一并规范化的编码建立全球通用的信息交换语言。EPC 编码是 EAN·UCC 在原有全球统一编码体系基础上提出的新一代的全球统一标识的编码体系，是对现行编码体系的一个补充。

（2）射频识读器

在射频识别系统中，射频识读器是将标签中的信息读出，或将标签所需要存储的信息写入标签的装置。射频识读器是利用射频技术读取标签信息，或将信息写入标签的设备。读写器读出的标签的信息通过计算机及网络系统进行管理和信息传输。

（3）神经网络软件

每件产品都加上 RFID 标签之后，在产品的生产、运输和销售过程中，识读器将不断收到一连串的产品电子编码。整个过程中最为重要，同时也是最困难的环节就是传送和管理这些数据。Auto-ID 中心提出一种名叫 Savant 的软件中间件技术，相当于该新式网络的神经系统，负责处理各种不同应用的数据的读取和传输。

（4）对象名称解析服务

EPC 标签对于一个开放式的、全球性的追踪物品的网络需要一些特殊的网络结构。因为标签中只存储了产品电子代码，计算机还需要一些将产品电子代码匹配到相应商品

信息的方法。这个角色就由对象名称解析服务担当，它是一个自动的网络服务系统。

（5）实体标记语言

EPC产品电子代码识别单品，但是所有关于产品有用的信息都用一种新型的标准计算机语言——实体标记语言（PML）所书写，PML是基于为人们广为接受的可扩展标识语言（XML）发展而来的。PML提供了一个描述自然物体、过程和环境的标准，并可供工业和商业中的软件开发、数据存储和分析工具之用。它将提供一种动态的环境，使与物体相关的静态的、暂时的、动态的和统计加工过的数据可以互相交换。因为它将会成为描述所有自然物体、过程和环境的统一标准，PML的应用将会非常广泛，并且进入到所有行业。

4. 传感器与无线传感器网络

（1）传感器

传感器是一种检测装置，能感受到被测量的信息，并能将检测感受到的信息，按一定规律变换成为电信号或其他所需形式的信息输出，以满足信息的传输、处理、存储、显示、记录和控制等要求。它是实现自动检测和自动控制的首要环节。

（2）无线传感器网络

无线传感器网络WSN是一种由传感器节点构成的网络，能够实时地监测、感知和采集节点部署区的观察者感兴趣的感知对象的各种信息（如光强、温度、湿度、噪声和有害气体浓度等物理现象），并对这些信息进行处理后以无线的方式发送出去，通过无线网络最终发送给观察者。无线传感器网络在军事侦察、环境监测、医疗护理、智能家居、工业生产控制以及商业等领域有着广阔的应用前景。在传感器网络中，传感器节点具有端节点和路由的功能：一方面实现数据的采集和处理；另一方面实现数据的融合和路由，对本身采集的数据和收到的其他节点发送的数据进行综合，转发路由到网关节点。网关节点往往个数有限，而且能量常常能够得到补充；网关通常使用多种方式（如Internet、卫星或移动通信网络等）与外界通信。超声波传感器节点数目非常庞大，通常采用不能补充的电池提供能量；传感器节点的能量一旦耗尽，那么该节点就不能履行数据采集和路由的功能，直接影响到整个传感器网络的健壮性和生命周期。因此，传感器网络主要研究的是传感器网络节点。

5. 嵌入式智能技术

嵌入式系统是指将应用程序、操作系统与计算机硬件集成在一起的系统。它以应用为中心，以计算机技术为基础，而且软硬件可以裁剪，因而是能满足应用系统对功能、可靠性、成本、体积和功耗有严格要求的专用计算机系统。这种系统具有高度自动化、可靠性高等特点。嵌入式系统主要由硬件和软件两部分组成。嵌入式系统的硬件主要包括嵌入式核心芯片、存储器、I/O端口等。而嵌入式系统软件由嵌入式操作系统和相应的各种应用程序构成。有时把这两者结合起来，应用程序控制着系统的运作和行为，而操作系统控制着应用程序编程与硬件的交互作用。目前，嵌入式智能技术在智能信息家电的应用上取得了长足进步，特别是数字信号处理的应用和发展，使得系统的语音和图像处理能力大大增强，不仅可以最大限度地利用硬件投入，而且还避免了资源浪费。嵌入式技术是在 Internet 的基础上产生和发展的，因此在智能家居控制中，应具有安全性并能快速地与外界进行信息交换，这就要求计算机的存储器、运算速度等性能指标比较高，而嵌入式系统一般情况下都是小型的专用系统，这样就使得嵌入式系统很难承受占有大量系统资源的服务。实现嵌入式系统的 Internet 接入、"瘦" Web 服务器技术以及嵌入式 Internet 安全技术，是嵌入式系统 Internet 技术的关键和核心。物联网技术中所采用的各类高灵敏度识别、专用的信号代码处理等装置的研发，将会更进一步推动嵌入式智能技术在物联网中应用的扩大。

6. 纳米技术与纳米传感器

纳米技术不是物联网的专有技术。目前，纳米技术在物联网技术中的应用主要体现在 RFID 设备、感应器设备的微小化设计、加工材料和微纳米加工技术上。纳米技术是研究尺寸在 $1\sim100$ nm 的物质组成体系的运动规律和相互作用以及可能的实际应用中的技术问题的科学技术。纳米技术的发展，不仅为传感器提供了优良的敏感材料，例如纳米粒子、纳米管、纳米线等，而且为传感器制作提供了许多新型的方法，例如纳米技术中的关键技术 STM，研究对象向纳米尺度过渡的 MEMS 技术等。与传统的传感器相比，纳米传感器尺寸小、精度高等性能大大改善，更重要的是利用纳米技术制作传感器，是站在原子尺度上，从而极大地丰富了传感器的理论，推动了传感器的制作水平，拓宽了传感器的应用领域。纳米传感器现已在生物、化学、机械、航空、军事等方面获得广泛的发展。利用一些纳米材料的巨磁阻效应，科学家们已经研制出了各种纳米磁敏传感器。在生物传感器中，纳米颗粒、多孔纳米结构和纳米器件都获得了令人满意的应用。在光纤传感器基础上发展起来的纳米光纤生物传感器，不但具有光纤传感器的优点，而且由于这种传感器的尺寸只取决于探针的大小，大大减小了测微传感器的体积，大大缩短了响应时间，满足了单细胞内测量要求实现的微创实时动态测量。

三、物联网的组成

EPC 系统是一个非常先进的、综合性的和复杂的系统。其最终目标是为每一单品建立全球的、开放的标识标准。它主要由全球产品电子代码（EPC）体系、射频识别系统及信息网络系统三大部分组成。

（1）全球产品电子代码编码标准

全球产品电子代码 EPC 编码标准是新一代的与 GTIN（全球贸易项目标识代码）兼容的编码标准，它是全球统一标识系统的拓展和延伸，是全球统一标识系统的重要组成部分，是 EPC 系统的核心与关键。该编码为使用协议的版本号、物品的生产厂商代码、物品的分类代码及单个物品的 SN 序列编号这四部分的数据字段所组成的一组数字。现在 EPC 标签的编码应用较多的主要有 64 位、96 位及 256 位三种。由于每个 EPC 编码具有全球唯一性，且它的号码数量近似无穷大，达 2^n 幂次级，足以分配到对全球任一物品进行识别。另外，该编码还具有科学性、兼容性、全面性、合理性、国际性、无歧视性等特性。

（2）射频识别系统

射频识别（RFID）系统实现 EPC 代码自动采集的功能模块，它由 EPC 电子标签、天线及阅读器组成。EPC 电子标签是产品电子代码（EPC）的载体，附着于可跟踪的物品上，从而实现全球流通。阅读器与信息系统相连，是读取标签中的 EPC 代码并将其输入网络信息系统的设备。EPC 标签与阅读器之间通过无线电感应方式进行信息交换。

射频识别系统具有以下特点：

· 非接触识别；

· 可以识别快速移动物品；

· 可同时识别多个物品等。

EPC 射频识别系统为数据采集最大限度地降低了人工干预，实现了完全自动化，是物联网形成的不可或缺的重要环节。

（3）信息网络系统

信息网络系统由本地网络和全球互联网组成，是实现信息管理、信息流通的功能模块，如图 1-6 所示。该网络系统是在全球互联网的基础上，通过 EPC 中间件以及对象名称解析服务（ONS）和实体标记语言（PML）实现全球"实物互联"。

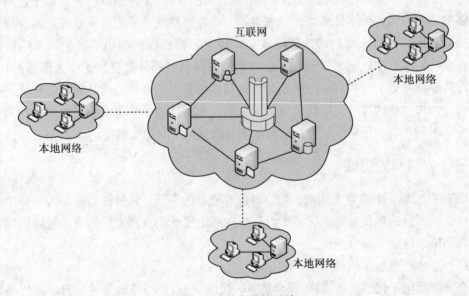

图 1-6　信息网络系统

EPC 中间件（Savant，亦称专家系统）负责过滤、整合阅读器送来的标签或传感器的数据流，其极大地减少了传送到企业应用软件的数据量，降低了网络的数据负荷。

ONS（对象名称解析服务系统）可提供 EPC 查找服务，将给定的 EPC 代码转化为一个或多个含有物品信息的主机的 URL 地址，以获取 EPCIS 服务器上更多的物品相关信息，其功能类似于互联网中的 DNS。

EPC 信息服务（EPCIS，旧称 PML 服务）存放了大量制造商生产的所有物品相关数据信息的 PML 文件。

四、物联网中的信息流通

通过上文的说明，我们知道了物联网是个什么东西，它是由哪些东西组成的，下面我们来看物联网中的信息流通情况，具体考察 EPC 代码信息是如何在物联网中进行流动及物品的相关信息的获取，从而进一步了解到物联网具体的工作机理。如图 1-7 所示，EPC 系统借助于互联网，把分布在全球每个角落的含有标签的自然物体（汽车、手机、相机等）自动无缝地连接起来。从图 1-7 可以大致的看出 EPC 信息在 EPC 系统中流通分为三大部分，先是 RFID 系统传送 EPC 代码，然后本地网络处理 EPC 代码，最后是 Internet 网返回物品的 PML 信息。

下面来详细考察图 1-7 中 EPC 信息具体的流通情况。

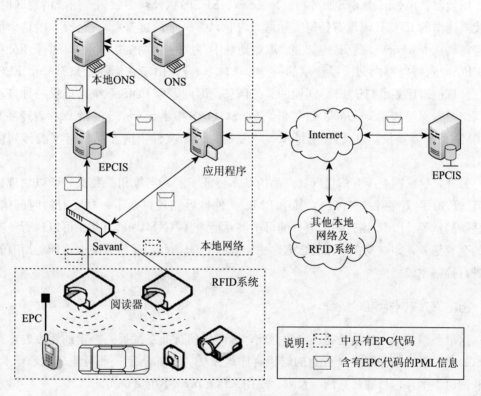

图 1-7　EPC 系统中的 EPC 信息流通

（1）当贴有 EPC 电子标签的物品进入到阅读器的阅读范围时，阅读器立即以电磁波的形式发出指令，"告知" EPC 电子标签，将 EPC 代码发送给阅读器。EPC 电子标签在得到命令后，将存储器中的 EPC 代码通过内部电路调制然后借助其天线也以电磁波的方式"答复"阅读器。阅读器对 EPC 电子标签发送的电磁波进行解调后便获得了 EPC 代码。

在实际应用中，往往是多个移动电子标签同时与阅读器进行应答的。例如某人在超市中购买了许多的商品，当他走至超市出口处时，这些商品的 EPC 电子标签同时收到了阅读器发来的指令，所有的标签同时进行"答复"时便产生了"碰撞"，此时阅读器启用防碰撞程序，先通知其中的某些"符合"条件的标签应答，然后依次地进行应答。另外，物品上可能不仅贴有 EPC 电子标签，还可能贴有传感器。

（2）在阅读器获得标签的 EPC 代码（或传感信息）后，将其传递给本地网络层中的 Savant。经 Savant 信息过滤后，提交至企业应用程序来处理。企业应用程序根据实际情况，将 Savant 的信息传给本地 ONS 系统，由它来负责查询此 EPC 代码对应的此物品存放在互联网上的其余相关信息的 URI 地址。

（3）应用软件在得到 URI 地址后，自动链接至互联网上相应的 EPCIS 服务器，此时，人们便可以查询到与物品相关的一切信息了。这里我们需要注意的是，在由 EPC 标签、阅读器、Savant、ONS 服务器、Internet、EPCIS 以及众多数据库组成的物联网中，阅读器读出的 EPC 代码没有任何实际意义，它只是一个信息参考（指针），由这个信息参考需要从 Internet 找到 IP 地址并获取该地址中存放的相关的物品信息，并采用分布式的 EPC 中间件处理由阅读器读取的一连串 EPC 信息。由于在标签上只有一个 EPC 代码，计算机需要知道与该 EPC 匹配的其他信息，因此需要 ONS 系统来提供一种自动化的网络数据库服务，Savant 将 EPC 传给 ONS，ONS 指示 Savant 到一个保存着产品文件的 PML 服务器查找，该文件可由 Savant 复制，因而文件中的产品信息就能传到供应链上。

另外，物联网上所有信息（如产品的基本特征、所属类等相关数据）皆以物理标记语言（PML）文件格式来传送，其中 PML 文件也可能还包括了一些实时的时间信息、传感器信息等。PML 语言基于流行的可扩展标记语言（XML），因此便可以执行一些常用的企业任务，如查找在某存货数据库中所有的 CocaCola，或是对类似性能的所有笔记本进行价格比较。

五、物联网标准

这里还需值得一提的是物联网的标准，因为任何行业在发展到一定的程度时，都会采取一定的措施来保证整个行业的健康有序地发展，比如制定一些行业规则、标准等，物联网也不例外。目前，它的一系列标准由 EPCglobal 小组负责实施。

EPC 物联网框架结构标准是硬件、软件、数据接口以及 EPC 物联网的核心服务等标准的结合，所有的服务的目的在于通过 EPC 代码的使用，增强物流供应链。认证模式标准确保了在安全使用上的相互间的可操作性与快速部署，它定义了 EPC 物联网 X.509 认证发行使用。该标准中定义的模型基于互联网工程任务组（IETF）的 PKIX 工作组的两大标准：RFC3280、RFC3279。

药物谱标准详细说明了 EPC 医学药物供应链中的药物电子信息的保存及交换，目的在于遵从于文档药物法律的使用。对象名称解析服务标准则是规定了如何将 DNS 系统用于查找已有的 EPC 代码相关的信息及服务，帮助开发人员实现 ONS 应用解析系统。

EPC 信息服务标准使得 EPC 码与 EPC 信息相分离，通过互联网共享与 EPC 码相关的信息。应用层事件标准定义了从标签处可得到的已过滤、统一的 EPC 码数据的接口。阅读器操作的发现、配置与初始化标准正在制定中。当前正在制定名叫存取控制的新设备的标准。存取控制器执行 DCI 的功能，包括 RFID 阅读器或标签必须满足的初始化配置需求，以确保 DCI 操作成功。这个正在制定的标准用于识别阅读器发现标签、标签发现阅读器、阅读器获得配置信息、下载固件及允许其他阅读器操作协议的初始化操作。

阅读器管理标准有线协议当前版本号为 1.0.1，它用于管理软件来检测 EPC 物联网中的 RFID 阅读器的操作状况。此外，这个标准还定义了 EPC 物联网 SNMP RFID MIB。

底层阅读器协议标准定义了 RFID 阅读器及标签的接口。此接口协议之所以成为底层是因为它提供了 RFID 空中协议操作时间及存取指令等参数的控制。此接口的设计可识别某些 RFID 系统，因为可以知道 RFID 空中协议及控制阅读器空中通信，同时也可识别 RFID 系统的物理层的双控制。阅读器协议是一个接口标准，它定义了阅读器读/写标签与应用软件间的相互关系。

UHF 空中接口协议 Class Gen2 标准定义了无源散射、阅读器先发言、工作频率为 860～960MHz 的 RFID 系统的物理、逻辑需要。标签协议 HF Gen2 正在由 HAG HF 空中接口工作组制定中。

EPC 标签数据标准定义了标准的 EPC 标签数据，包括在标签上如何编码、如何编码使之用于 EPC 系统网络的信息系统层。EPC 标签数据转换标准与 EPC 标签标准中的机器—可读部分相关。机器—可读版本可用于有效 EPC 格式、不同层次上的转换。这个标准描述了如何理解机器—可读版本，包括了机器—可读版本标记文件的结构、组成细节，提供了如何在自动转换或有效软件上使用的参考。

六、物联网技术的发展现状

1. 物联网技术的国外发展现状

物联网由 20 世纪末 EPCglobal 及麻省理工学院自动识别实验室（Auto-ID Lab）提出的。EPCglobal 是国际物品编码协会（EAN）和美国统一代码委员会（UCC）的一个合资公司。它是一个受业界委托而成立的非营利组织，负责 EPC 网络的全球化标准，以便更加快速、自动、准确地识别供应链中商品。EPCglobal 的目的是促进 EPC 网络在全球范围内更加广泛地应用。EPC 网络由自动识别中心开发，其研究总部设在麻省理工学院，并且还有全球顶尖的五所研究型大学（英国剑桥大学、澳大利亚阿德莱德大学、日本庆应大学、中国复旦大学和瑞士圣加仑大学）的实验室参与。2003 年 10 月 31 日以后，自动识别中心的管理职能正式停止，其研究功能并入自动识别实验室。EPCglobal 将继续与自动识别实验室密切合作，以改进 EPC 技术使其满足将来自动识别的需要。

物联网概念一经提出，立即受到了各国政府、企业和学术界的重视，在需求和研发的相互推动下，迅速热遍全球。

RFID 的应用最早起源于国外。2003 年 4 月，全球第三大超市巨头麦德龙（Metro）在德国推出第一家 RFID 概念店"未来商店"；随后，美国最大的零售商沃尔玛（Wal-Mart）要求其最大的 100 家供应商于 2005 年 1 月前在所有的货箱和托盘上安装 RFID 标签；2004 年年初，美国食品药品管理局（FDA）宣称今后所有进口药品都必须加贴电子标签，以保证对药品的监督与管理。这一系列应用 EPC 技术的举动，在全球引起了轩然大波，此后的应用更是层出不穷。雀巢公司在法国和英国的数百个冰激凌自动售货机上安装了 RFID 无线通信系统，每天发送销售报告并向操作人员发出补货通知。加拿大火车和飞机制造商——庞巴迪公司在英国的 1000 辆有轨车上加装了无线装置，以传输大量的预防性技术保养数据。荷兰皇家菲利浦电子公司则打算在其从娱乐设备到医疗系统的所有产品中都安装无线连接装置。

目前国际上对物联网的研究逐渐明朗起来，最典型的解决方案有欧美的 EPC 系统和日本的 UID 系统等。国际 EPC 技术的标准化、研发、应用测试工作进展迅速。2004 年 6 月 22 日 EPCglobal 完成了第一个产品电子代码技术的全球标准，宣告了第一代标签标准的完成，并在部分应用领域进行测试。2004 年 6 月 28 日，EPCglobal 成立了一个由来自不同行业的贸易协会、消费品公司、零售商和标准化组织的代表组成的公共政策指导委员会，将推动 EPC 技术指导原则的采用并负责向公众和技术合作伙伴提供培训。EPC 物联网则是紧随着 RFID 的发展，2005 年 11 月，ITU 在突尼斯举行的信息社会世界峰会上公布了一份题为《物联网》的报告，报告预测，物与物之间通过互联网主动进行数据交换从而形成一个"物联网"已经不再遥不可及。

EPC 系统是一个先进的、综合性的和复杂的系统。它由 EPC 编码体系、RFID 系统及信息网络系统三个部分组成，主要包括六个方面：EPC 编码、EPC 标签、读写器、Savant 管理软件、对象名称解析服务器（ONS）和实体标记语言（Physical Markup Language，PML），如图 1-8 所示。目前 EPC 技术的研发和试点主要由专门的研发中心、大型的供应商、零售商和系统集成商来推动，包括 Auto-ID 中心、沃尔玛、麦德龙、吉列、强生、SAVI、Verisign 等，在全球已经超过 100 个终端用户或系统集成商进行 EPC 系统的测试研发，可以说是如火如荼。

1999 年麻省理工学院 Auto-ID 中心，在美国统一代码委员会（United Code Commission，UCC）的支持下，将 RFID 技术与 Internet 结合，提出了 EPC 的概念。随后由国际物品编码协会（EAN·UCC）和美国统一代码委员会主导，实现了全球统一标识系统中的全球贸易产品码（Global Trade Item Number，GTIN）编码体系与 EPC 概念的完美结合，将 EPC 纳入了全球统一标识系统，从而确立了 EPC 在全球统一标识系统中的战略地位。

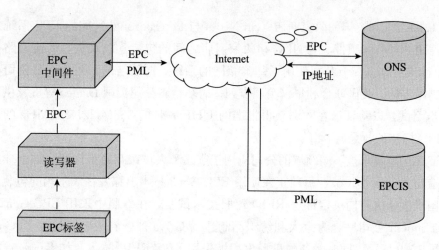

图 1-8 EPC 系统工作流程

2003 年 10 月 28 日、29 日 Auto-ID 中心在东京召开了它的最后一次董事会会议，决定从 10 月 31 日起，分布在美国麻省理工学院、英国、日本、中国、澳大利亚和瑞士的六个 Auto-ID 中心正式更名为 Auto-ID 实验室，并致力于自动识别技术的开发和研究工作，倡导为能够跨越整个供应链的操作方案制定公共的标准。

EPC 系统使用数据接口组件的方式解决数据的传输和存储问题，用标准化的计算机语言来描述物品的信息。2003 年 9 月 Auto-ID 中心发布的规范 1.0 版中将这个组件命名为 PML Server。作为 EPC 系统中的信息服务关键组件，PML 成为描述自然物体、过程和环境的统一标准。在其后的一年中，技术小组依照各个组件的不同标准和作用以及它们之间的关系修改了规范，于 2004 年 9 月发布了修订的 EPC 网络结构方案，EPCIS（EPC Information Service，EPC 信息服务）代替了原来的 PML Server。这个方案提出了 EPCIS 在 EP 系统中的作用和具体功能。

2007 年 4 月 16 日，EPCIS 行业标准由 EPCglobal 正式发布，为资产、产品和服务在全球的移动、定位和部署带来了前所未有的可见度，标志着 EPC 发展的又一里程碑。近年来，在各种力量的推动下，EPC 已经走出实验室，在许多行业中得到广泛应用。

在美国，全球零售巨头沃尔玛自从 2003 年提出要让他们的前 100 位主要供应商采用 EPC 规范的标签要求后，经过 2004 年的测试和准备，已从 2005 年 1 月起，开始实施在他们的货物中放入 EPC 标签，并将之应用到一个关键配送中心，从 2006 年 1 月起，应用到所有配送中心。据统计，到 2005 年 6 月，沃尔玛集团已有 130 位 EPC 供应商参加 EPC 供货，在 104 家沃尔玛商店、36 个配送中心、189 万个箱子、5.5 万个托盘上应用了 EPC 标签。还有制造业，如吉列、强生、宝洁，以及知名的物流企业如联合包裹服务公司（United Parcel Service）也都承诺要尽快地将 EPC 系统引入企业的供应链管理过程中。

在英国，Tesco 公司已于 2003 年 9 月进行了该公司物流中心 "National Distribution

医药物联网

Centre（NDC）"和英国的两家商店（St. Neots 与 Peterborough）间的 EPC 系统的应用测试，使用 915MHz 频带，对 NDC 和两家商店之间的包装盒以及货盘的流通路径进行追踪。当年年底，Tesco 公司使用了基本相同的系统，同著名的日用化用品公司美国金佰利、美国宝洁、英国联合利华、美国吉列、著名饮料公司英国 Diageo 等五家供货商展开进一步测试，以验证已在欧洲获得批准的 UHF 频带的 868MHz、869MHz 的通信中使用 RFID 标签的效果。

EPC/RFID 技术被不同领域的公司应用于产品和人员跟踪更是广泛。如全球最大的国旗制造商 Annin & Co.，目前正在使用 EPC Gen2 技术追踪发往沃尔玛的包装箱和托盘；美国华盛顿执照局决定部署 RFID 驾照技术试验，在驾照中采用 EPC Gen2 技术；Alien 和 Siment 公司联合为意大利纺织品制造商 Griva 部署卷板布匹追踪 EPC 解决方案，如图 1-9 所示。同时，各国机场也积极采用 EPC/RFID 技术，如泰国曼谷国际机场正在部署成千上万的可重复使用被动 UHF/RFID 标签，对所有空运货物进行追踪；据报道西门子公司正在建设北京首都国际机场新航站楼 RFID 行李传输系统。

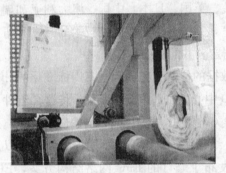 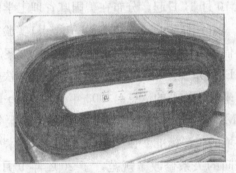

（a）固定在传送带上的Alien 8800读写器　　（b）布匹卷轴中心贴有EPC Gen 2 Squiggle

图 1-9　意大利纺织品制造商 Griva 应用 EPC 卷板布匹追踪系统

日本在电子标签方面的发展，始于 20 世纪 80 年代中期的实时嵌入式系统 TRON，T-Engine 是其中核心的体系架构。在 T-Engine 论坛领导下，UID Center（Ubiquitous ID Center，泛在识别中心）于 2003 年 3 月在东京成立，具体负责研究和推广自动识别的核心技术，即在所有的物品上植入微型芯片，组建网络进行通信。确立和普及自动识别物品所需的基础技术，进而实现泛在网络环境下 UID Center 建立的最终目标，即建立物联网。

UID 技术体系结构主要由 Ubiquitous Code（泛在识别码，简称 Ucode）、Ubiquitous Communication（泛在通信器，简称 UC）、Ucode 解析服务器和信息系统服务器四个部分组成。其中 UC 支持用户和泛在识别计算机环境的通信，并提供了多制式的通信接口以处理不同种类的标签和读写器的信息，无论是本地还是远程网络都可以通过嵌入式的接口连接 UID 信息服务系统。

UID Center 的建立，得到了日本政府经济产业省和总务省以及大企业的支持，目前包括微软、索尼、三菱、日立、日电、东芝、夏普、富士通、大日本印刷、凸版印刷、理光等重量级企业，而且技术的应用也相当广泛。比如，东京大学附属医院的医药管理、富士施乐公司产品管理和追踪、大田农产品批发市场的物流管理、智能 TRON 住宅、日本助残项目、综合食品追踪项目以及 2005 年日本国际博览会（爱知世博会）等场合都已经使用到了 UID 技术。其中在 2005 年日本爱知世博会的电子入场券中，使用了只读的 2.45GHz 的票芯，并将门票上印刷的号码与电子门票 ID 相关联，形成 100 万张/月的生产线，收到了良好的社会效益和经济效益。

　　2. 物联网技术的国内发展现状

　　EPC 和物联网在国外蓬勃发展的同时，在制造业大国的中国也已成为大家普遍关注的热点，它得到了国家科技部、质检总局、国家标准委等政府部门、我国自动识别技术等相关行业及企业的高度重视。我国许多行业、科研机构、应用企业已纷纷开始研究、推广应用 EPC 技术。EPC 系统在我国具有十分广阔的推广应用前景。2004 年 4 月 22 日 EPCglobal China 正式成立，并成功举行"首届中国国际 EPC 与物联网高层论坛"，不但从组织机构上保障了我国 EPC 事业整体的有效推进，同时标志着我国在及时跟踪国际 EPC 与物联网技术的发展动态、研究开发 EPC 技术的相关产品、推进 EPC 技术的标准化、推广 EPC 技术的应用等方面的工作的全面启动。

　　随着我国国民经济的快速发展，对外经济交流的日益频繁，而国外物联网技术的发展和应用，客观上可能形成新的技术壁垒，这就要求我们紧密把握这一发展趋势，迎头赶上，真正在国内也推广使用这一新技术，达到提升我国工商企业的国际竞争力的目的。因此，物联网的建设在我国也成为大家普遍关注的热点，得到国家科技部、质检总局、国家标准委等政府部门和自动识别技术等相关行业及企业的高度重视。

　　我国研究人员对物联网信息服务的研究，较发达国家稍晚，在跟踪发达国家研究的同时已经逐渐有了自己的创新。参与这方面研究的有中国物品编码中心（Article Numbering Center of China，ANCC）、中国标准协会、AIM China 以及复旦大学 Auto-ID 中国实验室等科研机构，并取得了一些初步的成果。1999 年，ANCC 完成了原国家技术监督局的科研项目《新兴射频识别技术研究》，制定了作为物联网系统关键技术之一的射频识别技术的技术规范。2002 年，ANCC 开始积极跟踪国际 EPC 的发展动态，2003 年完成了《EPC 产品电子代码》课题的研究，出版了《条码与射频标签应用指南》一书。2003 年 9 月，为促进国内对 EPC 的了解，ANCC 还邀请了 UCC 董事会成员、全球宝洁的首席信息官 Steve David 来中国就有关 EPC 技术及其在供应链中的应用情况进行交流。2003 年 12 月 23 日，在北京举行了第一届中国 EPC 联席会，此次会议统一了 EPC 和物联网的概念，协调了各方的关系，将 EPC 技术纳入标准化、规范化管理，为 EPC 在我国快速、有序地发展奠定了基础。

　　2004 年 4 月 22 日，EPCglobal China 成立暨首届中国国际 EPC 与物联网高层论坛，在北京国际会议中心举办。EPCglobal China，负责 EPCglobal 在中国范围内的注册、管理和业务推广工作，它的成立标志着我国在跟踪 EPC 技术发展动态、研究 EPC 技术、推进 EPC 技术标准化、推进 EPC 技术应用等方面工作的全面启动。

2004 年 10 月 11 日，由 EPCglobal China 主办，由全球物流信息管理标准化技术委员会、Auto-ID 中国实验室、同济大学电子与信息工程学院、上海市标准化研究院、上海外高桥软件产业发展有限公司等单位协办的第二届国际 EPC 与物联网高层论坛在上海展览中心举行。该论坛以"RFID 技术和 EPC 的应用与发展"为主题，旨在及时掌握国际 EPC 发展动态，分享 EPC 与物联网应用成果，培育 EPC 标准化应用市场，促进 EPC 技术的标准化，对在全国范围内，有计划、有步骤、有针对性地开展 EPC 技术的应用推广工作有着重要的意义。

第三届中国国际 EPC 与 RFID 高层论坛也于 2005 年 6 月 22 日在北京隆重召开，讨论 EPC 和 RFID 技术的发展动态和规划、标准化工作的进展、技术应用现状和预期目标等主题。这同样引起了中国标准化领域、中国编码和自动识别领域、中国物流界、工商业等各个方面以及相关政府部门、大学和科研单位的极大关注。

2006 年，EPCglobal China 进一步加大 EPC 工作，积极开展同国家相关部委之间的沟通，起草了 EPC 相关标准草案，加强了同国家无线电频率规划局就 UHF 频段的沟通与协作，积极筹建 RFID 测试中心的工作，申报了国家 863 计划中的 RFID 重大专项，成功申请了欧盟项目 BRIDGE（利用 RFID 技术给全球环境提供解决方案），发展了 EPC 新的会员，积极组织 EPC 会员参加 EPCglobal 标准工作组的工作，在相关国际国内各种论坛、学术期刊上介绍 EPC 技术，积极实施 EPC 的应用试点工作。

另外，我国各个城市也相继发展物联网。

江苏：政府推动、聚焦无锡。

江苏省注重发挥政府推手作用，积极采取措施，努力将无锡建设成为"感知中国"中心。一是加强规划引领，编制《江苏省传感网产业发展规划纲要》，确定以无锡为核心区、苏州和南京为支撑区的产业布局，并提出 2012 年、2015 年的具体发展目标。二是注重以用促产，率先推出传感网产业十大示范工程，创造需求，牵引产业发展。三是营造良好技术环境，支持产业发展。先后与中科院、中国电子科技集团公司进行战略合作，在无锡联合共建中国物联网研究发展中心、中国传感网创新研发中心，并成功推动中国移动、中国联通和中国电信到江苏无锡设立物联网技术研究机构。

北京：打造中国物联网产业发展中心。

北京市高度重视物联网产业发展，着手打造国内物联网产业发展中心。一是率先成立产学研用相结合的行业组织。2009 年 11 月 1 日，包括企业、科研机构和应用机构在内的 40 余家单位联合成立中关村物联网产业联盟，通过加强企业间的协作、创新与联动，推动产业发展壮大。二是着手制订北京市物联网产业规划，统筹协调产业发展与示范应用，不断完善物联网产业发展体系，确保其在国内的中心地位。三是加强与智囊机构的战略合作。北京市先后与中科院高技术局、北京邮电大学签署战略合作协议，充分发挥"外脑"多学科、跨部门、跨行业的综合优势，为北京物联网发展提供战略咨询服务。

浙江：努力将先发优势转化为领先优势。

浙江省是国内物联网技术研发和应用研究先行地区之一。早在 2004 年嘉兴市政府就与中科院上海微系统与信息技术研究所联合成立了中科院嘉兴无线传感网工程中心，先于无锡高新微纳传感网工程研发中心。浙江省上下高度重视物联网产业发展，力争将先发优势转化为领先优势。一是将物联网产业作为战略性新兴产业予以培育。赵洪祝书记、吕祖善省长、金德水副省长曾先后多次考察物联网相关研究院所和骨干企业，并多次在物联网有关汇报材料上作出重要批示，明确将物联网产业作为浙江省的战略性新兴产业。二是省经信委已着手开展物联网产业发展规划编制和扶持意见制定工作，有望在 2010 年出台。三是杭州、嘉兴、宁波、温州、绍兴等市积极主动推动物联网产业发展，个别地市已出台了有关产业发展规划。四是进一步加强与中科院、中国电子科技集团公司的战略合作，增强技术实力、提升全国影响力。

上海：顶层规划、示范先行。

上海市注重物联网产业发展与信息化建设相结合，加快实现物联网对产业升级和信息化建设的带动作用。一是加强政府顶层规划。上海市发改委、经信委和科委等相关部门已联合开展《上海市物联网产业三年行动计划（2010—2012 年）》的编制工作，以现有产业发展和信息化建设为基础，通过规划引领，加强物联网体系建设，力争使上海在打造"感知中国"的过程中发挥引领作用。二是以筹办世博会为契机，大力推进物联网示范工程建设，推动物联网技术产业化应用，使物联网技术尽早融入上海社会经济发展的各个领域。

广东：构筑物联网产业发展高地。

广东注重通过应用引导、市场驱动、政府扶持以及标准体系建设，培育和发展物联网技术研发、设备制造、软件和信息等相关产业，打造物联网产业发展高地。一是成立 RFID 标准化技术委员会，推进标准化体系建设，提升在全国的话语权。二是推进智慧城市试点，与 IBM 合作推进传感器在智能交通、桥梁建筑、水资源利用、电力设施、环境监测、公共安全等领域的应用。三是建设珠三角无线城市群，打造"随时随地随需"的珠江三角洲信息网络。此外，广东省还积极推进南方物流公共信息平台建设以及通过粤港澳合作开展物联网技术应用。

福建：政府驱动、迎头赶上。

据 2009 年公开数据显示，福建省已集聚了以新大陆、厦门信达、星创摩尔为代表的一批物联网企业，形成 20 亿元的产值，已初具规模，但优势仍不突出。面对物联网巨大的发展潜力和强大的带动作用，福建省政府积极采取措施，大力推进物联网产业发展。一是着手编制物联网产业发展三年行动方案，发挥后发优势，高站位、高起点地加快物联网发展，争取迎头赶上。二是积极打造一批示范应用工程，结合福州市"数字鼓楼"建设，在交通车辆管理、大型超市、物流企业等领域先行示范一批项目，以试点应用为产业培育打基础。此外，山东、四川、重庆、黑龙江等省市也在积极推进物联网技

术及产业发展的相关工作。

综合来看，以物联网产业发展为重点的新兴产业培育与发展，已成为后危机时代主要国家和地区振兴经济、把握未来经济发展命脉的重要推手。物联网将会成为下一阶段国内外竞相争夺的战略焦点，物联网发展热潮将继续高涨。

另外，最值得一提的是我国的第二代身份证。《中华人民共和国居民身份证法》2004年开始正式施行，第二代非接触式IC卡居民身份证率先在北京、上海、天津等六个城市进行换发，现已推广至全国所有城市。IC卡身份证缔造了"人联网"，让每个公民都在互联网上找到自己的坐标。人们一面把自己的身份证升级到"智能"，一面也着手给市场上流通的所有商品颁发"身份证"。另外，电子标签国家标准工作组对外宣布，我国电子标签国家标准制定工作全面展开，不久以后，国内市场上流通的所有商品都要有"身份证"。电子标签为世界上的所有货物添加了"对话"的特性，开辟了全球的"物联网"时代。

同时，有国内从事RFID研发及生产的知名企业也在物联网建设方面积极开展工作，在2005年两会期间提交了《适应社会经济发展需求，建立中国物流互联网工程》的提案，提出了开展中国物联网研究和规划的建议，有关部委领导已就此提案进行了考察和论证。

对于日本的UID系统，2004年4月22日，T-Engin Forum正式授权北京实华开泛在技术网络有限公司，将UID Center落户中国，即UID Center China（Ubiquitous ID Center China，UID中国中心）正式成立。UID Center China是为中国引进泛在计算技术成立的、全面负责在中国普及与推广UID技术的非营利、开放性机构。它的成立，标志着UID在中国发展的时代迈出了一大步。

目前，UID技术在我国正处于不断推广和使用中。比如2004年10月的全球RFID中国峰会，2005年7月大连第三届软件交易会，2005年10月第三届亚洲智能标签应用大会和UID技术中国论坛都已成功地应用了UID技术。

第二节　医疗行业发展现状

一、医疗行业的特点

1. 产业增长快

医药产业是按国际标准划分的15类国际化产业中增长最快的产业之一。现代医药产业的快速发展起步于第二次世界大战后的国际经济复兴时期，1951—1980年的29年间世界药品总产值由29亿美元增加至773亿美元，增长了25.7倍，比发展较快的化学工业还要快。20世纪70年代世界医药经济平均递增13.8%，80年代递增13.5%，90年代是世界经济发展的低潮期，经济衰退几乎遍及世界所有工业化国家，医药产业虽受到衰退的影响，但平均增长率仍接近10%；随着人口增长、老龄化、健康需求、生物医药高技术的不断发展，医药产业今后仍将会保持较高的发展速度。

2. 高技术、高投入、高附加值和高风险性

医药产业被认为是 21 世纪最有发展前景的高技术产业，医药产业具有高技术、高投入、高附加值和高风险性的特征。世界人口快速增长，人口老龄化趋势增强，特别是随着经济的发展，生活水平的提高，人们的医疗保健意识越来越强，医药产业的发展潜力巨大。现代生物技术等高新技术的迅猛发展给医药产业带来了更加广阔的前景。

医药产业高技术、高投入、高风险性表现在：①医药产业融合了各个学科的先进技术手段，医药的研究与生产需要综合许多学科最新理论成果和现代知识手段，新技术的启用是医药企业持续发展的动力，也是医药企业在市场竞争中的最重要的手段。现代生物技术的发展更为医药产业注入了新的活力，分子生物学的快速发展产生了基因重组技术、杂交瘤技术、细胞融合技术等在医药研究与生产方面的应用；新受体技术、黏附因子、糖生物学和新细胞因子研究对有关免疫系统的探索，会改变传统的对关节炎等自身免疫性疾病的治疗；反义技术的应用也将解决传染病和癌症中至今尚未解决的问题；此外，组合化学技术的出现带来的新药开发革命，使新药研究出现了一个崭新的局面。②医药产业的高投入特性表现在产品研究的早期和生产过程中严格的标准和质量控制，以及最终产品上市和市场开发中资本的高投入，尤其是新药研究开发过程耗资大、耗时长，难度越来越大。处于世界前列的各大制药公司研究开发方面投入的费用都十分巨大，研发费金额可占到其销售额的 10%～25%，而生物技术制药公司研究与开发的费用则更加高昂，占销售额比率高于一般制药公司，最高达到 80%。③研究开发费用的高额投入必然导致医药新产品的高附加值，制药公司一旦获得新药上市批准后，便以高昂的售价来获得高额利润。为了维护研究开发企业的利益，药品普遍实行专利保护，专利期内享有市场独占权，专利产品的利润率大大高于非专利药，专利药品的高附加值，可使制药企业在短期内收回投资，高额利润促进企业加大研究开发力度，从而形成医药产业进步的良性循环。④医药产业开发投资具有高风险性。新药从合成、提取、生物筛选、药理、毒理等临床前试验，制剂处方及稳定性试验，生物利用度测试和放大实验，直接到用于人体临床试验，以及注册上市和售后监督等一系列过程，耗资巨大、耗时很长，而且开发的成功率很低。美国新药成功率大约为 1/5000，日本为 1/4000，所以尽管新药开发会带来巨额利润，但它是一项风险性很大的事业。

3. 垄断性

医药产业具有相对垄断性。医药需求的世界性和生产的集中性，使医药产品成为世界贸易最广泛的产品之一；医药产业高技术、高风险等特征及市场竞争激烈程度，使医药工业为少数大医药企业所垄断，少数发达国家和部分发展中国家在全球医药市场中占据着较重要的位置，自 20 世纪 80 年代以来世界医药企业并购、重组浪潮愈演愈烈，跨国企业并购、重组进一步加大了市场集中度。医药行业在大多数国家是由政府控制准入的行业，政府的严格监督和其高投入特性等因素造成医药行业的相对垄断。由于医药产业直接关系到人类的生存和健康，所以各国普遍在研究、开发、生产、流通等各个环节

按严格标准进行监督管理。

二、医疗行业的发展现状

1. 国外现状

近年来，全球医药市场一直保持每年7%～8%的飞速增长。根据IMS Health（艾美仕市场研究公司）的统计，虽然全球药品市场销售增长有逐年降低的趋势，但仍然以同期全球GDP增速的2～3倍快速发展。由于医药制造行业具有生产技术复杂、技术密集、新药创制成本高、周期长的生产特点，在全球背景下，医药企业并购频繁，市场垄断性、竞争力、研发能力不断增强。

全球药品销售额（主要是化学药品制剂和生物生化制品）在经过20世纪的快速增长以后，现在已经步入稳定增长阶段，年均复合增长率保持在5%～8%，2010年全球药品市场交易额将在7750亿～8950亿美元。

目前世界上有几百项正处于临床研究阶段的释药系统科研项目，其主要集中在泌尿生殖系统疾病、神经系统疾病和癌症治疗药物领域。其中泌尿生殖系统的在研项目大多是激素替代治疗药物；而抗癌药传统的给药方式引发的毒性问题是促使新型制剂研究大量出现的原因；在关于神经系统疾病的新型制剂研究项目中，主要是针对癌痛的镇痛药。涉及的其他领域还包括：抗关节炎药（研发目的是减少长期治疗引起的胃肠道副作用）、抗哮喘药（研发目的是使活性物质精确地到达气道部位）、抗心绞痛药（研发目的是控制冠状血管的扩张，改善缺氧状况）、Ⅰ型糖尿病治疗药物（研发目的是更好地模拟胰岛素的自然释放状态）。口腔给药技术有望在偏头痛、关节炎、口腔疼痛治疗方面大有作为。致力于开发新型鼻腔给药制剂的科学家认为，鼻腔有良好的血液供应，较大的黏膜面积，经鼻腔给药有起效快、易被患者接受等优点。

据美国专门从事鼻腔给药研究的CharanBehl博士介绍，鼻腔给药制剂有可能在镇痛、治疗勃起障碍和疫苗方面展现更多的发展前景。目前美国只有27个鼻腔给药产品，其中17个产品是局部作用产品，10个产品是全身作用产品，而全身作用产品都是类固醇药物制剂。据统计，这27个产品所具有的市值超过15亿美元。近年来，该公司成功开发了布托啡诺酒石酸盐的鼻腔制剂，在研产品有用于镇痛的鼻喷吗啡。据称这种制剂比口服制剂起效快且副作用更小。鼻腔给药系统还将为偏头痛的治疗带来新的希望。据估计，全球有37%的偏头痛患者未接受处方药治疗，而传统的处方药导致近40%的患者出现副作用。透皮制剂发展更加多样化。透皮制剂因为低价位和患者良好的接受性，使用呈明显增加趋势，尤其是儿童和老年人更喜欢使用透皮制剂。雌酮和睾丸激素透皮制剂的广泛应用就是很好的例子。7天的雌二醇透皮系统因将副作用降至很小、避免了频繁更换用药的缺点而很快得到妇女患者的喜爱。未来几年内还将会出现体积小、使用方便、价格较低的睾丸激素透皮制剂。目前还有多个更新的透皮技术或制剂正处于开发中。

美国Pharmetrix和NexMed公司正在开发渗透力增强剂；Noven公司和Elan公司

正在应用电离子渗入法开发促渗技术；Noven 公司还有一个哌甲酯透皮制剂处于 2 期临床阶段；Genetronic 公司正在开发电子控制技术的抗癌药博来霉素透皮释药系统，同时其正在研发基因编码肿瘤抗原的电子控制系统。在透皮制剂领域的美国 Watson、Schein 公司，其在研的透皮制剂包括：抗抑郁药物司来吉兰透皮制剂；用于防治骨质疏松症的雌二醇透皮制剂；用于激素替代治疗的雌二醇和孕酮联用透皮制剂；治疗尿失禁的奥昔布宁透皮制剂；还有避孕药透皮制剂和治疗甲真菌病的透皮制剂。新型给药系统的发展现状及趋势都呈明显增加趋势，国外的几个国家都在不断地研究和开发，说明新型给药是有市场和开发潜力的。

由于到期专利药逐渐增多，跨国医药巨头在创新和成本的压力下，推动了全球制药产业的国际转移和外包快速发展，由此带动了药品贸易的快速发展。

全球药品市场依然主要集中在美欧日，但新兴市场日益受到关注。然而，新兴医药市场国家越来越引起跨国制药巨头的注意，传统的以美欧日为主要市场的格局正在发生微小的变化，其市场份额有逐步下降的趋势。据普华永道发表的一篇报告指出，被称之为"E7 集团"的七个最大的新兴市场经济国家（巴西、中国、印度、印度尼西亚、墨西哥、俄罗斯和土耳其）在 2020 年的医药市场份额将占全球总额的 1/5。

从 20 世纪 80 年代以来，制药界一直在兼并重组之中，20 世纪 90 年代后，制药企业爆发的兼并浪潮，形成了诺华、辉瑞、葛兰素史克等大型跨国医药企业，使世界前 10 位的制药企业的市场占有率大幅提升。尽管由于专利到期，使得全球前 10 大畅销药品的份额有所降低，但全球医药市场基本上还是"重磅炸弹"（年销售收入 10 亿美元以上的药品）唱主角，医药行业是一个研发驱动的行业，研发所产生的新的"重磅炸弹"是企业赖以发展壮大的基础，如瑞典的阿斯特拉公司（阿斯利康的前身之一）在 20 世纪 80 年代的时候规模不大，后来开发了治疗胃溃疡的新药奥美拉唑，仅由于这种药，这家中型公司在 10 年内就名列世界制药业第 10 位；2006 年辉瑞公司 Lipitor 的销售占公司当年的销售收入的 29.5%；强生公司 Risperdal 的销售相应的占 16.8%。正因为研发和产品对制药企业如此的重要，许多跨国制药巨头都在研发上投入巨资。

药品专利是法律对创新的一种保护，由专利权所派生的药品销售的市场垄断权是对创新的激励。同样还是由于对专利产品的倚重，跨国制药巨头对其产品专利保护呈现网状化，不仅对药品的化合物实施专利保护，而且对药品的类似化合物、制备方法、使用用途、剂型、晶型等，都实施专利保护，像一张网一样保护着这些重要的产品。但由于专利药到期后的仿制药（通用名药）通常只有同品种专利药价格的 20%～80%，所以专利到期对制药巨头的冲击和竞争是十分激烈的。根据英国市场调研机构 URCH Publishing 公司发表的《2007—2011 年仿制药竞争——主要品种专利过期的销售影响》报告，2007—2011 年将有 74 种药品专利即将到期，平均每年将有 200 亿美元销售额的专利药到期，共为仿制药提供约 1000 亿美元的市场。专利药到期正成为推动国际医药产业格局变化的最重要因素之一，将深刻改变国际医药市场的版图，为发展中国家的制药企业提供了难得的发展机遇。

辉瑞公司的 Lipitor 在美国的专利 2011 年即将到期,这将影响该公司近 30% 的销售收入,其他很多制药巨头也面临着类似的困境。为此,很多制药巨头对医药资源展开了激烈的争夺,方式层出不穷,有的是并购小型的研发企业,有的是联合开发或研发外包,有的专门成立风险投资公司专注于医药研发型企业的孵化,更多的是对生物资源、海洋资源和传统医药进行争夺,如 2001 年,美国 FDA(药监局)批准上市的 68 种新药中,生物药品占据了 2/3,2006 年年底,全球进入三期临床和完成临床等待批准的 162 种药品中有 27% 是来自天然活性物质。如今,越来越多的跨国制药巨头来华设立研发中心,开展对中药和相关生物资源的研究,这对中国中药产业安全和生物资源安全带来不少挑战。

尽管世界经济情况依然严峻,但我们可以估计到 21 世纪初医药经济增长率仍将高于世界经济增长率,据 IMS 的报告估计,今后几年的综合增长率将为 8.1%,随着人们生活水平的提高,人口结构的变化,以及新的疾病的出现,医药市场也将产生许多新的变化。特别是各国政府对医疗保障制度政策的调整,将对医药市场结构变化带来巨大的影响。总体来看发展趋势主要有以下几个方面:①生物技术将越来越广泛地应用于医药行业,并为医药产业发展拓展了更为广阔的空间,生物技术的发展已经给人类疾病治疗、新药发明带来了新的革命,生物技术制药业已成为各国投资者的投资热点。②新药研制生产是促进市场发展的动力,同时,通用名药(即专利期已过的仿制药品)的市场将继续发展。由于通用名药已经销售多年,疗效确切,仿制周期短,风险小,投入少,特别是各国政府为减少庞大的医疗费用开支,鼓励使用通用名药,因此这类药品的增长势头还将继续下去。③非处方药品(OTC)市场销售增长速度会加快。当今世界发达国家和部分发展中国家已先后实行了以推动和鼓励自我药疗为目的的非处方药制度。药品分类管理已成为目前国际通用的药品管理的有效办法之一,OTC 市场增长迅速,主要是由于人们收入水平的提高,人们的自我药疗、自我保健意识的日益增强。④老年疾病用药、妇女儿童用药市场发展迅速,预防性药物、保健营养药物的发展将持续升温,天然药物发展潜力很大。⑤并购、重组成为世界医药产业发展的新焦点。医药国际贸易一体化进程加快,国际制药界自 20 世纪 80 年代末掀起三次令人瞩目的资产重组浪潮。在过去十年间制药企业间的兼并收购十分普遍,大型制药企业面临各国普遍实行的国民医疗体制改革及对药品价格进行严格管理所产生的压力,面对新药开发费用和难度不断增加的挑战和国际药品市场竞争日趋激烈的现实,这些大型制药企业希望通过重组、合并,实现优势互补,以维护其自身的生存空间和谋求持续发展。⑥在药品开发方面,胆固醇控制、充血性心力衰竭、精神分裂、老年记忆衰退、肝炎、艾滋病以及多种癌症等治疗领域开发研究加快,市场广阔。在制剂方面,透皮吸收、控释药物及靶向制剂前景广阔,这类药物可极大减少药物副作用,并使药物充分吸收有效到达病变部位。

2. 国内现状

众所周知,国内医药市场长期以来存在散、小、滥的混乱局面,使得伪劣假药猖獗横行,胆大包天,严重损害了国家和公众的利益,民怨极大。近年来,随着国家整体经济环境的改变和政府在医药卫生方面一系列改革措施的出台和付诸实施，当前医药市场出现了一些总体向好的新趋势。

推进 GMP、GSP 认证，规范和加快规模化、集约化和特色化的明显趋势。一些经营规模大、实力强、有影响、管理好的企业，经过体制改革、市场经济优胜劣汰和市场整合的洗礼，其整体优势进一步显现，并向规模化、集约化和特色化发展迈进。而相反的一些企业出现了业务萎缩、经营困难的局面。层出不穷的新药品种要依靠实力强、营销网络健全、资信好的国有医药公司以总代理、总经销的方式进入市场。由厂家直接推销，也要依托国有主渠道向医疗机构供货。这是国内多年来致力于整顿医药市场，规范药品流通秩序带来的必然结果。

随着社会基本医疗保险制度的推行和公费医疗药品报销的严格管理，疗效可靠、价格合理的普通药品销售增长高于新特药、进口药的增长幅度。这种变化说明了单靠生产、经营少数价高利大的品种赢利的时代即将过去，而靠品种齐全、价格合理占领市场的时代即将来临。大多数医药工商企业和医疗机构也亦充分认识到这一点，从近期一些药品广告宣传的卖点亦可以看出。

国家税务总局近期颁布了对企业广告宣传投入费用占销售收入百分比的控制方法，超出部分必须纳入销售收入的纳税范畴。体现了国家对企业在营销成本控制方面用心良苦，但"一刀切"对产品周期医药行业来说影响巨大，迫使许多医药企业重新调整营销策划方案，而在宣传费用上的控制必将影响许多企业成长期品种的销售。另外国家还将会出台处方药及 OTC 在广告宣传方面的规定，这也是广大医药企业不容忽视的问题。

医药制造企业突出表现在新药开发能力弱、科技含量低。在新药研究资金的投入方面，国外制药公司每年研制新药的投入一般为销售额的 8%～15%，有的甚至高达 25%，开发一个新药平均的研发费用在 1 亿～5 亿美元，周期在 5～8 年。而中国医药制药企业的研发费用仅占销售收入的 1.65%。在医药流通领域，分散、小规模的经营模式是导致我国医药流通企业缺乏竞争力的主要症结。全国有药品批发单位 16000 家，其中销售额超过 10 亿元的只有 10 家，超过 50 亿元的只有 3～6 家。而我国 12 万家零售企业中，最大连锁店年营业额也只有 5 亿元。分散经营导致的恶性竞争使物流费用居高不下、纯利润率低。目前国内药品批发行业的平均纯利润率仅有 0.59%。而美国的主要药品批发企业大约不超过 50 个，平均商业纯利润率达到 1%～2%。

医药产业不但与人们的生命健康息息相关，而且与国计民生和国家安全密切相关。医药产业是国民经济的重要组成部分，被称为"永远的朝阳产业"，在各国的产业体系和经济增长中都起着举足轻重的作用。因此，医药产业成为世界各国广泛重视并大力发展、相互展开激烈角逐的一个焦点。在中国，医药产业越来越成为全社会关注的热点，医药产业的健康发展和壮大对解决人民群众"看病贵"的问题，对促进政府早日实现"人人享有卫生健康"的目标都有重要意义，是构建社会主义和谐社会的重要内容。

随着中国社会和经济的发展，人民卫生保健服务水平进一步提高，医药市场规模逐步扩大。

医药产业是中国发展最快的产业之一。2000 年以来中国医药行业工业生产总值年均复合增长率超过 15%。目前，中国能生产 1500 多种化学原料药，是世界最大的原料药生产国和出口国；能生产化学药品制剂 60 个剂型 4500 余个品种；能生产 60 多种剂型的中成药；能生产各类生物制品 300 多种，其中现代生物工程药品 20 余种；能生产包括 X 射线断层扫描成像装置、核磁共振装置等 47 大类 3000 多种医疗器械产品。但中国医药行业产品、技术结构不合理现象还比较严重。国内厂家仍集中生产一些比较成熟、技术要求相对较低的仿制药品或传统医疗器械产品，同品种生产企业数量众多，重复生产严重，缺乏品种创新与技术创新，专业化程度低，协作性差，市场同质化竞争加剧。以市场销售额最高的抗感染药为例，注册生产阿莫西林的企业多达 300 余家，注册生产头孢他啶、头孢曲松等产品的企业超百家。

中国医药保健品进出口贸易保持了一个稳定快速的发展态势，2000 年以来年均递增在 20% 以上，整体竞争力进一步加强。中国在原料药出口方面具有相当的国际竞争优势，某些产品在国际市场上占有支配地位，如维生素 C、扑热息痛、青霉素工业盐和糖精钠的出口分别约占世界贸易量的 50%、40%、60% 和 90%。然而，中国医药出口以初级、资源类产品为主，原料药出口比重大，占行业总体出口的 54.3%，高技术含量的化学药品制剂和医疗器械仍然没有改变持续逆差的局面，尤其是中国在中成药、保健品方面的竞争优势正在丧失。此外，医药行业进出口占全国外贸进出口比重小。

中国医药制造业生产企业普遍规模较小。根据中国企业联合会、中国企业家协会发布的《2006 中国企业 500 强名单》来看，进入 500 强名单的以医药为主业的企业（含医药商业企业）只有 10 来家，其中以医药制造业为主业的只有华北制药集团有限责任公司和新华鲁抗药业集团有限责任公司，分别排第 441 和 475 名，其营业收入分别为 68.1 亿元和 63.7 亿元人民币，都不到 500 强平均营业收入的 1/4。

近年来，中国医药行业的集中度呈现逐步下降的趋势。自 2004 年 7 月完成药品生产 GMP（药品生产质量管理规范）改造后，医药生产产能扩张，产能过剩现象严重，同质化的产品以及早已过剩的产能必然带来惨烈的竞争。

医药行业所有制结构得到进一步调整，基本形成了以公有制为主体、多种所有制经济共同发展的格局。在 5000 多家医药工业企业中，有生物制药企业 200 余家、中药生产企业 1100 多家和化学药品生产企业 4000 家左右。还有我国的传统中药，也已逐步走上科学化、规范化的道路，能生产包括滴丸、气雾剂、注射剂在内的现代中药剂型 40 多种，总产量已达 37 万吨，品种 8000 余种。另外，我国能生产疫苗、类毒素、抗血清、血液制品、体内外诊断试剂等各类生物制品 300 余种，其中现代生物工程药品 20 种，能生产预防制品约 9 亿人/份。我国还可以生产包括 X 射线断层扫描成像装置、磁共振装置等在内的医疗器械 11000 多个品种、规格；可以生产 8 大类 1200 多个规格的制药机械产品。从我国医药企业的市场行为和品牌发展情况来看，由于企业过度发展，数量众多，基本药物严重过剩，产品总量供过于求，而且著名药品品牌多数为境外品牌，其市场占有率高于国产品牌。从目前国内市场份额来看，"三资"企业产品占 25%，进口产品占12％，国产品占35％，而大城市的大医院购进的"三资"企业药品和进口药品高达60％～70％。可见，外资产品对中国医药市场有很大的影响。据统计，目前，在我国省级中医院应用的药品中，中药饮片、中成药和西药的比例为3：3：4，地市级的比例为2：3：5，县级比例为1.8：3：6.2。2001年，在我国药品市场中，西药、中成药、其他保健品和生物制品所占的比例大约分别为60％、25％和15％。

医药行业与化工、机械、电子、种植等行业有着非常密切的技术经济联系。国内许多制药企业就是由化工、机械、轻工等行业转产而成的。医药工业在国民经济中所占的比重可以通过计算药品总销售额与GDP的比例而间接地来考察。20世纪80年代以来，我国药品总销售额占GDP的比重稳中有升。无论从国际上还是从国内来看，医药行业在国民经济中的地位都表现出动态稳定性特征，在经济增长过程中，医药行业在国民经济中的地位几乎是不变的，我国药品总销售额的增长略快于GDP的增长。

医药行业是按国际标准划分的15类国际化产业之一，是一个典型的国际性产业，具有良好的发展前景，是永不衰落的朝阳产业。医药发展与人们的健康、生活水平、科技发展密切相关。据有关部门预测，社会医药保健商品的需求弹性系数为1.37（即人民生活水平每提高1个百分点，医疗消费水平要增加1.37个百分点），表明医疗消费水平增长幅度明显的高于居民生活水平增长的速度。

医药行业是高投入、高风险、高回报产业。医药行业的高投入首先体现在新药研究与开发上。新药开发需要大量的资金投入和比较长的开发周期，国外通常开发一种新药需要2.5亿美元，有的甚至高达10亿美元。制药企业新药的研究开发费已占其销售收入的15％～20％。医药行业的高投入也导致其高风险。新药的投资从合成提取、生物筛选、药理、毒理等临床前试验、制剂处方及稳定性试验、生物利用度测试和放大试验直到用于人体的临床试验以及注册上市和售后监督一系列步骤，耗资巨大。一旦企业开发失败，就会使其巨额投入血本无归。医药行业被公认为是一个高赢利的行业，是可创造高附加值的产业。发达国家医药行业的销售利润率高达30％。例如，Glaxo公司开发的雷尼替丁上市15年，销售额高达200亿美元；Astra公司开发的奥美拉唑的年销售收入超过30亿美元。

医药行业是具有相对垄断性的产业，医药行业从某种意义上说是由以研究开发为基础的制药公司垄断的产业。医药行业集中度较低，兼并重组势头强劲。医药行业原是一个集中度较低的行业，在兼并重组前排名世界第1的医药企业在整个市场上所占的份额也仅仅在5％左右，第10名在市场上所占的份额连3％都不到，世界排名前10位的企业占整个市场的份额大约为40％，而在别的行业中世界排名第1的大企业所占市场份额可能达到15％～20％，在发展相当成熟的行业中，排名前10位的企业所占的市场份额可占到50％以上。

三、我国医疗行业存在的问题

1. 我国药品生产企业存在"一小，二多，三低"的现象

"一小"指大多数生产企业规模小。据统计，目前我国5000多家医药生产企业中，

几乎 90％为小型企业。

"二多"指企业数量多，产品重复多。在我国 5000 多家医药生产企业中，大部分企业名牌产品少，品种雷同现象普遍。以生物制药为例，仅 α-干扰素就有深圳科兴、沈阳三生、安徽安科、天津华立达等 10 多家生产，IL-2 则有 9 家生产。又如中药牛黄解毒片全国竟有 150 余家企业生产。还有一些新产品，如克拉霉素、罗红霉素、阿奇霉素和左氧氟沙星等，重复生产、盲目扩大现象也十分突出，生产企业都在 50 家以上，以致这些新产品供大于求。而像维生素 C 等老产品也出现盲目扩大生产规模的问题，导致产品价格一降再降，企业甚至处于亏损边缘。

"三低"指大部分生产企业产品技术含量低，新药研究开发能力低，管理能力及经济效益低。从新药的研究与开发来看，开发一种新药，一般耗时 10 年左右，在西方发达国家耗资需 5 亿～10 亿美元，我国至少也要 2 亿～5 亿元人民币。但我国专用于新药开发的资金每年只有 1000 万～2000 万元人民币，加上制药企业自身投入的资金总计也不到医药工业产值的 1％，新药研制投入严重不足，直接导致新药的创新研制能力及制剂水平低下，创新药物很少。

2. 部分医药工业企业未能达到 GMP 标准

我国自推行 GMP 管理以来，虽然取得了一定的成绩，但仍存在许多问题，如企业车间达不到 GMP 要求，生产技术人员的专业知识和生产技能不高，生产工艺及操作规程的制定和执行不够科学、严格，导致产品质量不高，不能很好地保障人们的生命健康、安全。而且已经通过 GMP 认证的少数企业，在执行标准时也存在一定的违规行为，这不仅制约了药品质量的提高，也严重阻碍了我国药品进入国际市场。医药企业应该积极导入 ISO 9000 质量管理体系，提高自身准入市场的标准，依照 GMP 规范行事，以使自己的产品具有更强的竞争力，为进军国际市场积极创造条件。

3. 我国药品的知识产权保护情况不容乐观

我国从 1993 年起开始对药品实施 20 年的专利保护。应该承认，几十年来我国医药企业已习惯了仿制别国药品，创新缺乏动力，创制新药的能力不强，同时由于知识产权保护观念淡漠，使我们本来就少的一些创新成果，没有得到很好保护，这使得我们不得不咽下自己种下的苦果。例如，我国医药科技人员经过十几年艰苦奋斗于 20 世纪 70 年代开发成功新化学药物青蒿素。该药是我国医药领域的重大发明，也是我国医药领域1998 年以前唯一一种得到世界承认的自主开发的新化学药物，曾获得卫生部和国家科技奖，在世界范围内具有重大影响。但由于我国当时还不具备知识产权保护的必要条件，当青蒿素的研究论文发表后，国外企业立即对其进行了结构改造并申请了专利。本来是我国的发明却变成了国外的专利，我国每年仅此一项就有 2 亿～3 亿美元的出口损失。又如，我国维生素 C 两步发酵法制备技术的发明同样是一项具有国际先进水平的发明，却也由于知识产权保护意识不强，使 1 家本要用 500 万美元买下此项制备技术的外国企业在得知该技术没有申请专利后捡了个便宜，只花了几十元人民币就把论文买了回去。几年之后，国外以这种低成本技术生产的维生素 C 向国际市场大量倾销，挤压我国维生素 C 的出口价格，给我国造成极大损失，致使一些国内生产企业陷入困境。因此，如何利用知识产权协定来激励、保护、发展我国医药事业已成为我国制药企业一个迫在眉睫的任务。

4. 融资渠道单一，产业发展资金不足

制药业同其他行业相比有"四高"：高投入、高收益、高风险、高技术密集型，特别是现在的一些基因工程等生物工程制药产业。目前，我国高科技制药产业的资金来源除股东投入的股本金以外，主要依靠银行贷款，融资渠道狭窄。由于银行十分注重资金的安全性和流动性，高技术投资的风险使银行慎之又慎。因而制药企业融资能力明显不强，资金严重短缺。发展资金严重不足已经成为制药企业开发研制新药、更新设备、开拓市场的巨大障碍。

5. 医药市场竞争无序，存在行业不正之风

随着市场经济的成形，我国医药市场出现了一些新的变化。药品购销各个环节利润分配不合理，加上同样产品由多个厂家生产，迫使企业纷纷采取高定价、高让利的促销手段。近年来，医院从药品销售企业进货的让利比例为药价的 18％左右，而从药品生产厂家直接进货的让利比例已高达 25％以上。药品市场环境持续恶化，药品价格持续攀升，极大地损害了广大患者的利益。而企业也迫于市场压力，把主要精力都用在市场竞争上，无力顾及技术创新。进入世界贸易组织以后，这种无序竞争和行业的不正之风再维持下去，我国制药企业将很难适应国际大市场。综上所述，我国的医药行业近 20 年来虽得到了一定的发展，但也存在着不少问题。为了跟上世界医药业发展的步伐，整个行业必须扩大规模，关、停一些小的制药企业，避免重复建设，国家应通过相应的措施进行宏观调控，改变医药流通企业"多、小、散、乱、差"状况，进一步完善相关制度，建立、健全适合我国国情的现代企业管理体系，以促进我国医药行业的进一步发展。

6. 医药供求之间的逆差

人口众多的农村与各个城市之间在医疗卫生方面存在着巨大悬殊。这种悬殊主要体现在城市里一些享受公费医疗的居民毫不可惜地浪费各种药品。而广大的农民却往往连最起码的医药都难以得到。一些地方病防疫站由于受经济利益的影响名存实亡，致使一些地方病重新抬头，如血吸虫病，在有些地区的农村几乎人人都有。这种"经济社会发展中的二元结构"现象在所有发展中国家里是普遍存在的，而在我国也同样不例外。其实，只要稍给一些投资，我国广大农民的医疗保健状况就会有一定改善的。但是，目前存在的药价上涨和农村医疗设施的落后，更加重了其负面影响，这必须引起高度重视。

少数享有保健特权的人与众多城市居民在公费医疗待遇上的明显差别。据对一些调查统计资料的分析，这种差别是很大的。一方面，一个家庭只要有一个可以全额报销医药费用的成员，那他的家族和亲友都能从中得到好处。另一方面，有特殊关系网的少数人，可以从医院里开出服装、化妆品和人参、燕窝之类令人难以置信的"关系药品"，更有甚者开出电饭锅、毛毯等一些家用产品，医院在极少数地方有变成超级市场的趋势和危险。

国有医药工商企业与地下医药市场并行不悖。在我国有少数地方，采取各种手段支持未经医药卫生部门审查同意和批准的"三无"（无合格证、无许可证、无营业执照）药品经营者摆摊设点，在集贸市场公开进行药品批发交易。还有不少药品生产企业直接向集体、个体及其他国营医药商业专业批发企业摊销药品，采取回扣、给现金等不正当手段搞营销活动，使得正常的市场管理出现"真空"，最终使得消费者受损。

7. 扭曲的医药市场

在某种意义上说，医药市场的不正常现象意味着漏洞，意味着给投机者和犯罪分子以机会。一些市场管制放松，就会有人乘虚而入。由于它是以扭曲的不正常的医药市场为前提的，国家、企业消费者都无形中承担着巨大的损失，牟取暴利的只有少数人。于是，在中国医药市场上出现了不少怪状。

假冒、伪劣药品充盈市场。几乎所有医药市场都或多或少存在一些假冒、伪劣药品，这些贩卖假药的违法分子，大多采用其他原料（如地瓜面、滑石粉、淀粉、维生素、扑尔敏注射用水、苯甲醇等）随便搅和在一起，即造出所谓土霉素、复方新诺明、速效感冒胶囊、诺霉素、庆大霉素、卡那霉素等工艺复杂的"特效药"。据工商部门统计，通过十余省200多生产厂家和3000多经销单位调查，凡是有人参加交易的药材市场，几乎都有假冒品。

为诈骗分子提供保护伞。这些人通过一定的途径，采取麻痹的手段诱发企业上当受骗。初始时往往现款现货，最后大骗一笔。拿到医药市场压价销售（"砍货"），其价格往往低于进价，只要现金到位。当企业发现上当、受骗，而要收回货款时却很难。

为盗窃分子提供销赃的场所。由于有些药品（如新药、特药、进口药品）价格较高，价值大一些。犯罪分子将盗窃的目光转移到药品上。大量盗窃药品，然后将盗窃的药品拿到医药市场销售。而一些药品经营者，并不过问其药品的来源，只要价格低，便为其打开方便之门，使其犯罪分子屡屡得手。

为过期失效药品开辟新的销售渠道。药品是一种特殊商品，一旦过期失效，就得全部销毁。一些药品贩子跑遍医药公司，大量收购过期失效药品，而有些国有医药企业和医院部分领导，为了本身利益少受损失，将这些药品批发给药贩（当然价格较低）。这些药品贩子然后将药品销售到偏远的乡镇卫生院、欺骗广大的农村病人。

用"回扣"诱饵养肥"蛀虫"。有些医院的采购员为了多拿回扣，不管其经营的药品是假冒，还是伪劣，便大量的采购回家（医院），使医院及病人遭受重大损失。假冒伪劣药品泛滥的可怕后果，除在经济领域引起紊乱外，更严重的是危害人们身心健康和生命安全。几年来发生的多起重大药品中毒事件无不与医药市场不规范有关。

第三节　医疗行业物联网技术应用的可行性

一、医疗行业对 RFID 技术的需求

在 RFID 技术方面，医药行业有自己独特的需求。与 CPG（包装消费品）制造商一样，药品制造商对 RFID 技术也很感兴趣。但是二者在 RFID 技术的具体运用上有很大的不同。这些不同点致使二者在设备采购、整体系统安装、数据编码和利用等方面都存在着差异。在对 RFID 技术的期望上，医药市场与 CPG 市场存在本质性的区别。食品和快速消费品制造商主要想将 RFID 技术发展成一种在供给链中跟踪商品的手段。而药品制造商（也包括药品零售商和其他医药行业成员）则关心 RFID 所提供的安全性能。药品制造商所关心的产品安全可分为三个方面。一是防伪，这是最重要的安全问题。据 WHO（世界卫生组织）估计，全世界有 8% 的药品是伪造的，在伪造药品泛滥成灾的今天，防伪已经成了医药行业的大问题。二是防盗，这个问题在普通药品身上显得尤为突出。三是产品的可追溯性，对于一不小心就要召回产品的医药企业来说，这一点也很重要。在医药行业，一个错误的标签或者有缺陷的产品都会导致非常严重的后果。RFID 技术的运用上，药品行业与其他行业之间最大的两个差异如下：一是其他行业在外包装箱或者说货盘级别上才开始运用 RFID 技术；而医药行业则始于单位产品级别（瓶，广口瓶，泡罩或其他）。二是在 CPG 领域，RFID 的主要推动者是商品零售商，比如沃尔玛。因为沃尔玛想使用 RFID 系统来降低其供给链的成本；而在医药行业，对建立 RFID 系统最感兴趣的是药品制造商。suppluscape 公司是一家咨询公司，专门为医药行业提供电子鉴定服务，该公司的评估和执行服务主管 YunKang 说："RFID 对于 CPG 和医药行业都很有用，但是由于两个行业不同的需求，他们所采用的 RFID 策略也不尽相同。在医药领域，出于安全保险考虑，医药制造商主要将 RFID 技术用来防伪。"

但是 RFID 技术的具体运用是一件非常困难的事情。Amerisouree—Bergen 公司是美国一家药品批发商，其运营主管约翰·卡斯说："与零售商相比，医药企业在医药领域推广使用 RFID 技术要难得多。"原因有三：一是单个产品鉴定问题。从技术角度来说，RFID 技术在医药行业的运用面临的最大的困难是怎样来鉴定单个产品。简单地说，与货盘和外包装箱使用的 RFID 标识相比，单个瓶 RFID 标识的编码和读取要困难得多。读取器能轻松读取一个纸箱上的标签，但是要同时读取多个瓶子上的多个 RFID 标签却比较困难。这个问题是由 RFID 标识的尺寸问题导致的。邦德说："货盘一般使用较大尺寸的标识，而瓶包装只能使用尺寸较小的标识。"但是也有更加有效的解决方案，即建立一个统一的格式，使得多个 RFID 标识能一次性被读取出来。GSK（葛兰素史克）公司的全球 RFID 服务主管罗布·科伊尔说，现在大多数外包装箱或者货盘都使用超高频 RFID 标识，频率从 860MHz 到 960MHz 不等。超高频适用于货盘和外包装箱 RFID 标识，因为它读取距离较远（从 6 英寸到 18 英尺不等），这一点在货物分发过程中很需要。

而诸如瓶这样的单位容器，最好采用 13.56MHz 的高频 RFID 芯片技术。高频标识的读取距离比较短，但是在通过高频通道时，读取器能够接收到单位高频标识从包装箱内传送出来的信号。科伊尔将超高频和高频 RFID 标识比作短波（AM）和调频（FM）广播：短波的辐射范围广，但是调频能够在相对较小的范围内接收到高质量的立体声信号。二是设备统一性问题。不管使用什么样的设备，供给链成员使用的设备必须统一。这一点在医药行业尤为复杂。通常，制造商生产出药品后，要通过多个中间人的手，药品才能最终摆上药店的柜台。现在，供给链成员已经建立了一些有限的 RFID 系统，他们在这个基础上进行合作。Jumpstart 计划是其中最野心勃勃的计划之一，这个计划由五家主要药品制造商、两家分销商以及其他成员发起，想为特殊产品（其中的每个药品制造商都有两种特殊产品）的供给链建立 RFID 系统。Jumpstart 计划已经于去年秋天完成了第一阶段工作。所有的计划成员都同意使用标准的商业化 RFID 设备，为特殊产品创建一个单独的供给链。编码和协议采用现有的 EPCglobal（全球产品电子码协会）标准。其中，EPCglobal 是一个非营利性组织，正在为建立一个全球统一的产品电子编码标准（包括产品证明、批次数字、产品有效期和其他信息）而努力。ACcenture 公司是一家咨询公司，为 Jumpstart 计划提供咨询服务。该公司健康和生命科学供给链计划合作人 Jamie Hintlian 说，Jumpstart 团体选用 915MHz 超高频 RFID 标识，而不是适合单位产品的高频标识。自从人们将 RFID 标签运用到外包装箱级别后，读取器已经能够读取瓶级别的超高频 RFID 标识。三是中央数据库问题。Jumpstart 计划成员现在正专注于总结第一阶段的工作经验。他们之所以能够轻易地在整个供给链中进行信息交流，其中的一个原因是 Jumpstart 计划中包含一个中央数据库。这个数据库安装在一个单组服务器上，随时接收并且输出信息。Hintlian 说："然而，在整个医药行业推广使用这样的数据库是不太现实的，但是它也不是不可或缺的。因为即使不使用数据库，贸易伙伴相互间也能够有效地交流信息。"

在医药行业内还出现了其他的 RFID 计划，其中最引人注目的是 PurduePharma 公司的 OxyContin（一种使用广泛的止痛药）计划。Purdue 公司与 Supplyseape 公司合作，在给 OxyContin 药品的包装瓶贴上 RFID 标签后，将药品交给批发商 H. D. Smith 公司，然后 Smith 公司再选择药店，接收他们的订单，使用 RFID 信息来鉴别出货。医药观察家认为，RFID 技术的发展和应用是不可阻挡的，但是问题在于：怎样让所有人都使用同样一个标准？Hintlian 说："在硬件和软件标准的建立上，我们还有很多工作要做，这样我们就能防止类似 Betamax 和 VHS（录像带制式）两种标准共存的事情发生。"

二、RFID 技术在医疗行业中的应用

20 世纪 80 年代，由于大规模集成电路技术的成熟，射频识别系统的体积大大缩小，使得射频识别技术进入实用化的阶段，成为一种成熟的自动识别技术。射频识别技术是利用射频方式进行非接触双向通信，以达到识别并交换数据的目的。与同期或早期的接触式识别技术不同，RFID 系统的射频卡和读写器之间不用接触就可完成识别，因此它

可在更广泛的场合中应用。

典型的射频识别系统包括射频卡和读写器两部分。射频卡是将几个主要模块集成到一块芯片中，完成与读写器的通信。芯片上有 EEPROM 用来储存识别码或其他数据。EEPROM 容量从几比特到几万比特。芯片外围仅需连接天线（和电池），可以作为人员的身份识别卡或货物的标识卡。卡封装可以有不同形式，比如常见的信用卡及小圆片的形式等。与条码、磁卡、IC 卡等同期或早期的识别技术相比，射频卡具有非接触、工作距离长、适于恶劣环境、可识别运动目标等优点。

射频识别技术在医疗领域的应用日益增长。虽然这项技术逐渐被普遍采用，但患者真正享受这项技术仍然需要一个过程。射频识别技术不仅在供应链管理中得到应用，还迅速被引用到医疗方面，而且被证明是非常有效的一项技术。

该技术能够使多处标记在一定距离同时被扫描。在大规模的零售业，这种提供准确数据的技术使其可以为成批的货物一次性扫描。将射频识别技术应用在防伪的领域有它自身的技术优势，射频识别技术采用的标记系统，迅速进入制药市场，打击了假药的流通；防伪技术本身要求成本低，但是很难伪造。射频卡的成本就相对便宜，而芯片的制造需要有昂贵的芯片工厂，使伪造者望而却步。射频卡本身具有内存，可以储存、修改与产品有关的数据，利于销售商使用；体积十分小、便于产品封装。像计算机、激光打印机、电视等产品上都可使用。美国的制药企业开始在美国使用该技术，生产过程中在每样产品上封装入射频卡，卡上记载了唯一的产品号。批发商、零售商用厂家提供的读写器就可以严格检验产品的合法性，这就使识别假药变得很简单了。

相似的科技促进了医院供应链的药物和医药设备的管理。事实上许多医院都有配置射频识别系统的需求，在急救室的患者可能最先体验到这项技术带来的安全与便捷。

1. 临床应用的优势

患者首先感受到在急救车上使用射频识别系统标记的好处。急救车上有一系列的设备装置和药品，随时准备提供给心搏停止的患者。由于相应的设备不在车上或药物过期有可能会造成相应的问题。这并非人为疏忽，而是在这些推车上至少有三种不同的物品，虽然有检查各物品是否配备的程序，尤其是在急救室执行急救过程中，迅速完成这项检查任务仍然很困难。

射频识别技术的标记能简化这个检查程序。与普遍使用的条形编码系统相比，射频技术将通过减少扫描次数而改进功效，从而最终提高接待患者的质量。如果使用条形编码，需要逐一扫描各个物品，所以采用射频识别扫描就要高效得多。

2. 标记的唯一性，降低或消除医疗过失

射频识别技术可以确保急救车、手术室和康复室中准备工作的高效开展。患者被分配的标记是执行射频识别技术的关键，患者被标记为独特的代码，在药物治疗和外科手术过程中，能降低或消除医疗过失。假如给一个患者的药或其瓶子上贴错标记，这项技术立刻可以识别，并纠正过来。

在美国已经有关于用自动射频识别技术检查患者身份的案例，这将成为射频识别技术应用强有力的依据。专家认为，在有些场所，条形编码识别技术是最合适的，但射频识别技术会成为更强大的工具。为了患者的安全，我们意识到单独一项技术并不能解决我们所面临的全部问题，在解决这些问题的时候，可以采用射频识别技术与条码相结合的方法。随着医疗复杂程度的日益提高，以及患者和医院对医疗安全的更加重视，射频识别技术在运用中会越来越引人注目。

在药物供应链上使用射频识别技术，也成为在患者中使用这项技术的强有力的理由。"射频识别技术在患者药物供应链上也是很重要的，有时人们会忘记这些。"专家说，"例如，患者对药物产生不良反应，射频识别技术就可以找出根源，看看是不是假冒药剂的原因。"

3. 全天候跟踪

被分配这种标记的患者和医务人员现在逐步成为争论的焦点，因为这种鉴定技术不仅是识别个体，而且还跟踪他们的各项活动，这就牵连许多内在的利益。使用这个系统，在紧急关头，可以轻松地在附近找到合适的临床医生。

4. 提高药物目录的功效性以及医疗卫生器材的管理

美国的 Verchip 是第一个可移植的射频识别技术芯片，提供了幼儿保护、资产追踪、存取控制和预防错乱的设备。这些设备在皮肤下采用无害标记，结合数据库存储患者精确的信息。

美国的 Surgichip 是又一组取得进展的患者标记，目标是避免认错患者，避免执行错误的治疗程序。系统采用射频识别技术启动三步核实过程，核实患者身份、关键数据和相应的手术程序和位置。这三方面的电子记录为各个程序提供了安全审计追踪。

射频识别技术在美国医疗界已经开始普遍使用了。每个产科病房都有一项射频识别技术系统固定识别卡。识别系统像门锁一样有许多使用的形式。新的功能如定位医务人员和患者的进展是非常令人激动的；其他类型的室内配置和定位系统被取消了，因为射频识别技术有很好的投资回收率和健全的标记技术，同时射频识别技术的自动化进程，在忙碌的手术室里能提高工作效率。

5. 关注成本

虽然在使用中，射频识别技术潜在的投资回报率已越来越清晰，但执行成本仍将是采用此项技术的主要问题。标记的芯片十分昂贵，这将成为采用此技术最大的障碍。

6. 对射频技术的误解

匹兹堡医药中心大学的 Jay Srini 说："人们需要药物供应链的自动化。此项目的意义要比标记的成本重要得多。"在美国，医疗保险补偿在下降，许多医院大都建于二十年前，基础建设要投资更新。在射频识别技术系统方面的投资有助于更有效地运用其他科技成果。

许多人希望看到它所带来的利润，但这需要长时期的使用才可以看到结果。美国的先驱案例——在幼儿安全操作系统和操控设备上使用射频识别技术，经过了很长时期，才得到了回报。特效的射频识别技术标记用于医疗设备上已有很大收益，医院不会浪费设备，不需要再购买或租用额外的设备。

早期廉价标记的使用者现在开始使用更昂贵的标记了。因为它的投资回报率要比它本身的成本高得多。考虑到最初的投资和操作成本，关于射频识别技术太昂贵的讨论发生了变化。例如医疗事故高额赔付，适当地使用精确的技术就可以减少或消除医疗事故的发生，这为降低医疗成本带来不可忽视的作用。"医学院关于不良药物事件的报告指出，每年因不良药物而导致的死亡人数相当惊人。"Srini 说，"如果有了重大医疗事故的影响，就知道投资一个可靠系统的价值了。"

在病例中，保证诊疗的准确性、避免不利结果是关键。推动使用射频识别技术关系到患者的安危，能够减少医疗事故的支出。射频识别技术确实影响了成本，但必要的程序确保了患者的安危。标记修复术和移植设备，像髋关节置换和心房脉冲产生器不需外科手术，采用射频识别技术就能检查出移植设备的问题。同时，技术开发者在努力降低成本、开展创新的支付结构等。例如，由 Waveform 提供的定金基数和账单到期支付等。虽然克服了这些忧虑，但其他因素也会导致惯性阻碍此项技术的实施。

7. 克服市场惯性

要迅速被采用，必须要显示此项技术独特的优势。在实际运用中，如果现有装备足够好，就延缓了射频识别技术的启用。例如，一项公认的设备技术被取代时，射频识别技术微小的利润也许不能收回前期投资，这就给射频识别技术的推广造成了障碍。

8. 在传染病控制中采用射频识别技术的益处

条码识别技术已经相当成熟，也是降低错误的廉价的方式。但射频识别技术提供更强大的功能，其标记能在视线以外的距离被扫描，并可以反映患者复杂的信息数据库。因此，要采用射频识别技术，取决于射频识别技术是不是优于条码，取决于机构是否用长远的目光看待成本评估。虽然现在人们已经接受了条码，但还会关心射频识别技术是否能提高效能，能否在长期使用后做到投资回笼。

另一挑战就是射频识别技术的发展步骤。标记在变小，读卡机更复杂，内在程序功能在扩展；并且有些公司担心该设备进入市场过早而没有买主。"没人愿意为他人做嫁衣。但人们愿意看到此项技术的优势特性和稳定性。"Jay Srini 说，"企业希望了解射频识别技术的巩固性和全面性，但我们不愿冒这个风险。"

这些顾虑，经过时间的磨合将会消除，就像担心患者的隐私问题一样，因为采用射频识别技术会涉及医护人员、患者个人信息的存储和追踪，所以人们认为射频识别技术侵犯了个人隐私，并且现在忧虑仍然存在，但患者看上去已经逐渐接受了。虽然射频识别技术的成本相对条码来说是很高，并且有些患者为此感到不满，但如果你解释他们被标记的原因，他们大都会很高兴的接受这样的护理。总之，争论在减少、形式在变化、射频识别技术的成本也在降低。应用只是时间问题。

实际上，射频识别技术在医疗方面的应用逐渐成为现实，在未来的数年内，像射频识别技术这样的自动识别技术将被寄予厚望，因为它们孕育着更大的创新。美国专家认为应该加快射频识别技术的应用，他们认为在对条码的更换上可以稍慢一点，但在其他方面如传染病的控制，应该加速射频识别技术的应用，因为在识别传染病患者接触过的物体而预防医院内感染等方面射频识别技术会起到重要作用。所以可以确定这是一个有着良好前景的技术。英国的专家也认为射频识别技术在医疗方面起到重要的作用是毫无疑问的，只是时间的问题。他们认为只是由于英国的医疗机构对接受新技术方面反应迟钝，才导致不能那么快地接受射频识别技术。

9. 患者和医务人员将很快受益

人们已经熟识条形编码，对射频识别技术还只有一些朦胧的意识，因此这项技术的提倡者要更多地在人们面前展示其优越性，我们需要相关技术更多的实践经验。美国专家认为，这项技术的重要性不亚于计算机的应用，美国是全球卫生保健领域的先驱，那就需要不断更新和提高医疗服务的技术水平，射频识别技术在这个过程中将扮演重要的角色。虽然患者暂时还不能全面体会射频识别技术在治疗过程中的益处，但可以肯定的是，射频识别技术在全世界的治疗过程中起到重要作用为期不远。

三、医疗行业物联网技术应用的可行性

目前，医院对于自动识别技术的需求主要集中在以下几个方面：身份识别，包括病人的身份识别、医生的身份识别；样品识别，包括化验品识别、药品识别、设备识别等多种方式的识别，以及其他病案识别，这些在医院信息化系统中都是非常重要的。识别的方式也有很多，如阅读器、条码阅读器、RFID，甚至指纹等。在医疗系统中，身份识别的功能是第一位的，是非常重要的基础步骤，第二是样品识别，第三才是提高数据录入效率。医院信息化的目的是要在正确的时间、正确的地点，对病人给予正确的处置，同时要对处置的环境进行准确的记录。在全球范围内，医疗错误的严重性非常大。据统计，美国每年因医疗错误而造成的死亡人数在 48000～96000 人，医疗错误造成的死亡人数在全美死亡人数中高居第五位，而在我国造成类似医疗错误的概率更高，这种风险主要是由于对知识和信息掌握的不够，以及身份识别的错误造成的。科学、合理的医院信息系统可以大大减少这种医疗错误。在医院管理中使用 RFID 技术就可以有效防止类似错误的发生。

众所周知，医药卫生行业是一个不允许出错的行业。药品作为治病救人的特殊商品，与使用者的生命息息相关。我们很难想象，如果给病人吃错了药，或者药品过期，或是医疗器械出现质量问题，或者医生做手术时疏忽导致手术刀留存在病人体内，或者某些已经使用过的医疗垃圾又被不法分子回收利用，将给病人的生命带来什么样的威胁和灾难？因此，医疗卫生行业与其他行业相比较，具有特殊性和重要性。如果出现医疗事故，如何界定责任也是一个很难解决的问题。为了防止给病人吃错药，或者某些药品过期，假药泛滥，药品制造商 Banner 公司的 Pharmacaps Soflet 胶囊就采用了 RFID 技术提供保障，防止消费者被假冒产品欺骗。

目前国内仅有少数知名医疗产品企业和大医院使用了高科技设备进行高效管理。在市场化逐步向医疗卫生行业中深入的过程中，经济利益正在主导企业和医疗单位的行

为，医疗卫生行业处于改革的风口浪尖，而对高科技的使用还非常有限，故实行有力和高效的管理刻不容缓。

射频识别技术应用于医疗行业，可以对药品、病人，以及废弃的医疗垃圾进行跟踪和检测。美国的医疗产业中，RFID 已经得到了广泛的关注和应用。我国医疗行业对 RFID 的应用还比较少，但许多单位已经引入该技术并在进行试点。可以预见，RFID 在医疗行业中的应用前景十分广阔。

在医院中，RFID 可以用于患者的登记、标识和监护，医疗器械的管理，医护人员管理，接触式追踪管理，药房管理，医疗垃圾的处理等。在医药供应链上，RFID 可以用于药品生产和流通、药品防伪等方面。在特殊医疗产品（如血液制品）的管理中，RFID 也大有用武之地。RFID 在医疗卫生行业中的应用领域大致如图 1-10 所示。

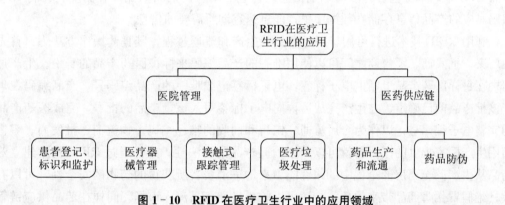

图 1-10 RFID 在医疗卫生行业中的应用领域

目前全国有 12000 家左右的医药生产及批发企业中，年销售不足 1000 万元的小规模企业占了 78.5% 以上，由于物流量小，多数药品采取邮寄、铁路托运，周期长，运输环境、条件差，药品损坏、变质、污染严重。一项研究数据表明，流通企业中不合格药品的 17.03% 是在药品运输、搬运过程中造成的。由于批发企业过多，药品流通渠道复杂，假冒、异地调货现象频发，药品监管困难，销售假冒伪劣药品的案例时有发生，严重影响药品的安全使用。我国目前药品编码尚未实现标准化，医药生产企业、商业批发企业生产、销售的药品没有一个合法的唯一的识别标志，各个领域分别制定了自己的物流编码，其结果是不同领域之间情报不能传递，妨碍了系统物流管理的有效实施，造成信息处理和流通效率低下。没有统一的标识编码，无法及时查询与跟踪商品的流向，无法尽快确定某一药品的身份，在一些药店、医院经常碰到的买真退假，为假药、劣药查处带来极大的困难。更无法满足在订单处理、药品有效期管理、货物按批号跟踪等现代质量管理的要求，也为药品质量监管带来了巨大的困难。我国医药企业所采用的基本上是分散型物流体系，在运作上主要依靠人力。我国目前药品中大包装的差异往往造成很多新建的现代物流中心在入库和出库的时候还需要转换药品包装，增加了物流的劳动力成本，降低了现代物流的效率。同时人工搬运，造成货物摔碎、挤压的概率增大，人工拣选、分拣的差错率高，由于信息化、自动化程度低。产品编码标准的是非常基础性的工作，尤其对医药产品生产和物流具有十分重要的意义，但具体实施需要权威性和经济实力。世界发达国家多年来投入大量人力和物力，努力进行医学信息标准化的工作，取得了令人瞩目的成绩。有许多标准已经被广泛应用，值得我们借鉴。如 NDC 国家药品编码（National Drug Codes，NDC）即是其中的优秀代表。NDC 是被美国联邦药品管理署要求使用的标准药品编码，它包括了药品的许多细致的细节，包括包装要求等。从医药产品物流本身需求和国家对药品管理的要求来讲，我们首先必须选择一种先进和科学的编码体系来对医药产品进行编码，我们认为用 EPC 系统比较合适。它能进行对产品的编码，最关键是能和 RFID 结合使用。EPC 系统就是产品电子代码系统，它被认为是唯一识别所有物理对象的有效方式。这些对象包含贸易产品、产品包装和物流单元等体系。虽然 EPC 编码本身包含有限的识别信息，但它有对应的后台数据库作为支持，将 EPC 编码对应的产品信息存储在数据库里，能迅速查询所需要的信息。

利用 RFID 技术进行可用于医药产品的生产和流通过程，其具体操作方法为：首先在厂家、批发商、零售商之间可以使用唯一的产品编码来标识医药产品的身份。生产过程中在每样医药产品上贴上电子标签，电子标签记载唯一的产品编码号，产品编码在生产该批产品前已确定，在生产完成后再向电子标签写入该批产品的批号，完成医药产品的完整电子编码号，以作为今后流通、销售和回收的唯一编码。物流商、批发商、零售商用生产厂家提供的读写器就可以严格检验产品的合法性。这样通过 RFID 技术建立对药品从生产商至药房的全程中的跟踪能力来增进消费者所获得的药物的安全性，可以有效杜绝假冒伪劣药品带来的危害，还可以防止过期药品流入市场。同样在药品供应链管理方面，采用 RFID 技术，在每样产品上装入电子标签，记载唯一的产品编码号，将解决许多生产环节和销售方面的问题。医药产品生产者可以准确掌握产品现状，提高生产效率，减少人力成本，缩短产品质量的检验时间，实时监控产品制造过程的所有情况，快速应对市场，减少过期产品的数量损失。

第二章　物联网技术在医药产品管理中的应用

医药产品是极为特殊的商品，在生产、流通过程中不允许有任何失误，一旦存在质量隐患的医药产品进入了最后的消费群体即患者手中，后果将不堪设想。因此，从生产、防伪、流通等各个环节对医药产品进行监管和防伪是非常重要的，RFID 恰好能够解决这一问题。

在医药产品管理方面，RFID 技术在药品防伪、药品流失和串货，加快库存周转，缩短临床测试和加快上市进程等各方面均可以得到有效应用。

第一节　医药产品概述

一、医药产品的概念

医药产品，即药品。《中华人民共和国药品管理法》对药品的定义为：药品是指用于预防、治疗、诊断人的疾病，有目的地调节人的生理功能并规定有适应症或者功能主治、用法和用量的物质，包括中药材、中药饮片、中成药、化学原料药及其制剂、抗生素、生化药品、放射性药品、血清、疫苗、血液制品和诊断药品等。

世界卫生组织对药品的定义是：任何生产、出售、推销或提供治疗、缓解、预防或诊断人和动物的疾病、身体异常或症状的，或者恢复、矫正或改变人或动物的器官功能的单一物质或混合物。

美国对药品的定义是：①法定的《美国药典》、法定的《美国顺势疗法药典》（Homeopathic Pharmacopoeia of the United States）或法定的《国家处方集》（National Formulary）以及任何增补本所认可的任何物品；②用于诊断、治疗、缓解或预防人或其他动物疾病的物品；③影响人体或其他动物的结构和功能的物品（食品除外）；④用作①、②、③项所规定的物品的成分之一，但不包括器械或其组成部分、零部件或附件。

我国《药品管理法》中规定的药品仅指人用药；世界卫生组织、美国以及日本、英国、瑞典、新加坡等许多国家药事法规中的药品均包括人用药和兽用药。

二、医药产品的特点

医药产品作为一种商品，具有普通商品的一般属性，在研发、生产、流通到使用的过程中，基本经济规律起着主导作用。同时，药品又是一种特殊商品，其特殊性表现在以下几个方面：

（1）药品与人们的生命密切相关

这是药品最基本的特征。使用药品的目的在于预防、治疗、诊断人的疾病，有目的的调节人的生理功能，是一种挽救生命、保持健康的重要手段，而使用不当则会对人的生命健康带来巨大的损害。药品与人的生命相关的紧密程度远大于其他商品。

（2）药品作用具有双重性

任何药品在发挥治疗作用的同时，都还存在一定的毒副作用，而且药品在使用过程中出现毒副作用的风险是不可避免的，故有"是药三分毒"的说法。

（3）药品消费的被动性

由于药品的使用以挽救生命、保持健康为目的，在大多数情况下，价格对于消费者的药品需求量影响与其他商品（如服装、汽车）相比要小得多。加上在专业知识和信息方面的劣势以及药品价格的不透明等原因，使消费者在购买、使用药品（特别是处方药）时，只能被动的接受执业医师处方的药物品种和支付相应的价格。

（4）药品的公共性

药品具有防治疾病、维护人们健康的作用，关系到人的生命权和健康权，关系到一个国家的人民健康水平，具有高度的社会福利特征。世界各国都会制定相应政策，对基本医疗保险药品目录中的药品进行限价，以提高药物的可及性。

三、医药产品的分类

医药产品根据不同的分类标准，可以有许多不同的分类方法。由于医药科学技术的发展，各类药品之间在理论、配伍、组方、加工技术方面等相互渗透现象越来越普遍，因而要将药品完全科学划分越来越困难。下面介绍一些常用的分类方法。

1. 按照药品生产方式的不同分类

根据药品生产方式可以将药品分为三大类：天然药物、化学合成药物和生物技术药物。

（1）天然药物是指以自然界中动物、植物和矿物等三大类天然资源加工而成的药物，它是中国的国粹，有数千年的研究使用历史。通常我们把从自然界中采集、未经加工的原药称为中药材；中药材经过加工处理成的片、段、丝、块等称为中药饮片；中药经过加工制成一定的剂型后便称之为中成药。因此，中药在经营形式上就形成了中药材、中药饮片和中成药三大类。

中药按不同的分类方法又可细分为许多种，如按来源可分为植物药、动物药和矿物药；按药用部位可分为根、根茎类、皮类、叶类、花类、种子果实类、全草类等；按药物毒性可分为普通中药、毒性中药（如雄黄）；按药物功能可分为解表药、清热药、祛湿药、祛风湿药、温里药、理气药、止血药、活血化瘀药、化痰止咳平喘药、安神药、平肝熄风药、芳香开窍药、补益药、收涩药、泻下药、催吐药、消食药、驱虫药、外用药。

（2）化学合成药物是指以化学理论为指导，依据化学规律研究和生产的化学合成药。其特点是对疾病治疗疗效快，效果明显。但由于人体是一个复杂系统，对人体本身结构的分子水平研究及各部分整体研究不够，因此治疗效果虽然明显，但有"头痛医头、脚痛医脚"的局限性治疗特征，且常常具有程度不同的副作用。

（3）生物技术药物是指利用生物体、生物组织或其成分，综合应用生物学、生物化学、微生物学、免疫学、物理化学和药学的原理与方法进行加工、制造而成的一大类预防、诊断、治疗制品。

2. 按照药品来源的不同分类

随着科学技术的不断进步与发展，药品的来源除了取自于天然产物外，还广泛地采用人工合成方法制造。按照药品来源的不同，一般可分成以下几类：

（1）动物药利用动物的全部或部分脏器以及其排泄物作为药用，如鹿茸、麝香、牛黄等。此外，还有提出纯品应用的，如各种内分泌制剂（胰岛素、甲状腺等）、血浆制品等。

（2）植物药利用植物的各部分，皮、花、根、茎、叶、液汁及果实等都可作药用，如人参用其根茎，阿片是罂粟果的液汁。中药中以植物药为最多。同时，由于现代化学工业的发展，目前已广泛提取出多种植物药的有效成分，如生物碱（如中药麻黄所含的有效成分麻黄碱、阿片中的吗啡、茶叶中的咖啡因等）、苷（如治疗心脏病的洋地黄毒苷）、皂苷、挥发油、黄酮类化合物等，作为药用。

（3）矿物药一般是指直接利用矿物或经过加工而成的一种药物，如硫黄、氧化汞以及一些无机盐类、酸类、碱类等。

（4）化学药品一般是指利用化学方法合成的药品，如磺胺类药、对乙酰氨基酚、乙酰水杨酸等。近年来，随着制药工业的发展，合成药物的种类越来越多，临床应用也日益广泛。

3. 按照药物作用部位和作用机制分类

按照药物作用部位和作用机制，可分为作用于中枢神经系统、自主神经系统、心血管系统、呼吸系统、消化系统、泌尿系统、生殖系统、血液系统、内分泌系统、免疫系统的药物和抗微生物、抗寄生虫药以及诊断用药等，即通常的药理学分类方法。

4. 按照药品的特殊性分类

药品按特殊性可分为普通药品和特殊管理的药品。

（1）特殊管理药品

①毒性药品是指毒性剧烈、治疗剂量与中毒剂量相近，使用不当会导致人中毒或死亡的药品，如阿托品。

②麻醉药品是指连续使用后易产生身体依赖性、能成瘾的药品，如吗啡类、哌替啶等。

③放射性药品是指用于临床诊断或治疗的放射性核素制剂或者其他标记药品。

④精神药品是指直接作用于中枢神经系统，使之兴奋或抑制，连续使用能产生依赖性的药品。依据精神药品使人体产生的依赖性和危害人体健康的程度，可分为第一类和

第二类。第一类精神药品不能在药店零售，如咖啡因、安钠咖、司可巴比妥等；第二类如苯巴比妥、地西泮、氯氮革、甲丙氨酯、氨酚待因等，在零售药店应当凭盖有医疗单位公章的处方零售。

（2）普通药品是指除了上述四种特殊药品之外的药品，它们具有毒性较小、不良反应较少、安全范围较大的特点，如葡萄糖、乙酰水杨酸等。需要指出的是：任何药品过多使用，都是不安全的。

5. 按中国药品管理制度分类

（1）处方药和非处方药

①处方药

处方药是指凭执业医师和执业助理医师处方方可购买、调配和使用的药品。根据规定，药品制造商和销售者都不能将处方药直接提供给患者，但可以合法地提供给那些正规合法经营批发或零售处方药的公司或个人，或医院、诊所、医生，或准许对这些药物开处方的人。处方药只能给那些由医生或药剂师直接调配的消费者。

②非处方药

非处方药是指由国务院药品监督管理部门公布的，不需要凭执业医师和执业助理医师处方，消费者可以自行判断、购买和使用的药品。在国外，非处方药称为"柜台药"（Over The Counter，OTC）。

非处方药必须具备的特点是：非处方药使用时不需要医务专业人员的指导和监督；消费者按药品标签或说明书的指导来使用，说明书文字应通俗易懂；非处方药的适应症为那些能自我诊断的疾病；非处方药能减轻疾病的初始症状和防止其恶化，也能减轻已确定的慢性疾病的症状或延缓病情的发展；非处方药有高度的安全性，不会引起药物依赖性，毒副反应发生率低，不在体内蓄积，不致诱导耐药性或抗药性；非处方药的药效、剂量都具有稳定性。

（2）国家基本药物和《基本医疗保险药品目录》药品

①国家基本药物

卫生部在《制订国家基本药物工作方案》中指出："国家基本药物是指从中国目前临床应用的各类药物中经过科学评价而遴选出的，在各类药品中具有代表性的药品。其特点是疗效好，不良反应小，质量稳定，价格合理，使用方便等。列入基本药物的品种国家要保证生产和供应，并属于公费、劳保医疗范畴。"确定国家基本药物，目的在于加强药品生产、使用环节的管理，既保证广大人民群众安全、有效、合理地用药，又完善了公费医疗制度，减少了药品浪费，使国家有限的卫生资源得到有效的利用，达到最佳的社会效益和经济效益。

②《基本医疗保险药品目录》药品

《基本医疗保险药品目录》药品是指为了保障城镇职工医疗保险用药需要，合理控制药品费用而规定的基本医疗保险用药药品。

纳入《基本医疗保险药品目录》的药品，是临床必需的、安全有效、价格合理、使用方便、市场能够保证供应的药品，并且具备下列条件之一：《中国药典》（2005 版）收载的药品；符合国家药品监督管理部门颁发标准的药品；国家药品监督管理部门批准正式进口的药品。《基本医疗保险药品目录》药品包括西药、中成药、中药饮片。这些药品在《国家基本药物》基础上遴选而定，并分为"甲类目录"和"乙类目录"。"甲类目录"药品是临床必需、使用广泛、疗效好、同类药品中价格最低的药品，由国家统一制定，各地不得调整。"乙类目录"药品可供临床选择使用，药价比"甲类目录"药品略高。"乙类目录"药品由国家制定，各省、自治区、直辖市可适当调整（不超过其总数的 15％）。

四、药品监督管理

药品是防治疾病、计划生育、康复保健的物质，药品质量的好坏，药品的合理使用，都将直接影响人的健康和生命。

各国政府普遍采用法律和行政手段，对药品及与药品有关的事宜实施严格的监督管理，以保证药品质量，保障人体用药安全，维护人们身体健康和用药的合法权益。

药品监督管理是指行政主体依法定职权，对药品研制、生产、经营、使用、广告、价格的机构和人等相对方，遵守药事法律、法规、规章，执行行政决定、命令的情况进行检查，对其生产、经营、使用的药品和质量体系进行抽检、监督、执行行政处罚的行政行为。

1. 药品监督管理特征

（1）药品监督管理的行政主体是药品管理法规定的药品监督管理部门，法律、法规授权的组织，如工商行政部门、物价主管部门。

（2）药品监督管理的对象是作为行政相对方的公民、法人或其他组织。如制药公司、医药公司、使用药品的医疗机构和人，以及销售自种药材的农民等。

（3）药品监督管理的内容是相对方遵守药品管理法及相关法规、规章、国家药品标准的情况，主要是对药品质量和企事业单位保证药品质量体系、质量管理进行监督。

（4）药品监督管理的目的是为了防止和纠正、处理相对方制售假、劣药及其他的违法行为，以保证药品质量，保障人体用药安全，维护人们身体健康和用药的合法权益。

2. 药品监督管理的作用

药品监督管理的作用包括：保证药品质量；促进新药研究开发；提高制药工业的竞争；规范药品市场，保证药品供应；为合理用药提供保证等。

3. 药品监督管理的主要职能

（1）审批确认药品，实行药品注册制度

通过新药审批注册、进口药品注册，确认该物质为药品，发给《新药证书》及生产批准文号，或《进口药品注册证》，在本国生产、销售、使用，制定药品标准。审批仿制已有国家药品标准的药品，发给生产批准文号。

（2）准予生产、经营药品和配制医疗机构制剂，实行许可证制度，确保药品生产、经营质量、医疗机构制剂质量。

例如，制定和审批生产药品、经营药品和医疗机构制剂；制定、认证 GMP、GSP；

颁发《药品生产许可证》、《药品经营许可证》、《医疗机构制剂许可证》、《药品 GMP 证书》、《药品经营质量管理规范》认证证书等，控制生产、经营药品和配制医院制剂的基本条件、质量体系。

（3）审定药品标识物和广告

审定药品广告和标识物是指通过药品广告审批、药品商标注册、药品包装标签检查，确认它们符合安全用药要求，发给药品广告批准文号，注册商标。

（4）严格控制麻醉药品、精神药品，确保用药安全

确认特殊管理的药品（许多国家称控制物质、毒剧药品），根据有关的国际公约和本国的法律、法规，制订管制药品名单，确定生产、供应、使用单位，规定特殊标志，进行严格管制、管理。

（5）行使监督权，实施法律制裁

药品监督管理部门有针对性地、有计划地对上市药品质量及药品生产、经营企业和医院制剂的质量体系及管理进行抽查监督，对制售假药、劣药的，无"三证"进行生产、经营药品和配制医院制剂的，以及违反《药品管理法》有关规定的，依法进行处罚。

第二节　RFID 在医药产品管理中的应用

药品是特殊商品，如果给病人用错药、假药、劣药或者过期药品，将给人们的身体健康及生命带来威胁。近些年来，药品安全问题频频发生，2006 年我国就发生了几起药品叫停事件：卫生部紧急叫停欣弗、国家食品药品监督管理局（SFDA）叫停鱼腥草注射剂等，就是因为有问题的药品、假冒和伪劣药品给人们的生命安全造成了伤害。

根据世界卫生组织的报道，全球假药比例已超过 10%，全球假药年销售额已超过 320 亿美元，其中 60% 的假药在发展中国家。世界上每年的死亡病例有 1/3 源于不合理用药。美国每年约有 7000 名住院病人因用错药而死亡。中国药学会提供的数据显示，在我国，每年至少有 20 万人因用错药、用药不当而死亡，不合格用药人数占用药人数的 11%～26%，日常急救病例的 10% 因用药失误引起。

因此，越来越多的国家希望借助高科技手段，对药品进行跟踪和监测，打击假冒、伪劣药品，规范整顿医药市场。RFID 标签就是其中一种日益受到欢迎的新技术。在 2007 年两会期间，代表、委员们还提出了采用 RFID 技术打击包括药品在内的假冒、伪劣产品的议案。

RFID 标签是一种内含无线电技术的晶片，晶片中可记录一系列资讯，例如产品类别、位置、日期等。在一定范围内，RFID 标签商品的接收端可透过扫描器感应到资料，因而可提高物流和库存管理效率。与现有的条码资讯辨识系统比较，RFID 系统可储存更多资料、读取时间较短，每个标签都有独特的电子产品编码，不但无法复制，还可以加密，因此未来有望取代条码系统。

无线射频电子标签是药品各种属性信息的唯一载体。在药品生产过程中将药品各种属性信息写入，药品经营单位对所接收的药品进行标签扫描，获得药品信息的同时对信

息进行检查，判断是否有已经被挂上红牌的药品，做出相应处理。药品在从生产到使用，再到销毁的过程中要经历很多次的读写，物理的碰撞、摩擦，以及周围环境的影响，还要防止复制或改变数据，未经授权的读取数据载体、通过窃听无线电通信来重放数据。因此，在实际应用当中，数据对标签本身的性能要求很高。下面，我们就从标签数据的安全性和完整性来讨论对 RFID 标签需求的实现。

（1）数据的安全性

数据的安全射频识别技术中比较常见的安全方法有相互对称的鉴别、利用导出密钥的鉴别、加密数据传输等。对药品的射频识别主要集中在对药品 UID 的识别和对药品信息的采集上，采用相互对称的鉴别就可以满足需求。对称算法中加密密钥和解密密钥一样，这种算法的安全程度依赖于密钥的保密程度，而且密钥的分发困难。在读写器和标签之间的相互鉴别的过程中，所有标签和读写器构成了某项应用的一部分，具有相同的密钥 K（对称加密过程）。当某个标签首先进入阅读器的询问范围时，它无法判定参与通信的对方是否属于同一个应用。从读写器来看，需要防止假冒的伪造数据。另外，标签同样需要防止未经许可的数据读取或重写。相互鉴别的过程从读写器发送"查询"命令给射频标签开始，标签中产生一个随机数 A，回送给读写器；读写器收到 A 后，产生一个随机数 B，使用共同的密钥 K 和共同的密码算法 ek，读写器算出一个加密的数据块，用令牌 1（Token1）表示。Token1 包含了两个随机数及附加的控制数据，并将此数据块发送给标签。

$$Token1 = ek（B \mid\mid A \mid\mid 电文 1）$$

在标签中，收到的 Token1 被译码，并将从明码报文中取得的随机数才与原先发送的随机数 A 进行比较。如果二者一致，则标签确认两个公有的密钥是一致的。射频标签中另行产生一个随机数 A2，并用以算出加密的数据块，用令牌 2（Token2）表示，其中也包含 B 和控制数据，Token2 由标签发给读写器。

$$Token2 = ek（B \mid\mid A \mid\mid 电文 2）$$

读写器将 Token2 译码，检查原先发送的 B 与刚收到的是否一致。如果两个随机数一致，则读写器也证明了两个公有的密钥是一致的。于是读写器和标签均已查实属于共同的系统，双方更进一步的通信是合法的。相互鉴别的过程具有以下优点：

①密钥从不经过空间传输，而只是传输加密的随机数。

②总是两个随机数同时加密，排除了为了计算密钥用 A 执行逆变换获取 Token1 的可能性。

③可以使用任意算法对令牌进行加密。

④通过严格使用来自两个独立源（标签、读写器）的随机数，使回放攻击而记录鉴别序列的方法失败。

⑤从产生的随机数可以算出随机的密钥，以便加密后续传输的数据。

（2）数据的完整性

在无线射频识别的传输过程中，最常使用的判断数据完整性的方法有奇偶校验、纵向冗余校验、循环冗余校验。奇偶校验法和纵向冗余校验法（URC）相对来说比较简单，而且错误检测率也相对比较低。本课题中，对药品数据的完整性有一定的要求，因此，我们选择循环冗余校验法（CRC）来进行数据完整性检测。循环冗余校验法的主要方法是：当一块数据被传输时，数据的 CRC 校验和（校验位的数目典型值有：4 位、8 位、12 位、16 位、32 位）附加到数据块后面一起传输，在接收端，按规定的算法计算所有接收数据的 CRC 校验和，结果总应该为零，如果不为零，则表示传输过程中出现了错误。CRC 校验和的计算是一种循环计算。CRC 校验和是用生成多项式（算法规则）去除一个多项式（由数据块表示），CRC 校验为相除后所得到的余项。当一块数据被传输时，数据的 CRC 校验和附加到数据块后面一起传播。

就医药行业而言，RFID 技术的功能主要体现在制药、打假、规范市场方面，RFID 标签依附在产品上的身份标识具有唯一性，难以复制，可以起到查询信息和防伪打假的作用，将是假冒、伪劣产品一个非常重要的查处措施。另外还可以起到全程实时监控的作用，药品从科研、生产、流通到使用整个过程中，RFID 标签都可进行全方位的监控。特别是出厂的时候，在产品自行自动包装时，安装在生产线的读取器可以自动识别每个药品的信息，传输到数据库，流通的过程中可以随时记录中间信息，实施全线监控。在包装生产线、出厂的时候，在产品仓储、流通过程中，直至消费者购买的过程中，我们如果使用了 RFID 标签全程记录、实时记录、跟踪、追溯药品，这个问题就能解决。

事实上 RFID 射频电子标签并不是现在才有的一种技术，这种技术实际在 20 世纪 80 年代已经出现，一直应用在某些特定的领域，如工厂自动化生产线仓库中的物品管理或车站检票。只不过这种技术的日益成熟，以及形态越来越小、成本越来越低，越来越适用于商品包装和物流的管理了。

同传统的识别方式相比，RFID 电子标签以其准确、高效、安全的方式，高防伪功能和对产品实时监控的特点，广泛应用于生产、物流、交通、医疗、防伪、身份验证等众多有需求的行业。电子标签应用规模及市场利益前景是所有信息技术大国所关注的，许多国家都将其作为重要的产业战略和国家战略来发展。

当前，随着自动识别技术的发展，人们已将视线从传统的一维条码转向二维条码甚至 RFID 标签。标签的发展给我们提出了非常好的现代信息技术手段，在食品和药品的市场应用上，RFID 标签非常有价值和作用。其优点有：

①每个产品具有唯一号码，不可复制，彻底杜绝假冒；

②防伪特征码唯一，不可以更改、抵赖；

③标签与防伪物品不能剥离，否则标签失效；

④多重加密，确保数据安全性；

⑤防水、防磁，可弯曲，适应能力强；

⑥使用非接触读写，数据可以长期保存；

⑦多种封装形式，方便嵌入和粘连在商品上，制作、印刷灵活；

⑧轻巧、灵活，使用方便；

⑨识读器可同时读写多个标签；

⑩可以多次识别、反复读写；

⑪读写设备比磁条、条码等简单易用；

⑫性价比、灵活性、可升级性比其他任何技术都高；

⑬可以记录商品流通过程中间信息，实现供应链跟踪和追溯。

首先是证件防伪。目前国际上在护照防伪、电子钱包等方面已可以在标准护照封面或证件内嵌入 RFID 标签，其芯片同时提供安全功能并支持硬件加密，确保安全性。国内在此领域也已经形成了相当规模的应用，第二代身份证已经就此进行推广应用。

其次是包装防伪。美国生产麻醉药的厂家宣布将在药瓶上采用 RFID，实现对药品从生产到药剂厂进行全程的电子监控，打击日益增长的药品造假现象，管理控制类药品流通。我国政府也已经开始在国内射频识别领域厂商的帮助下，尝试利用 RFID 技术实现对药品、食品、危险品等物品的生产、运输和销售过程实施管理。

除可在众多行业应用防伪功能外，RFID 标签还具有可识别高速运动物件、抗恶劣环境、保密性强、可同时识别多个识别对象等特点，因此，它可在更广泛的领域中得到应用。在国外，射频标签已被广泛应用于工业、商业、交通运输、物流等众多领域。其特有的高准确率和快捷性大大降低了企业的物流成本，提高了企业的市场竞争力和服务效率。

一、药品防伪

药品是人类与疾病斗争的重要武器，药品有防病治病的积极作用，药品是整个医疗系统的核心支柱，一切医疗机构都需要依靠药品来开展自己的业务。世界各个国家对本国家药品市场都有严格的管理机制，对药品的使用、研发都有严格的控制。1993 年世界卫生组织（WHO）在日本东京召开药学国际会议，向世界各国政府推荐了"优良药房工作规范"（Good Pharmacy Practice，GPP）；中国在 1985 年 7 月 1 日通过颁布《药品管理法》来管理药品市场。尽管各国都是绞尽脑汁加强管理，但是假药、劣质药品依然在市场上横行。药品行业的暴利使得不法分子敢于铤而走险，前美国食品与药品管理局准局长兼打击假药行动成员 Peter J. Pins 说："全世界每年假冒药品销售额超过了 320 亿美元。假药正以每年约16％的速度增长，比合法药业的增长率快得多。"另一个侧面也反映出市场管理机制的漏洞以及管理方式手段上的软肋。据世界卫生组织的报告，每年世界各地因为假药、过期药导致的死亡超过 10 万例。另据不完全统计，目前假冒、伪劣药品在全球药品市场中占据了10％的份额，造成了巨大的经济损失，假药之祸已经成为世界性的问题。

据世界卫生组织的最近报道，全球假药比例已超过药品流通量的 10％，全球假药的年销售额已超过 320 亿美元，其中 60％的假药出现在发展中国家。使用假药，轻则会贻误治疗时机，重则会危及生命安全。因此如何规范药品市场，加强药品的监督和管理，怎样才能让患者安全放心地使用合格药品，成为急需解决的问题。以上问题可以通过建立药品编码体系对其进行统一管理，来加强对药品的监管。药品编码的统一规范涉及编码载体，经常使用的载体有一维条码和二维码，具有成本低的优点，另外二维码还具有信息存储量大、可以详尽记录各种信息的特点。RFID 技术使用电子标签作为编码的载体，可以使每件药品的小包装都能得到唯一编码。与通过单纯印刷而形成的载体一维条码和二维码相比，由于不可以被随意更改，又可进行多重加密的特点，因此可以做到杜绝复制，确保安全。在制药、打假、规范市场方面，粘贴在药品上的电子标签所携带的身份标识具有唯一性，既可用来查询信息，又可用来有效地遏制假冒、伪劣药品的泛滥，使假药充斥市场的状况得到改善。

由于 RFID 射频识别是一项利用射频信号通过空间耦合实现无接触信息传递并通过所传递的信息达到识别目的的技术，它通过射频信号自动识别目标对象并获取相关数据，识别工作无须人工干预。鉴于这一特征和功能就可以在药品防伪这个领域大有一番作为。世界部分国家和制药企业都纷纷瞄准了 RFID 技术，积极开展研究应用工作。SuppIyScape 公司就宣布推出了 Rx 验证服务。Rx 验证服务是利用 RFID 标签来存储药品包装上的 EPC，使药房和批发商能通过网络来检查药品的真伪。这是首次在药品到美国消费者的手上之前先对每个药品包装上的序列号（产品电子代码 EPC）进行真伪验证。SuppIyScape 公司总裁兼首席执行官 Shabbir Dahod 说："确认药品 EPC 真伪是保护美国消费者免受假药伤害的重要步骤。这个验证服务提供了一个安全网使药房和批发商更快更容易确认每个药品包装上的 EPC 确实是源自制药商。"

根据 RFID 防伪的基本原理，在药品防伪中应用 RFID 技术，不但稳妥可行，而且能够大幅度提高用药工作的效率。美国 FDA（食品及药品管理局）组织与大制药厂合作，给出了一个方案：在药瓶上加装微型天线，利用 RFID 技术打击假冒、伪劣药品。实现起来并不难，只需在货品上粘贴一张微型芯片，芯片上的天线能将存储的信息传输给读卡器或者扫描仪。根据射频识别的基本原理，芯片中写入的数据是独一无二的，这也就保证了无线射频标签为药品提供了独一无二的标识，几乎不可能被复制（或复制成本过高）。任何曾经被报告丢失或者已经出售的药瓶都会留下历史记录。药剂师拿到药品后，他们可以通过读写器了解药品的"历史记录"，验明正身。麻省理工学院自动识别技术实验室应用研究主任罗宾·科赫说："简单地说，这是会叫的条码，可以使货物流通更有效率、更安全。"

美国 Purdue Pharma 以生产处方药、非处方药与医疗用产品闻名，该公司已将 RFID 的标签作业与单一药瓶包装生产线的流程成功整合，应用 RFID 技术于生产线产品，将符合 EPC（Electronic Product Code）标准的标签贴于 OxyContin 药品的包装瓶上。此外，Pfizer 药厂之 Viagra 药品流向追踪及防伪等。

美国食品及药品管理局（FDA）与制药厂合作，在药瓶上加装微型天线，利用无线射频识别技术打击药品仿冒。世界上最大的药品公司——辉瑞公司，从 2005 年就开始在 Viagra 上使用 RFID 电子标签。首批在药瓶上加装这种微型天线的药品包括全球假冒现象最严重的"伟哥"（Viagra）以及美国最为人们所滥用的强力止痛药奥施康定（Oxy Contin）。辉瑞公司在单品级别上采用的是无源 HF 标签，这种标签遵守飞利浦的 ICode 航空协议。在货箱和托盘上，辉瑞公司用的 EPC Class1、Gen1 UHF 标签，其芯片由美国 Tagsys 公司和 Alien 科技公司提供，这种标签复制难度大、成本高、读取容易。药片分销商 McKesson 公司通过阅读从辉瑞公司发运来的伟哥药品上面的标签信息，以及开展各个地区分销中心的同时运作，加强对伟哥药品的实时控制，以杜绝在分销过程中出现假冒伟哥和劣质伟哥。他们的试验主要是在辉瑞公司采用的 HF 标签（13.56MHz）的基础上开展，用于追踪和鉴别伟哥药品的真假。在田纳西州孟斐斯的分销中心，McKesson 公司已经开始使用 915MHz 的 UHF 标签，主要是贴加在辉瑞公司的产品货箱或托盘上面。该公司采用的手动流水线作业，每条流水线上可以处理七个药瓶，所以每条流水线一次可以处理七瓶药品。因此通过在美国所有的药品分销网络，McKesson 公司每晚上可以手动处理 180 万瓶药品，但是流水线的每瓶药品都是由 SKU 鉴别的。然而，如果流水线的药品采用了 RFID 标签技术，每天晚上他们就可以处理 1200 万瓶药品。所以 McKesson 公司的软件系统将会处理更多的数据。

辉瑞制药厂在其拳头产品"万艾可"上使用了该技术，每个标签都包含一个微型芯片，其中存储着一个唯一的序列号，还有一个用于无线传输的天线。药剂师和药品经销商可以使用专门的读写器读出代码信息，通过辉瑞公司在网络上的数据库检验其真伪。这种标签有几个主要优点：复制难度大，成本高；读取容易，一台仪器可以同时读取很多标签。这样不但提高了药品流通效率，而且同时实现了防伪。辉瑞制药贸易产品整合主管 Peggy Staver 说："辉瑞这么做是为了提高患者的安全性。我们为药房和批发商提供了一种快速有效的方法以确认伟哥 EPC 序列号的真假。"同时辉瑞制药的相关研究人员表示，基于 RFID 技术标签的 Rx 验证服务也可以用来通知药房对过期的药品进行召回。

二、药品查询

RFID 药品查询管理系统，将射频识别（RFID）与音频压缩技术相结合，构成一个试验性的 RFID 药品查询管理系统，不仅工作人员可以对药品进行管理，病人也可以对所使用的药品进行查询。RFID 技术主要用于药品的识别，音频技术主要用于药品语音提示，目的是为了有效地避免发错药品，实现"不给任何偶然情况以机会"，从而确保了消费者用药的安全。

使用 RFID 药品查询管理系统，药房发药时只要将药品在标签阅读机上方"晃过"，取药的手续就办完了，一个偌大的医院只要有一两个发药窗口就够了。对一些至关人命的、有毒的药品，在发药过程中会自动提示，并有追踪记录，绝对可以避免发错药品这类人为事故。此外，如果病人对药品的性能或使用方法不甚理解的话，也只需要到非接触的药品查询机前"晃过"，就可以听到语音解释或屏幕显示。该 RFID 药品查询管理系统就是将来"未来药房"中会用到的管理设备的一个雏形。

RFID 药品查询管理系统需要将 RFID 识别和音频处理集成在一起，为此提出一个带语音的 RFID 射频识别系统架构。该架构由六部分组成：微控制器、RFID 识别、音频压缩处理和播放器、LCD 显示、USB 接口和数据库。该系统功能特色有：

（1）可以非接触地识别各种药品，还有语音提供详细信息和善意忠告。

（2）所有取药或识别的过程都在 CP 机上有记录，对药品安全管理有重要意义。

（3）通过 USB 接口与 CP 计算机通信，通用并且方便。

（4）有强大的数据库支持，可存储、添加、修改、查询信息。

三、安全使用

虽然现在的医疗水平不断提升，但是由于用错药等导致的医疗事故仍不时发生，世界上每年的死亡病例有 1/3 源于不合理用药。美国每年约有 7000 名住院病人因用错药而死亡，为此医院每年需付出高额的赔偿费用；我国每年至少有 20 万人因用错药、用药不当而死亡，不合格用药人数占用药人数的 6％～11％，日常急救病例的 10％由于用药失误引起。RFID 技术应用于药品编码之后，药品的安全使用将得到进一步保障，可以有效地防止和减少用药差错以及不合理用药的情况。诊断室的医嘱、处方信息可以存储在以电子标签所代表的患者病历中，这对于防止用错药或者失效药品有很好的效果。

电子标签可以采用 EPC 编码标准。EPC 编码根据编码长度不同可以分为 64 位、96 位两个版本，未来根据需要可以扩展到 256 位。使用 64 位编码的目的是为了减少 Tag 存储量，从而降低 Tag 生产成本；使用 96 位编码，则为取得性能与成本之间的平衡；但是为了满足为世界上任意物体提供标识的目标，则有可能采用至少 256 位编码。在药品的监督管理中标签既要能存储药品的各种信息（RFID 电子标签的 ID 号、药品名称、药品批准文号/注册证号、生产单位代码、发证日期、有效期截止日期、药品的生产日期、药品的有效期、药品的批次编码、剂型、规格），也要能保证对大量数据管理时标签的稳定性。因此，我们选用 96 位的 EPC 编码。

EPC 的数据编码格式如下：

3 个版本的 EPC 编码都由统一的 4 个域组成，依次为标头、一般管理者代码（对应生产厂家）、对象类别码（商品种类）、序列号（标识单件商品）。标头有 8 位，为 EPC 编码的一部分，主要定义该 EPC 编码的版本号（v2.0）、长度（64/96/256）、识别类型（EPC CIG2/ISO 18000 - 6C）和该标签的编码结构。

一般管理者代码为 28 位，具有独一无二的特性，为一个组织代号，也是公司代码，并负责维护结构中最后两组号码。对象类别码 24 位，是 EPC 编码结构的角色，可以识别对象的形式以及类型，记录产品的精确类型信息，也具有独一无二的特性。序列号 36 位，具有单一的特性，赋予对象类别中对象的最后一层，使得同一对象得以区分不同的个体。

电子标签的用户数据区可以存储用户自定义的各种数据，是电子标签的重要用途之一。在药品监督管理过程中，主要的信息采集都来源于电子标签的用户数据区。根据《中华人民共和国药品管理法实施条例》、《中华人民共和国药品管理法》等有关法令中对我国制药行业中药品包装信息的规定，我们写入 RFID 电子标签中的内容应包含以下的药品属性信息：

（1）药品生产单位代码：生产企业的药品生产许可证号，如果是法人单位则为法人单位代码，法人单位的分支机构则是产业活动单位代码（参照技术监督部门颁发的《法人单位代码证书》或《法人单位分支机构代码证书》上的代码），如"鄂 xyzZ000ool4"。

（2）发证日期：例如"2006—10—08"（32位）。

（3）有效期截止日期：例如"2010—02—20"（32位）。

（4）药品名称：例如"注射用盐酸瑞芬太尼"（长度可变）。

（5）药品批准文号/注册证号：例如"国药准字 HZOO3OZOO"（标识具有同一名称的药品，104位）为药品监督管理部门批准的药品标准的编号。

（6）剂型：例如"注射剂"（可变长度）。

（7）规格：例如"5mg/1Oml"（可变长度）。

（8）药品的生产日期：例如"2005—10—08"（32位）。

（9）药品的有效期：例如"2011—1—1"（32位）。

（10）药品的批次编码：例如"2006—10—08"与条码的含义一致（52位）。

（11）温度：（带有温度传感器的标签才有）。

（12）压力：（带有压力传感器的标签才有）。

（13）感光：（带有感光传感器的标签才有）。

（14）振荡：（带有振荡传感器的标签才有）。

四、生产管理和供应链

RFID 技术的优越性可使制药公司加强自身的药品生产监控与管理，使用电子标签，可以在制造和分销过程中的任何一个环节对药品进行识别，它还能够在供应链上的所有节点对药品进行监视，甚至可以精确地制订上货批量。借助于前 ID 的帮助，医疗配送可以实现自动化拣选，提高操作效率和准确率，货物拣选差错率几乎为零，降低了员工的劳动强度，大大提高了药品的安全性。

为了生产出质量更好的产品，同时降低生产成本。并且达到 ISO 9000 的要求，制造商们都更加仔细地跟踪产品信息和质量控制流程，这就要求制造商们实施 RFID。RFID 正在进入制造过程的核心。通过在工厂车间层逐步采用 RFID 技术，制造商可以直接且不间断地获取从 RFID 捕获的信息并链接到现有的、已验证和工业加强的控制系统基础结构，与配置 RFID 功能的供应链协调，从而不需要更新已有的制造执行系统（MES）和制造信息系统（MIS），就可以发送准确、可靠的实时信息流，从而创造附加值，提高生产率和大幅度地节省投资。

对于制造商来说，来自生产线及时而准确的反馈信息是十分重要的，以往只能等生产结束后，才能结算统计出这些信息，费时费力，有时难免出现人为的错误。如果在生产线各个节点安装 RFID 识读设备，并在产品或托盘上放置可反复读写的 RFID 电子标签。这样，当这些产品或托盘经过这些节点的时候，RFID 读写设备即可读取到产品或托盘上标签内的信息，并将这些系统实时反馈到后台管理系统中，制造商就能很轻松地及时了解生产线的详细工作情况。而且再将 RFID 和现有的制造信息系统如 MES、ERP、CRM 和 IDM 等结合起来，就可建立更为强大的信息链，以此在准确的时间及时传送准确的数据，从而增强生产力、提高资产利用率以及更高层次的质量控制。

由于 RFID 可提供不断更新的实时数据流，再结合制造执行系统，RFID 提供的这些信息能保证如何正确使用劳动力、机器、工具和部件。有了这种及时且准确的信息管理，无纸化、合同化生产即成为可能，并且可大大减少生产线停机现象，提高生产效率。如有一批甚至数批合同产品，需要使用同一生产流水线进行加工生产，但只是在某些零部件略有不同。以往的生产方式，只能采用先生产同型号的产品后，将生产线停机，进行调整后再生产另一型号的产品，这样就造成了损失。通过实施 RFID 系统，可将不同型号的产品进行编码，并写入 RFID 电子标签内。当不同型号的产品进入加工点时，RFID 读写设备通过读取 RFID 有源电子标签内的信息，从而使加工设备确认加工哪种型号的产品。若是有自动分类传送机，通过识别 RFID 标签，则可轻松完成产品的分类，从而将产品送入正确的生产线。

制造业既包含了采购和销售，也包含着将低价值的物料转换成高附加值产品的生产制造。快速响应和敏捷是制造业成功的关键因素。而生产物流是制造业整个物流的核心环节。生产物流和生产流程同步，是从原材料购进开始直到产成品发送为止的全过程的物流活动。原材料、半成品等按照工艺流程在各个加工点之间不停顿地移动、转移，形成了生产物流。它是制造产品的生产企业所特有的活动，如果生产中断了，生产物流也就随之中断了，反之亦然。借助 RFID 技术，原材料、零部件、半成品和在制品上的电子标签使得生产计划管理人员能够对其迅速定位、了解原材料的耗损情况，这将大大提高生产的效率和质量；同时，RFID 技术还能够对产品进行信息的收集、处理，帮助生产人员轻松掌握整个生产线的运作情况和实现产品的生产进度进一步加快。由于 RFID 的可读写特性，可提供不断更新的实时数据流。与制造执行系统互补，RFID 所提供的信息可用来保证正确地使用劳动力、机器、工具和部件。从而实现无纸化生产和减少停机时间，促进生产物流的顺利进行。更进一步，将 RFID 与现有的制造信息系统如 ERP、CRM 等相结合，建立更为强大的信息链，并且实现在准确的时间及时传递准确的数据，从而可以提高资产利用率、增强生产力、进行各种在线测量以及支持质量控制。

要符合 FDA 质量规范，则促使消费用包装品、食品、饮料等制造企业在其整个供应链中能精确地跟踪和追溯产品信息。如今，由于某个环节的疏忽，导致有质量问题的产品进入市场。这些有质量问题的产品，最严重的可能会导致消费者的生命受到威胁。因此，厂方收回产品的消息屡见不鲜。由于有了 RFID 系统的帮助，有了准确且及时的信息反馈，使得制造商能快速查询到问题产品的生产日期、合同号、原料来源、生产过程等情况，甚至可根据需要，精确到某个问题产品的信息。在制造业中的产品（托盘）识别、智能传送机路径选择、日期和生产时间验证、自动导引车辆、成批生产的配方等各个环节，应用 RFID 系统，可达到实时的信息管理、灵活的制造管理、准确的跟踪和追溯这些目标，并提高自动化生产水平、生产效率，使生产管理更加灵活，最终使制造商受益。

RFID 在物流中的主要应用之一是对物流的跟踪。RFID 主要完成的任务是通过自动化增加生产力并限制人工干涉，避免人为错误；获利快速的后勤管理，取得即时的供应链动态资料，实现供应链之完全可视化，加速物流的运送并改善对运送的掌握；减少多余的资料录入并且提高资料的正确性。由于 RFID 标签可以唯一的标识商品，通过计算机技术、网络技术、数据库技术等的结合，可在物流的各个环节上跟踪货物，实时的掌握商品牌物流在哪个节点上。应用该技术，可以实现如下目标，获利预期的经济效益：

　　（1）缩短作业流程。对于配送中心，出入库在平时作业中占很大的比例，在托盘上和包装箱上贴上 RFID 标签，在配送中心出入库口处安放阅读器，这样出入库时，利用叉车将货物送入（出），在出入口处无须停止进行扫描，在流程中捕获数据，阅读器可以远距离的动态的一次性识别多个标签，计算机根据所阅读到的信息，对数据库进行访问，并进行相应的数据记录，大大节省了出入库的作业时间。

　　（2）改善盘点作业质量。由于每个包装箱和托盘上都贴有 RFID 标签，进行盘点作业时，只需要利用手持式 RFID 阅读器集中经过所有货架，阅读器就自动获取所有标签上的信息，利用 PC 机进行盘点记录。利用 RFID 技术将大大减少传统盘点作业中所出现的错误和遗漏等差错，增强了信息的准确发生、可靠性。

　　（3）增大配送中心的吞吐量。当配送中心的主要作业——出入库作业效率提高以后，配送中心对货物的处理能力将大大提高，这样就可以增加配送中心每日的货物吞吐量，为配送中心获得更大的经济效益。

　　（4）降低运转费用。由于 RFID 技术可以动态的同时识别多个数据且识别距离较大的特点，在出入库作业过程中，验收和出入库几乎是同时完成，无须再同以往先将货物堆放在收货区等和扫描，而是直接可以验货入库和验货出库。这样大大减少了货物在配送中心内的航运次数。降低了搬运所带来的设备费用和人工费用。

　　（5）物流跟踪。RFID 技术的核心是标签上的 EPC（产品电子代码）提供对物理对象的唯一标识，利用 EOC 可以实现货物整个供应链上的物流跟踪和供应链的自动化管理，增加供应链管理的透明化程度。

　　（6）信息的传送更加迅速、准确。由于远距离、动态的自动识别、一次识别多个标签等优势，RFID 技术将使信息的传递更加迅速和准确，大大减少了错误和遗漏的发生。特别是盘点作业，遗漏和错误的产生一直是盘点作业的一大难题。

　　RFID 是新兴技术，在国内刚刚起步，但是它有很大的市场的潜力，另外我们国家现在对 RFID 越来越重视，预计在五年后将达到它最高速发展的时期。RFID 的应用不仅仅局限于物品的识别和信息的采集，还可以作为无线通信的手段，深入到我们生活的各个层面。

　　目前，RFID 技术在中国的应用主要集中在交通运输行业，比较成熟的应用有：全国铁路车号识别系统；上海城铁明珠线控制系统；大连港集装箱管理；上海百联集团下属百联配送有限公司物流配送中心成功实施 RFID 仓库管理系统项目，提高了供应链管理的工作效率和透明度，给零售业物流配送业在仓库业务模式、操作流程等方面的高效管理带来革命性的变化；上海国际港务（集团）股份有限公司将 RFID 用于上海港至烟台港的内贸海运集装箱中。此外，在门禁、车场管理及高速公路收费管理等方面的应用也初具规模。

Gartner 公司评选出包括 RFID 在内的 2005 年十大技术。该公司认为，使用 RFID 可追踪产品的生命周期，提供更多、更深入的产品记录，提高市场效益。RFID 标签可嵌入到有时限要求的产品包装上，以便在货物从仓库运往商店上架的过程中，监测温度、震动、时间及其他参数。RFID 技术将彻底解决物流管理中信息采集的自动化问题。贴在单个商品、包装箱或托盘上的 RFID 标签，可以提供供应链管理中产品流和信息流的双向通信，并通过互联网传输从标签采集到的数据。同条码技术相比，RFID 技术可以大大削减用来获取产品信息的人工成本，使供应链许多环节操作自动化。

Sun 微系统公司发布的 RFID 药品供应链管理方案 "Sun RFID Industry Solution for Drug Authentication"，是一个集软件、硬件和服务于一体的综合系统。这是 Sun 微系统公司在提出财产追踪管理方案之后，将 RFID 技术运用到药品领域的又一次尝试。在 Sun 微系统公司提出的解决方案中，RFID 在医药的应用主要集中在两个方面：其一，基于 EPC 编码技术的药品防伪功能，唯一标识可以让假冒、伪劣品无处藏身；其二，基于 RFID 技术展开的全面的药品供应链管理以加快药品的配送效率。目前该解决方案的架构包括：Solaris 网络操作系统、企业 Java 信息管理系统、RFID 集成软件系统和身份辨识管理系统等。同时还采用了第三方的 RFID 药品管理方案，如 SupplyScape 的 "E-Pedigree" 和 Raining 数据信息公司的产品。医用防伪 RFID 包装的技术基础是 Sun 公司的 Java 系统软件（一种开放性的整合软件系统）以及 Sun 公司的 RFID 基础软件。这种软件的特点是具有自愈性和防御性，可以配合 EPC 激活的阅读器一起使用。Sun 微系统公司的 RFID 软件可以与 SupplyScape 公司的电路系统一起使用，操作平台为 Sun 公司的 X86 平台服务器，操作系统为 Sun 公司开发的 Solaris 操作系统或 Linux 系统。因为所有系统组分都必须符合 EPCglobal 标准，所以，制药企业、批发经销商以及药房在应用此方案的时候只要按照 EPCglobal 标准就可以快速且经济有效地将解决方案添加到他们现有的供应链和工艺流程中，以帮助他们简化工作链环节，确保处方药在运送链中不被仿制。

五、跟踪和追溯

RFID 技术也已经应用在患者的身份识别、问题药品的召回，以及单据、试管、药品、标本、医疗器械和医疗设备的跟踪等方面。实施药品监管的重要手段之一就是跟踪和追溯已经进入流通领域的药品，然而长期以来得不到妥善解决。使用电子标签可以全程实时监控，药品从科研、生产、流通以及使用都可进行全方位的监管。特别是当药品进行自动包装时，安装在生产线的读写器可以自动为每件药品的电子标签赋码，并将每件药品的信息传输到数据库。在流通的过程中可以随时记录中间信息，实施全线监管。这样，在包装、出厂、仓储、流通、使用的全过程中，可以通过使用供全程记录的电子标签，解决药品的实时记录、跟踪和追溯的问题。如图 2-1 所示为医药供应链系统。

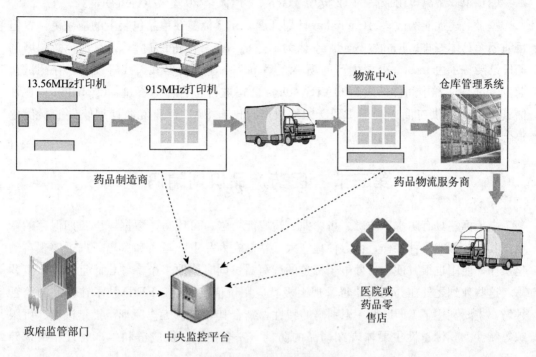

图 2-1 医药供应链系统

此外，也可以用 RFID 追踪抗癌药物。美国塞法隆制药公司（Cephalon）位于宾夕法尼亚州，因制造抗疼痛与肿瘤的药物而闻名，近期，Cephalon 公司决定当年晚些时候在其盐湖城制药厂开展 RFID 技术应用，应用的对象是抗癌药物——芬太尼口腔片（RFID 射频快报注：Fentora，主要针对癌症患者慢性疼痛中的爆发性疼痛控制）。

近两年来，Cephalon 对 RFID 技术及其应用效果进行了仔细评估，公司方面希望借助 RFID 技术打击假冒、伪劣药品并改善对出口药品产品的追踪管理。Cephalon 也希望其下游供应链合作厂商开展产品贴标工作并实现有效追踪管理——这属于药品电子谱系追溯目标的一部分。按照计划，Cephalon 将从今年开始为芬太尼口腔片的货箱和托盘贴加 RFID 标签。Cephalon 最早于 2005 年公布了 RFID 应用计划，并就单品、货箱和托盘层级识别进行了相关测试工作。由于 Gen1 标签在单品应用方面阅读速度较低，所以当时的应用重点还是对货箱和托盘的追踪识别。据 Cephalon 商务副总裁 Randy Bradway介绍，药品单品包装中含有金属材料，这让标签的有效识读变得比较困难，由于存在金属干扰，"贴在货箱上的 Gen 1 标签也存在难以读取的情况"。从 2006 年起，Cephalon开始在 ADT 公司研发的 RFID 系统（RFID 射频快报注：ADT 还提供 EPC Gen 2 标签的嵌体）下测试 Gen 2 标签性能，结果发现，Gen 2 标签在有效识读率和识读距离上都有了大幅提高，得出的测试数据比较鲜明地证明了这一点：

（1）贴加 Gen 1 标签的货箱和托盘在通过货物通道入口时的识读率为 9.7%。

（2）使用 Gen 2 标签后，识读率上升至 93.2%。

（3）识读距离也由原来的 12 英尺（Gen 1）增大至 20 英尺（Gen2）。

基于上述性能的改善，Cephalon 计划开展 Gen 2 标签在单品包装上的应用测试，但目前还无具体安排。Randy Bradway 认为，这是一个"渐进的过程"。目前，盐湖城制药厂已装备了由 Impinj 公司生产的超高频 Gen 2 高速读写器和天线等设备。在测试初期，Cephalon 和中间件供应商 OATSystems 公司进行了合作。不过，Cephalon 也在评估其他中间件供应商以确保 RFID 标签数据与已有 SAP 企业资源计划软件的最优化整合。

第三节　医药产品识别编码

电子标签具有防水、防磁、可弯曲、适应能力强、可读写、数据可以长期保存的特点。其封装形式多种多样，可方便地嵌入或粘贴在商品上，写入和读出数据可实现自动化操作，使用也很方便。另外电子标签的读写器可同时读取多个标签，而且可以反复读写，这些独到之处在药品的监督管理上极具应用价值。目前，RFID 技术在药品的监管领域，主要利用了 RFID 唯一识别码的特性，结合其非接触工作原理、批量读取、可跟踪等特性。其优越性主要体现在药品的防伪、安全使用、供应链和生产管理、跟踪等方面。

一、药品编码系统

我国正在通过建立和完善国家药品编码系统并对其进行统一规范来逐步加强对药品的监管。药品条码在药品编码的基础上实行一物一码。国家药品监督局成立了国家编码小组、编码办公室以及专家委员会。国家药品编码办公室首先完成了编码的定义、原则、范围、编制规则、药品的分类，同时又制定了各项标准。首先是药品代码，其定义是"识别每一药品身份的唯一标识，是国务院食品药品监督管理部门用于管理药品生产、流通、使用全过程的代码"。即对每个药品发放一张身份证。其次是药品代码扩展码，根据 GSP 对生产和流通强制性的管理要求，对药品的生产日期、有效期、批准文号等都做了规范。再次是药品分类代码（药品基础码），其主要体现的是药品属性，是依据药学、医学的专业性质与规则，制定科学、规范、统一的药品分类标准，来满足医药管理、生产、流通、使用、科研等方面的分类、查询、检索、统计、分析等方面的需求。最后就是药品防伪码，它综合运用密码学原理和计算机技术使最小包装的销售药品都能实施防伪。药品的代码、扩展码、分类代码和防伪码这四种编码共同使用，即"四码合一"。它们相辅相成，形成了国家药品编码系统。

二、药品编码的载体

加强药品监管需要对编码进行统一规范，这就涉及编码的载体。我们经常使用的载体有条码，它具有成本低的优点。另外还有二维码，二维码也得到使用，它具有信息存储量大、可以详尽记录各种信息的特点。目前，RFID 技术在国内外备受注目。作为自动功识别技术中的 RFID 使用电子标签作为编码的载体，可以使每件药品的小包装都能得到唯一编码。与上述条码例如二维码这些通过单纯印刷而形成的载体相比，由于不可以被随意更改，又可进行多重加密的特点，因此可以做到杜绝复制，确保安全。它还具有防水、防磁、可弯曲、适应能力强、可读写、数据可以长期保存的特点。其封装形式多种多样，可方便地嵌入或粘贴在商品上，写入和读出数据可实现自动化操作、使用也很方便。另外电子标签的读写器可同时读取多个标签，而且可以反复读写，这些独到之处在药品的监督管理上极具应用价值。

三、药品监控的利器

在医疗领域每年都会发生大量的处方、药品配送和服药等方面的错误，从而导致许多医疗事故和法律诉讼，产生大量误工时间，全球每年在这方面损失巨大。RFID 技术在药品编码得到应用后，药品的安全使用将得到进一步的保障，可以有效地防止和减少用药差错以及不合理用药的情况。诊断室的医嘱、处方信息可以储存在以电子标签所代表的患者病历中，这对于防止用错药或者失效药品有很好的效果。另外 RFID 在患者的身份识别、问题药品的召回以及单据、试管、药品、标本、医疗器械和医疗设备的跟踪等方面都将起到不可替代的作用。在制药、打假、规范市场方面，粘贴在药品上的 RFID 标签所代表的"身份"标识具有唯一性，既可用来查询信息，又可用来有效地遏制假冒、伪劣药品的泛滥，使假药充斥市场的状况得到改善。

RFID 技术的优越性更可使制药公司加强自身的药品生产监控与管理。使用电子标签，将可以在制造和分销过程中的任何一个环节对药品进行识别。它还能够在供应链上的所有节点对药品进行监视，甚至可以精确地制定上货批量。借助于 RFID，医疗配送还可以实现自动化拣选，提高操作效率和准确率，货物拣选差错率几乎为零，降低了员工的劳动强度，大大提高了药品的安全性。跟踪和追溯已经进入流通领域的药品是实施药品监管的重要手段之一，然而，跟踪问题长期以来得不到妥善解决。

应用了 RFID 的电子标签还可以起到全程实时监控的作用，药品从科研、生产、流通以及使用都可进行全方位的监管。特别是出厂时，当药品进行自动包装时，安装在生产线的读写器可以自动为每件药品的电子标签赋码，并将每件药品的信息传输到数据库。在流通的过程中可以随时记录中间信息，实施全线监管。这样，在包装、出厂、仓储、流通、使用的全过程中如果使用供全程记录的电子标签，实行药品的实时记录、跟踪和追溯的问题便可以迎刃而解。另外，利用传染病疫情的追踪管制系统除了对患者，还可以对有接触史的人员进行跟踪管理，使防疫部门和行政单位可以即时而且准确地掌握感染人群和传染路径的动态信息，进而有效地处理和防止诸如非典型肺炎疫情的医院内、外的感染，切断感染途径。

第四节　基于 EPC 物联网的药品管理模型

一、模型的设计

对药品加入防伪的射频标签的意义绝不仅仅在于起到防伪的作用，因为借助于 RFID 系统很好的存储信息及方便的传输信息功能，所以能够对药品的管理实行革新性的改进。

图 2-2 给出一个具体的医药企业药品管理的实施方案，此模型的具体工作过程如下：

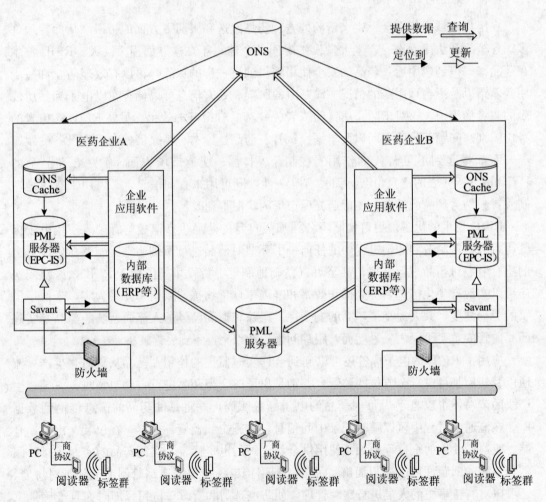

图 2-2　基于 EPC 物联网的医药企业产品管理模型

药厂 A 的药品生产完成时，贴上存储有 EPC 标识的 RFID 标签，标签还可记录该药品的生产日期、保质期、生产厂商、批号、单位容量，甚至所能够治疗的疾病、能够缓解的症状、禁忌人群等信息。此后在药品的整个生命周期，该 EPC 代码成为药品的唯一标识，以此 EPC 为索引能实时的在 EPC 网络上查询和更新药品的相关信息，也能以它为线索，在各个流通环节对药品进行定位追踪。当阅读器扫描标签时，就会将标签所含 EPC 数据传往与其相连的 Savant，Savant 则以该 EPC 数据为键值，在本地 ONS 服务器获取包含该药品信息的 PML 服务器的网络地址，然后 Savant 根据该地址查询 PML 服务器，获得药品的特定信息，进行必要的处理后，触发后端企业应用做更深层次的计算，同时，本地 PML 服务器和源 PML 服务器对本次阅读器读取进行记录和修改相应数据。如果本地 ONS 不能查阅到 EPC 编码对应的 PML 服务器地址，它会向远程 ONS 发送解析请求，获取包含该药品信息的 PML 服务器的网络地址。

当药品以大包装的形式出厂时（大包装上也贴有 RFID 标签），经过与药厂 A 的阅读器扫描，各药品的信息通过 Savant 注册到 PML 服务器上，PML 服务器由药厂 A 维护并储存这个药厂生产的所有药品的文件信息，同时，ONS 便将该药品的 EPC 号码与存有大量关于药品信息的服务器地址相匹配。

当药品以货箱、药箱的形式被车辆运出时，每个包装上的标签将出库的信息通过阅读器传给 Savant，并记录到 PML 服务器上，并且在药品经过物流配送中心、分销商直至到达医院和零售药店的仓库的整个过程中，相关 EPC 网络的节点一直在通过自己的阅读器识别，确认药品货物的相关信息，通过 Savant 与 ONS 和 PML 服务器连接并不断更新其上的信息。在供应链的每个环节上，只要通过阅读器就可检验货物，而无须开包验收。这样，就能保证货物很方便的进行出入库、盘点操作，有效地控制库存，减低作业成本，提高物流作业效率。

当药品从医院或药店卖出时，其内的阅读器会通过药品包装上的 EPC 辨认出药品的信息，然后，更新本店的库存信息并通过 Savant 和 ONS 对 PML 服务器上的信息更新。直到消费者消费完毕，原本装纳药品的药瓶进入回收领域时，回收中心的阅读器仍可读出包装上的药厂名称、药厂厂址等有用信息，通过 EPC 网络反映到医药企业 A 的本地 PML 服务器中，然后药厂会注销已经消费掉的药品的信息，并通过回收中心提供的信息进行包装物的回收。

至此，药品的完整的 EPC 生命周期完成。在整个过程中，随时可以读出药品的信息，进行实时的追踪药品，以便公司能够有效地管理和作出决策。

二、模型的功能

（1）召回管理

由于受到经济、社会发展水平的制约，我国药品不良反应报告的现状同先进国家相比还有较大差距，对药品的召回也尚属空白。2004 年，龙胆泻肝丸因含关木通成分被证实伤肾，国家食品药品监督管理局下文禁止关木通入药。然而真正退回的产品只占售出量的两成不到，绝大多数经销商并未退回，尤其是在一些偏远地区，几乎听不到什么反馈。就在最近，国家食品药品监管局发现齐齐哈尔第二制药有限公司生产的"亮菌甲素注射液"会造成人肾功能衰竭，并马上查封该厂，但是对于该药品的销售去向却难以追查。2005 年 4 月，国家食品药品监督管理局药监司宣布，我国的药品召回制度已进入调研阶段。北京市药监局则明确表示，从 2006 年起，北京将逐步在一些大型药品生产企业中试推行药品召回制度，这是中国药品业界的首次尝试。

但实际上真正实施起来，就面临很大的困难，首先因为信息不完整，甚至很多医药企业也不知道自己的产品销售到了什么地方，有多少已经销售，同时还要付出高额的召回成本。而物联网的可追踪性，恰好可以实现具体数量和具体货品的召回。可追踪性的程度限制着物流处理的成本以及管理性负担，因此召回行动可以更快地得到解决。审查跟踪手段还能够限制责任牵连并防止未受影响的个人提起诉讼。因此未受影响的产品能够快速地重新分销。

（2）退货管理

对于药品行业，如果记录维持不足并且无法提供反向物流的审查踪迹，就会产生低效率，并且因完好药品无法再次分销而造成损失。医药品退货操作时，能够借助于阅读器非常高效地记录药品信息，并为每次交易附加日期和时间记录。扫描有效日期可以使众企业快速决定药品是否有退货资格，以及退还的药品是否可以被重新分销，或者是否需要丢弃或得到特殊处理。

（3）库存管理

引进 RFID 技术可以促进新的自动化程序出现，使直观性得到改善，并大幅度降低库存水平，同时减少过期产品所造成的损失。根据 Accenture 的研究，通过创建程序来利用 RFID 技术的直观性优势，可以将库存量减少 10%～30%，并由于减少了库存用尽现象而产生相关的利益，使资产利用率改善，营运资本的要求减少。RFID 技术所具有的无人看管的高速读取能力使标签化商品得到记录、跟踪和管理，所需的人工比其他库存控制方法大大降低。商品在移动至叉车、传送机、货栈门以及其他栈口时都使用阅读器来自动跟踪，无须任何操作员介入，因而减少了人工费用。

（4）谱系管理

基于 RFID 技术的电子谱系系统将通过在货盘或货箱上贴加 RFID 标签而得以完成。标签内的芯片将被编入一个序列号，用于识别独一性产品，并且还可能编入一个客户号码或有关医药产品接收组织的其他详情。在货运操作期间，标签将被读取，从而使货运方的库存记录得到更新，并使产品与具体客户的订单形成关联。日期和时间的标记将应用于扫描操作，以生成精确到分钟的监管链记录。医药产品接收组织可以读取射频识别标签，以记录接收操作并更新自身的库存记录。另外，也会附加日期和时间的标记。各组织可以比较商品运出的时间和收到的时间，以查看在此过程中是否有任何不正常的延迟，而可能意味着医药产品在运输途中被调换或篡改。独一性识别和自动数据采集操作的结合，可以产生准确、及时而安全的谱系记录，而不会形成人工负担。而且可以用无纸方式来完成，不需要任何手工数据输入或处理要求。

现在，FDA 是将药品电子谱系采用期限推广到 2010 年的唯一政府实体，该机构有权制定出电子谱系全国范围内适用的标准，有权决定使用哪些技术及采用什么政策强化执行。不过，解决政策性问题，如强制执行和赔偿责任，可能是最大的障碍，并且极有可能是加州发出推迟两年期限的原因之一。还有尚未确定的政策，包括电子谱系落实到位之后，如果发现产品假冒谁将被追究法律责任，以及澄清供应链中如果出现问题应该由当事人中的哪一方负责。法瑞说，不管是加州还是 FDA 的科技标准，目前的挑战是，标准如何强制执行。整个药品供应链，从制造商到零售商，监督和执行标准对 FDA 来说将是一项艰巨的任务。"实行什么样的执行机制，会是一大挑战。"药剂产业可能不仅在 2009 年难以实施此电子谱系，而且对尚未确定的技术执行和责任担保政策反应迟钝。"我认为政策解决中的困难不是技术而是难题，政策问题会缓下来。那些被要求实施技术的人总是在投资自己不清楚规则的系统时显得犹豫不决。他们会想，如果我应用此项技术，今后将会承担什么样的责任？"不过，法瑞相信，FDA 仍然能解决截止日期的政策问题，"这需要各方寻求共赢的解决方案。"

FDA 已在国会中指明，RFID 是药品业中最有前途的技术，但国会也提议考虑使用全息图和电子影印文本——美国货币上常见，以及条码。另外，该联邦机构也在验证序列号使用 RFID 或条码技术的独特数字标识符的标准化。

电子谱系要求每个被追踪的物品都使用独特的系列号，但目前对使用的系列号并没有制定具体的标准。"我认为系列化是最大的问题。"Venable 律师事务所的法律顾问罗纳德·E. 奎克说道。奎克指出，除非 FDA 确定了系列化的标准，否则加州在拖延任何针对电子谱系的具体规章时都必须要更加审慎。一些制药公司，包括卡地纳保健和普渡制药，已经在他们的供应链中实施了采用 RFID 的电子跟踪系统。普渡 2002 年就开始调查电子跟踪，2005 年开始试行 RFID 系统。目前，普渡在每一瓶奥施康定上都贴了 EPC Gen 2 的 RFID 标签。"我们第一次应用此系统时，并没有对期限的相关立法。"该公司的副总裁和首席安全官阿伦·格雷厄姆说。普渡目前正设法确保他们的安全供应链，并在采用 RFID 技术之前讨论了二维条码。谈到条码，格雷厄姆指出："你需要不断扫描——在你移动数以千计的物品时，显然效率不会很高。"格雷厄姆说，较早使用 RFID 技术给普渡带来了其他行业所没有的优势。"人们正密切关注公众健康，但它并不容易解决——我们在开始时就面临很多难题。"他认为业内早已经满足了 2009 年最后期限的要求，再延长时间，制药公司以及 RFID 厂商都会赶上来。"我想，如果每一个药品制造商到 2009 年时被追究责任，将会出现标签供给的难题。新的最后期限是现实和可行的。"

（5）样品管理

样品通常都在医生诊所被配送，一般大家认为它们不可能成为药品管理错误的来源。然而，如果样品采用 RFID 技术，则样品配送、库存管理和报告操作可能会更有效地进行。许多企业可以通过在样品配送流程中结合射频识别读取技术，来改善数据质量，缩小他们违反 PDMA 规定的风险，并减少数据输入管理的要求。销售代表可以携带配置有扫描设备的 PDA 或手机，来自动记录所有样品的接收和送出。PDA 还可以用于记录接收样品的医生签名。扫描过程将节省大量的数据输入时间，采集的信息也可满足 PDMA 的规范要求。

第五节 医药产品 RFID 技术的实现

一、医药产品信息采集系统

在 RFID 信息采集系统中，可重构是非常重要的。第一，世界上存在着多种标准，目前光 EPC 标准就有 Class0、Class1、Class1 G2 三种，此外还有其他组织的标准，各厂商的读写器接口也各不相同，在将来，还会出现新标准和新的读写器接口，系统要能方便地对此进行扩展；第二，由于 RFID 用户多种多样，不同用户会提出不同的数据处理需求，即使相同用户，需求也会不断变化，要能及时满足这些重构需求；第三，RFID 应用广泛，在许多情况下，系统启动后将不能停止，一旦停止将会造成不必要的损失，这就要求系统重构要以动态的方式进行。

整个系统利用了 COBRA 标准的 ORB 软件总线，各系统部件建立在软件总线之上。系统部件分为核心部件和定制部件。核心部件在软件总线之上保持不变，包括消息转发部件、注册与注销器、软件总线管理器、总控制器、安全管理部件。定制部件可方便地加入总线或从总线移除，包括各种 Reader 适配器、过滤与转换器、数据库代理、对外接口。图形化人机交互界面为管理人员提供方便快捷的控制系统的方法。

以下详细介绍各组成部件的功能：Reader 适配器负责与具体的 RFID Reader 交互。Reader 适配器功能包括通信与管理两个方面，在通信上负责与 RFID Reader 进行控制命令和数据信息的解析转换；在管理上负责对 RFID Reader 进行配置。过滤与转换器负责将数据进行过滤与转换。将根据系统要求去除无用的数据，获得特定格式的数据。过滤与转换器处理过的数据可以再交给另一个或几个过滤与转换器（通过软件总线转发），从而实现连接在软件总线上的过滤与转换器逻辑上的串联、并联与混联使用。数据库代理负责与具体数据库系统的交互。对外接口负责给外部系统提供服务接口。注册与注销器是定制部件的注册与注销机构。每一个定制部件加入系统后必须向注册与注销器注册，注册通过后才能正式使用。当定制部件需要从系统正常移除时，需要注销，注销成功时才能从系统移除。消息转发部件负责对总线上定制部件的消息转发。在本系统中，消息源部件并不知道消息目的部件。消息转发部件通过查看系统配置表得到消息的目的地。在得到目的地后，消息转发部件将查看消息格式表，对消息进行格式转换和检查。然后调用转发功能将消息发送。软件总线管理器负责对软件总线进行监控与管理。总控制器是系统的总控制中心，使系统有条不紊地完成各项工作。总控制器提供有接口供用户交互使用，安全管理部件对系统的各种安全考虑提供支持。

可重构 RFID 信息采集系统中，部件在其生命周期要经历三个阶段：注册阶段、工作阶段和注销阶段。部件加入系统后进入注册阶段，向注册与注销器申请进行注册，注册与注销器处理后将提请总控制器进行注册检查，总控制器检查系统配置文件，确认是否发生冲突，如果不发生冲突，将在系统配置表和消息格式表中进行登记，如会导致冲突将返回出错信息。

部件注册成功后将进入工作状态。部件间的通信必须要通过消息转发部件来进行。部件本身只负责将消息发出，并不知道发出的消息将到达何处，其目的地是由消息转发部件通过系统配置表来决定的。从通信方法上说，分为同步与异步模式。同步模式是指部件发出消息后必须等待消息处理结果后才能进一步的操作。而异步模式不用等待直接可进行其他操作。考虑到 RFID 信息采集系统中数据量大，时间要求严，本系统大部分部件使用了异步模式。同步模式只在对上下文敏感的部件中使用。从触发方式上说，分为自动和被动模式。自动模式下，部件自主运行，通过消息转发部件转发给其他部件。

典型的如 Reader 适配器（部件 1）工作在自动模式，不断采集 RFID 信息交给软件总线。而在被动模式下，部件并不主动运行，而是由总控制器根据用户任务来驱动部件运行。典型的如 Reader 适配器（部件 1）工作在被动模式，总控制器通过消息转发部件向 Reader 适配器发出信息采集命令，Reader 适配器控制 RFID 设备进行数据采集，采集完后交给软件总线，由软件总线转发给后续部件。两种模式在实际运用中都是必要的，甚至有可能并存。这取决于用户的数据采集需求。

对于医药物联网而言，医药产品的 EPC 中包含的信息，是贯穿医药物联网运作的"线索"，医药产品 EPC 中应该包含哪些信息是构建医药物联网首先需要解决的问题。医药产品信息可分为固定信息和可变信息两类。固定信息大部分是与医药产品交易项目相关联的信息。相同的医药产品交易项目描述相同的信息，包括确定该药品产品交易项目的基本特征信息（如医药产品的名称、剂型、规格、包装规格等）和相关的管理信息（如医药产品的制造商名称、价格、医药产品管理分类等）。可变信息，是医药产品交易项目随具体单元不同而变化的信息，如医药产品的有效期、批号、包装数量等。可变信息只与医药产品项目的具体单元有关。

药品信息采集子系统主要由 EPC 射频识别系统和 Savant 系统组成。其中，EPC 射频识别系统负责收集 EPC 编码数据，并将数据传给 Savant 系统。Savant 系统是利用分布式的结构，层次化地进行组织、管理数据流。Savant 终端软件需要安装在医药生产企业、医药批发企业、医药零售企业、医院等各个物流节点，甚至运输设备、装卸搬运设备上。每一层次上的 Savant 系统将收集、存储和处理由 EPC 射频识别系统识别的信息，并与其他层次的 Savant 系统进行交流。每当识读器扫描到一个 EPC 标签所承载的单位药品信息时，收集到的数据将传递到整个 Savant 系统。医药信息采集子系统在各个环节收集的动态药品信息，为药品物流跟踪系统提供数据来源，从而实现了物流作业的无纸化。

二、医药产品跟踪系统

RFID 系统提供的自动识别技术支持，使得物品实时信息跟踪成为可能。但是，物流领域物品实时信息跟踪还有其行业的特点和需求，因此，还必须结合其他先进的信息技术共同实现高效的信息跟踪，为运营决策提供有力的支持。

运输途中物品的信息跟踪必须考虑以下几个要素：

（1）数据的时效性：物流信息系统必须根据当前的物品数据作出正确的决策。因此，采集的数据信息必须详细地标注出产生的时间。

（2）数据的地理性：运输途中当前的地理位置也是决策的一个重要因素。并且，不同的时间点上物品的位置可能发生很大的变化。因此，数据信息也必须标注出其生成的地理位置信息。

（3）数据传输的带宽约束：复杂的地理环境不能提供高带宽、稳定的数据传输服务。因此，回传的数据必须经过最大可能的预处理来减少数据的传输量。

另外，考虑自然环境等因素的影响，以及物品的自身特性，系统还必须支持 RFID 数据的主动上传（报警功能）。

本文提出的系统主要包括三个部分：移动前端系统（RFID 数据采集与通信，运行在智能手机操作系统之上），后端服务器以及信息服务器。整个系统运行在移动 Agent 平台之上，能够实现众多的优点，例如，减少后端服务器的计算负荷，降低移动前端与后端服务器窄带通信的数据流量，灵活定制 RFID 原始数据的处理逻辑等。

运输途中，嵌入在智能手机（如 PDA 手机）内的 RFID 读写器读取贴附在货物上的 RFID 标签，采集实时的货物数据。随后，运行在智能手机上的 Agent 对采集的数据初步加工，将企业所关注的数据和信息通过移动通信网络传给企业后台服务器。管理人员通过监控中心界面与后端服务器交互，实时观测货物状态，并能够通过监控中心下发控制指令。控制指令通过应用服务器传递到智能手机相应的处理 Agent。当相应的处理 A-gent 接收到监控中心传来的控制命令后，启动处理程序，将命令翻译为 RFID 读写命令。嵌入的 RFID 读写器将命令发往对应的 RFID 标签，并由相关的处理系统控制或者更新货物状态。整个系统具有良好的开放特性。一方面，采集回来的实时货物信息被发布在企业的信息服务器上，以供供应链上下游企业查询。另一方面，有关移动 Agent 的技术规范也同时在信息服务器中发布。供应链上下游企业因此可以根据该技术规范，设计并发送移动 Agent 到本系统的后台服务器采集并加工数据信息，甚至是移动到智能手机前端定制自己感兴趣的货物信息。

在每次货物运输周期（从装车发货到收货）中，系统的运行可以分为两个阶段：初始化阶段和实际运行阶段。系统运行的第 1 阶段为系统初始化阶段。该阶段运输活动尚未开始，系统中企业的后台服务器将实现 RFID 数据处理逻辑的移动 Agent 发送到移动前端。同时，本次运输路线图也被下载到移动前端。移动 Agent 在移动前端被激活后，立即采集货物的初始信息并回传给后台服务器，发布在信息服务器上。此时，移动前端与后端服务器数据交换采用宽带方式，如蓝牙、红外线等。

系统运行的第 2 阶段是指系统运行在货物运输过程中。与第 1 阶段最根本的区别在于运输途中信息交互通道的变化。受到地理位置、网络基础设施因素的影响，第 1 阶段所采用的宽带网络不再有效，系统必须利用不稳定的窄带数据通路完成信息交互。因此，系统的设计与实现必须围绕着如何更经济地实现信息共享这个中心来展开。正是为了解决这个实际问题，本系统提出了自己的解决方案：应用移动 Agent 技术，将部分数据处理工作部署在离数据源最近的地方完成（移动前端），降低了数据的传输量；在移动前端存储产品状态信息，只向后端服务器回传发生变化的货物状态信息；采用具有更大网络覆盖率的移动通信网络下成熟、低廉的短消息系统实现运输途中数据的传输。

医药物流跟踪系统以 Savant 系统作支撑，主要包括对象名解析服务和实体标记语言。医药物流跟踪子系统的跟踪过程包括医药生产物流跟踪、医药销售物流跟踪及医药回收物流跟踪。

（1）医药生产物流跟踪。医药生产企业在生产某种药品的同时，会设计包含对应 EPC 代码的射频识别标签。在药品正式入库前，质检部门会对每批产品进行质量检查。在入库和储存过程中发生装卸搬运操作、货位仓位变化等情况时，Savant 系统会将货物实际变化情况与对应 PML 文件信息相匹配。当药品以大包装的形式出库时，射频识读器将它收集到的该种药品的 EPC 传递给本地服务器中的 Savant 软件。随后 Savant 进入工作状态，将射频识读器识别到的药品信息记录到本地 EPC 信息服务器，EPC 信息服务器将收集到的信息与研发、设计、生产阶段存储在数据库里具有相同序列号的药品信息相匹配，随后按照 PML 规格重新写入交易、出库记录，形成新的 PML 文件并存入 PML 服务器。在将药品交易、出库信息记录到本地 PML 服务器的同时，将该药品 EPC 编码和 PML 服务器 IP 一起注册到对象名解析服务器（ONS 服务器），使其在 ONS 基础构架中产生对应关系。通过 Internet 保障全国甚至世界各地的 Savant 系统可以随时发出询问，并读取该药品的相关信息。

（2）医药销售物流跟踪。当这批药品运送到医药批发企业时，射频识读器会根据到货检验、装卸搬运、入库等物流作业快速读取 EPC 标签中的代码，并将数据传递给本地 Savant 系统。本地 Savant 系统将识读到的药品 EPC 编码传送给本地对象名解析服务器。本地对象名解析服务器将该药品 EPC 编码转换成 EPC 域名，并把 EPC 域名传递给 ONS 基础构架，请求与 EPC 域名相匹配的 PML 服务器 IP。ONS 基础构架中的 Savant 系统负责将这一请求与医药生产企业的 PML 服务器相匹配，并连接通信。本地服务器通过 Internet 与远程 PML 服务器通信，请求服务器中药品相关信息。医药生产企业的 PML 服务器返回药品的质量管理文件及相关交易记录、物流记录。本地服务器将远程 PML 服务器返回的药品信息（药品品名、剂型、规格、批准文号、有效期）与入库质检识读器收集到的生产厂商、购进数量、购货日期等项内容，生成验收记录，存入后台的 PML 服务器。同时本地 Savant 系统将记录医药生产企业 PML 服务器的 IP 地址。在药品经过各级批发到达销售终端——医药零售企业和医院时，伴随入库、存储、出库产生的医药物联网工作流程是相类似的。在医药销售的整个过程中，医药物联网的每个节点一直在通过自己的识读器识别、确认药品货物的相关信息，并通过 Savant 系统与 PML 服务器和对象名解析服务器（ONS 服务器）建立连接，不断生成每个环节的药品跟踪 PML 文件。在医药销售物流流程的每个环节上，只要通过射频识读器就可检验货物，而不需要开包验收，这样，就能提高物流作业效率，还能够保证各环节准时地了解到药品仓位的详细情况。

（3）医药回收物流跟踪。医院和医药零售企业面对的是最终消费者——病人。当零售药店里的消费者或售货员取走货架上的药品并最终付款时，货架上的射频识读器会通过药品包装上的 EPC，辨认出药品的信息。然后，通过零售药店的 Savant 系统更新本地的库存信息并在医药物联网中的 EPC 信息服务器（EPC-IS）和对象名解析服务器（ONS）更新信息，如将信息数据库中对应的产品信息加入"处于消费阶段"一项。直到消费者消费完毕，原本装纳药品的医药包装容器进入回收领域时，回收中心的识读器和 Savant 系统再次认出包装上的医药生产企业名称、地址等有用信息，通过 EPC 网络反映到医药生产企业的本地 EPC 信息服务器（Local EPC-IS）中，然后医药生产企业会注销已经消费掉的药品的信息，并通过回收中心提供的信息进行医药包装容器的回收。医院消费环节和零售药店的情况相类似，不过对于住院的病人而言，消费周期可能更短，医药包装容器可以更快地进入回收环节。

三、医药产品信息传输系统

为防止信息被非法入侵者窃取或更改，实现网络整体监控与信息加密相结合双重安全保障，应用访问控制策略和信息加密技术设计一种机密信息传递系统。该系统硬件采用防火墙的 IP（Internet Protocol）地址与 MAC（Media Access Control）地址绑定和基于交换机的 MAC 地址与端口绑定的二级管理方法建立网络监控系统；文件加/解密（软件）系统采用对称性的 DES（Data Encryption Standard）算法设计机密信息传输软件，并给出几种硬件实施方式、DES 加/解密算法原理和运行程序，为企业系统实施提供了方便，减少了开发周期。DES 加/解密过程操作简单，从而提高了机密信息在系统中加/解密速度和系统的性价比。该系统已在多个企业局域网中得到应用，且运行效果良好，在信息传递安全性方面满足用户要求。

机密信息传递系统包括两部分：安全传输系统（硬件）和文件加/解密（软件）系统。为了区分各类不同用户，防止因终端用户私改 IP（Internet Protocol）地址而造成的网络冲突，传输系统采用基于防火墙的 IP 地址与 MAC（Media Access Control）地址绑定＋基于交换机的 MAC 地址与端口绑定的二级管理方法，解决了入网访问控制、网络的权限控制、网络监测和锁定控制问题。

IP 地址的修改非常容易，而 MAC 地址存储在网卡的 EEPROM（Electrically Erasable Programmable Read-Only Memory）中，且网卡的 MAC 地址是唯一确定的。因此，为了防止内部人员进行非法 IP 盗用（例如，盗用权限更高人员的 IP 地址，以获得权限外的信息），可将内部网络的 IP 地址与 MAC 地址绑定，盗用者即使修改了 IP 地址，也将因 MAC 地址不匹配而盗用失败，同时可根据网卡 MAC 地址的唯一确定性，查出使用该 MAC 地址的网卡，进而查出窃密者，具体方法如下：

（1）设置整个局域网终端用户计算机的命名，指定 IP 地址。根据用户的类别统一命名计算机，并给定 IP 地址。同时，统一规划分配 IP 地址给每台终端机器，并建立 IP 地址分配登记表。

（2）统计每个终端机器网卡的 MAC 地址，建立 IP 地址与 MAC 地址对应表。首先，要求各网络用户在 MS-DOS 方式下键入命令 Winipcfg，获得各终端的 IP 地址和 MAC 地址（Windows 98 以上系统），再将本机 MAC 地址抄录，上报管理部门，进行登记汇总；然后网络管理员利用 Nbtstat 命令远程获得指定终端的 MAC 地址，在 MS-DOS 方式下键入命令 Nbtstat-a 远程计算机名，获得指定终端的 IP 地址和 MAC 地址，以保证 IP 地址和 MAC 地址准确，网络系统运行安全。

（3）将 IP 地址与 MAC 地址绑定。使用指令：ARP-s IP 地址和 MAC 地址，将静态 IP 地址与网卡地址对应的计算机绑定，即使用户的 IP 地址被盗用，盗用者也无法上网。

为防止终端用户通过修改注册表、下载专用小工具等方法，使本机的 MAC 地址和 IP 地址与主服务器一致，将交换机的 MAC 地址与端口绑定。即使本机网卡的 MAC 地址被擅自改动，该机器的网络访问也将因其 MAC 地址被交换机认定为非法而无法实现。

信息加/解密系统是为保护网内的数据、文件、口令和控制信息不被窃取或篡改，进而保护网上传输数据而设计的。现代密码学的特征是算法可以公开。保密的关键是如何保护自己的密钥，而破密的关键则是如何能得到破解密钥，因此系统为源端用户到目的端用户的数据提供保护机密的方法。在通信网络的两端，双方约定一致的密钥（keyword），在通信的源点用密钥对核心数据进行 DES（Data Encryption Standard）加密，然后以密码形式在公共通信网（如电话网）中传输到通信网络的终点，数据到达目的地后，用同样的密钥对密码数据进行解密，便再现了明码形式的核心数据。这样，便保证了核心数据在通信网中传输的安全性和可靠性。通过定期在通信网络的源端和目的端同时改用新的密钥（keyword），进一步提高数据的保密性，指定一个密钥加密明文，不同的密钥产生不同的密文。系统采用具有高复杂性的对称 DES 算法，DES 算法的密码函数 F 的非线性性质非常好，起到的"扰乱"效果非常显著，且还遵循了严格雪崩准则和比特独立准则，使破译的开销远超过可获得的利益。

医药物流信息传输子系统的功能是将医药信息采集子系统收集的数据通过无线或有线的通信方式传到 Savant 系统。目前常用的无线通信方式有 GSM、CDMA、GPRS、CDPD（蜂窝数字分组数据通信规程）以及 Blue Tooth（蓝牙技术）等，有线通信方式有 DDN（数字数据网络技术）、PSTN（电话网络）、ISDN（综合数字业务网络技术）、LAN（局域网）及宽带网等。

四、医药产品信息发布系统

利用 Internet 是未来产品信息发布的发展方向。同时，人们对 Internet 上的信息进行深层次处理的要求迅速提高，对信息进行基于语义的检索、信息的自动交换与处理、产品图像的直观表现等应用不断提高。

产品信息发布系统是指在 Internet 上进行产品信息发布的信息系统，其特征是利用 Internet 的技术传输和处理产品信息。随着 Internet 上信息量的急剧膨胀，用户对信息进行互动的、更深层次处理的要求也迅速提高，以简单的静态页面展示产品信息的形式已经不能满足这个要求。而动态网页技术、网络数据库技术和 Web3D 技术的迅速发展和应用的深入，一种以动态数据更新、三维互动操作为主要特征展示企业产品信息的新方式正逐步兴起。

信息发布系统用于对 GIS 数据和待发布医药信息数据进行综合管理，信息类型包括文字、图像等，基于 GIS 的信息发布系统的功能主要面向三个层次的用户：

(1) 匿名浏览用户：是系统所发布信息的浏览者（包括只具有浏览权限的注册用户）。匿名用户只能浏览和查询信息发布系统所发布的药品信息，而不能发布自己的电子图像信息。

(2) 系统管理用户：是信息发布系统中内容信息的生产者，他们对内容信息进行编辑、审批、发布、撤销等操作，并且根据各自的角色分工协同工作提供后台信息发布管理系统的功能，对信息进行发布、管理和维护。

(3) 系统管理员：是整个系统的管理者，他们具有添加和删除系统管理用户、分配或撤销系统管理用户权限、设置地图信息的发布流程、添加或修改内容模板等基本管理功能；同时具有系统数据的安全、数据备份和恢复、故障处理等数据库管理员的职责，提供系统管理级别的功能。

图 2-3 所示的是整个系统的层次关系。

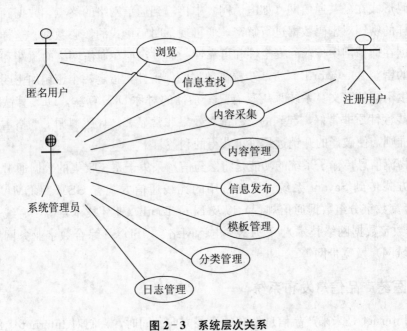

图 2-3　系统层次关系

信息发布系统的设计有以下特点：

（1）数据源位置的透明性

数据源的位置具有透明性，即数据服务器的物理位置对其上层应用提供位置透明性，使应用逻辑层只需知道数据服务对外发布的 URL 地址即可，无须知道数据源的具体位置，从而以较低的耦合度解决了信息发布的异构数据库访问问题。

（2）基于 SCA 和 Web 服务的系统集成架构

利用 SCA 和 Web Service 相结合的系统集成方案将各个模块已发布的 Web Service 或者外部系统的 Web Service 进行服务集成，来完成相应的业务逻辑功能，从而降低各个模块之间的系统耦合性，满足异构系统之间的集成要求。这种基于 SCA 和 Web Service 的体系结构允许更大的弹性，包括集成不同的协议、应用程序接口、应用程序、操作系统和硬件，能够提供多级的抽象能力、可扩充性和安全性。

（3）基于 B/S 的三层架构

三层架构分工明确，依赖性向下走，数据向上走。用户端只能通过逻辑层来访问数据层，减少了入口点，把很多危险的系统功能都屏蔽了。各层可以同时开发，并且可以由不同的程序员使用不同的语言来开发。因为各个层次的开发不会影响其他层次，所以这种模型对于进一步开发软件是很方便的。

信息发布模块是电子医药信息发布的窗口，管理员从这里向外界发布电子医药信息，即时的发布各种类型的医药信息，实现与外界交流的目的。信息发布模块是整个信息发布系统中最复杂的模块，主要的功能是动态发布信息，并提供友好的提示。发布的信息可以存储在本地数据库中，也可以存储在 Web 服务上的其他一个数据源中，因此，信息发布涉及数据库的操作。

信息发布模块是整个信息发布系统的核心模块，经常和周围的模块信息数据通信，包括接收信息采集模块的数据，利用模板管理模块的模板和数据库数据进行结合发布成漂亮的静态页面，为全文检索模块提供代查询的数据。信息发布模块在本系统中主要包括两个功能：信息审核和信息发布，在信息发布模块中，我们将信息发布功能封装成 Web Service 的形式，使其他系统也可以通过 Web Service 接口发布信息。

在本信息发布系统中，信息采集人员新增并将要发布的信息，在发布之前处于"草稿"状态，信息保存在草稿数据库表中，信息采集人员还可以对这些信息进行修改，当定稿以后，将信息保存在待审核数据库表中，信息的状态变为"待审核"状态，只有具有审核权限的人员能够浏览；如果信息没有通过审核则将信息状态变为草稿状态，让信息采集人员重新编辑。审核通过以后，信息状态变为"待发布"状态，等待信息发布人员将信息发布到指定位置，整个信息发布流程完成。

整个信息发布流程涉及的角色：

（1）信息采集人员，是信息的采集和编辑人员，负责将需要发布的信息采集到信息发布系统。

（2）信息审核人员，是信息的检查、审核人员，发布之前对重要或敏感信息进行合理性、正确性、真实性、合法性等有效检查。

（3）信息发布者，负责将信息和指定模板相结合，将信息发布到指定的位置。

医药物流信息发布子系统提供的服务主要包括以下三方面：

（1）为每一医药单品提供身份认证，无论是医药批发企业、医药零售企业、医院还是消费者，都可以从医药物流信息发布子系统查明他们购入药品的真伪，防止假药劣药进入流通环节。

（2）医药生产企业可以通过查询医药物流信息发布子系统跟踪药品的物流全过程、药品的交易信息，防止串货。

（3）医药零售企业、医院可以查询他们委托销毁的过期药品、医药包装容器是否已被处理，防止过期药品、医药包装容器流入非正当渠道。

五、RFID 应用于医药产品的畅想

在诊疗的过程中，患者常常忘记服药或者当认为自己的病情已经好转（实际并非如此）时，就自行中断了药物治疗。更为危险的情况是，患者服错了药或者将多种药品混淆了。为了解决这个问题，西班牙研究人员给出了一个基于 RFID 的药物治疗全程监控的系统。在标签的帮助下，医生可以实时帮助病人正确服用药物。目前关于药物的 RFID 应用大都是把标签放置在药物包装中，而不是放在病人服用的药片或者药剂里。因此，在很多情况下，如果药物被移出包装，这样的标识方法就必然无法奏效了。这种问题的解决方法在于把 RFID 标签附于药片上。因此，RFID 标签必须是无害的。Eastman KodakT 公司已经申请了"监控服药状况系统"的新产品研发项目。这个系统由三个部分组成：易损标签、读写器和软件系统。易损标签只在某些特定环境中会损坏。例如，在胃酸中或者天线在某些机械外力存在的情况下会损坏而失效。读写器主要分为以下两种：①独立式的读写器，这种读写器独立于其他系统，可以被配置在病人的身上，例如有耳环形、腕带形，实时监控病人服药状况。②集成式读写器，通常包括一个标签分配器，一个用于储存信息的计算机（PDA）和一些测量不同身体状况的传感器。监护者或者病人自己可以随时读取已经记录下的信息。家庭用的系统通常比这个要简单，一个简单放置在轮椅上的小型读写装置，一台笔记本电脑或者一个 PDA 就可以提醒病人何时需要服药。这对于居住在偏远地区的人或者行动不便的老人尤为重要，依靠这些设备，病人就可以随时和远方的医生取得联系，随时关注自己的治疗进度和用药情况。

系统的主要功能有以下几种：①提示用药的正确性，即依靠病人输入的服药规程来检查是否正确服药。②检查服药时间。由于系统中集成了计时器，所以可以检查是否在正确的时间服药。③多种药物同时存在时的监测，即病人同时服用多种药物时，系统可以得出这几种药物会不会互相干扰的结论。④药品分发器可以提示病人分配多种药物。虽然已有技术组成了这样一个非常实用的系统，但是隐私权的保护成为一个严重的问题。如果不同的读写装置都可以读取标签信息，则病人的隐私就将泄露出去。因此，未来大范围应用这个系统时，安全模块的植入将成为大势所趋。由此可见，RFID 在医药卫生管理中的应用可谓无处不在。在另一项最新的应用中，RFID 被用于监测手术遗留

异物，并且该项目已经通过了美国 FDA 认证。据称，美国每年发生的手术后病人体内遗留医疗异物事件是 3000～5000 次。这种装置名为 Smart Sponge System，即智能海绵系统，据称，它是全球首个能够对手术中使用的海绵或纱布进行探测和计数的 RFID 系统。Clear Count 公司的 RFID 标签是被动式的，即本身不带供电装置，当接收到扫描器的射频信号后自动获能，有效范围在几英寸到几英尺不等。不过，使用这一系统的一个前提条件是，纱布或海绵上需要有永久性的被动式 RFID 标签，该公司研制的这种标签比 1 角硬币小。

Clear Count 公司智能海绵的另外一个特点是使用者可同时对不同种类或型号的海绵分别进行计数和区分。由于能在不见面的情况下工作，因此不需要将每块海绵分隔开来，也不需要将这些被寻踪的海绵放在特定的位置，RFID 系统就能完成对手术中使用的海绵的计数工作，这极大地减轻了手术室护士的清点工作。很显然，智能海绵系统有助于减少医院和手术医生所担负的责任，使手术室变得更加安全。

这种系统在急诊手术环境下将更有用武之地。据美国马萨诸塞州一项调查显示，每 1 万次手术治疗，就有一次医疗异物遗留在病人体内的事件发生。因此而导致病人死亡的医疗事故也时有发生。而海绵是最常见的这类医疗异物，大约占到 2/3。该公司称，当年年底，将出台能把这种 RFID 系统融入到手术室工作流程中的市场解决方案。

六、RFID 应用于医药产品的优势

RFID 应用于医药产品的优势主要体现在以下几方面。

1. 减少假药、药品流失和串货

世界卫生组织估计全球 5%～8% 的药物为假药，其中有些国家假药占所有药品市场的 25%～40%。同样，药品流失和串货也是令制药公司非常头痛的问题，IMS 估计欧洲 8% 的药品销售来自串货或重新进口的渠道。制药公司每年由于假药、药品流失和串货的直接损失为 43.1 亿美元，为维护假药和串货对品牌形象造成的不良影响的花费高达 63.2 亿美元。通过使用 RFID 标签，制药公司可以在制造过程中对供应链上的所有原材料进行准确的验证、监控及追踪，这样就可以建立起一个安全可靠的供应链。药品上附有的唯一 EPC 编码的标签可以保证在分销过程中的任何一个环节对其进行监控。RFID 将在遏制假冒、伪劣药品的泛滥，防止药品流失和打击串货方面发挥关键的作用。

2. 提高药品召回效率

在过去 10 年中，美国每年都有超过 300 多种药物被厂家召回。这些药品召回造成产品销售额下降，公司还要花费大量人力物力对产品进行召回。更重要的是产品召回将对公司品牌和股票价值造成极大的影响。RFID 标签使得药品召回能够有目标和高效地进行，从而节省人力物力。据估计，RFID 在一次药品召回中能为制药公司节省 1600 万美元的管理费用和减少 1000 万～2000 万美元的品牌损失费用。

3. 提高试用药品管理效率

试用药品是制药公司建立品牌知名度及医生和病人忠诚度的重要方式。但是由于在

样品分配过程中信息不透明（包括样品是否被正确使用、是否及时到达病人和这些样品如何增加处方量），制造商在管理和分配样品到医生诊室和病人的时候面临很大困难。RFID阅读器会定期把样品橱柜的样品量反馈到制药公司的信息中心，这样厂家就会实时地监控每种样品的用药量及用药频率。这些信息会极大地提高样品管理的效率。首先，销售代表能通过RFID阅读器及时地获取药品过期和停产的关键信息以便样品能够及时地送到正确的地点。其次，附有RFID标签的样品能提供样品流通速率和用量的关键信息给销售代表和制造厂商；厂商基于这些信息和其他信息如药品的处方统计信息来估计产品的回报率和建立相关的市场营销策略。最后，由于制造厂商更加正确的运营和市场策略，病人也会享受更低廉的价格和更多的选择。据估计，在样品药品的管理和分配中采用RFID能为制药厂商产生127.3亿美元的价值。

4. 加快库存周转

在制药行业，产品缺货会造成严重后果，因此厂家会保持很高的库存量。制药行业平均每年的库存量约为1569亿美元。药品零售商每年由于药品过量和过期造成的损失约为20亿美元。RFID在供应链的各个环节提供的透明库存信息使得更有效的货物跟踪和运输成为可能。实时的跟踪和追溯信息有助于解除分配瓶颈、更准确地预测库存需求和降低保险库存的费用。一份Accenture的研究报告显示RFID使得厂家的库存量减少10%～30%，从而节省了劳力成本和提高了经营效率。制药厂家采用RFID导致的库存量的减少所带来的经济效益约为157.8亿美元。近日，韩国政府表示，在2015年之前，国家50%的药物将配备使用RFID技术来改善库存控制并减少错误处方的数量。

5. 缩短临床测试和加快上市进程

一份Capgemini的研究报告显示开发一种新药要12年时间，花费约为8亿美元。临床测试这一个阶段就超过6年，其中32%的时间用于数据质量的确认。由于使用RFID，被测试的药物在供应链的任何点都能被追踪，如果药品运输时间被推迟，警报就会产生，不准确的数据就不会进入系统。另外，品目级的标签能保证正确剂量的药物被正确的病人摄入。Capgemini的报告显示使用RFID能缩短临床测试过程时间的5%。研究表明一种新药如果提早上市，制造厂商每天都会多增加67.5万美元的收入。因此在临床测试中使用RFID将会给厂商带来3.7亿美元的收益。相关的现金流收益约为1.59亿美元。

第三章　物联网技术在患者管理中的应用

很多人都有对挂号头疼的经历，因为医院每天接诊量很大，尤其当有重患者进行医疗救助时，每分每秒都显得尤为重要。以往，所有医院都采用人工登记的方式，不仅速度很慢而且错误率高，尤其对于危重病人有时根本无法登记。据统计，我国医院每年有很多病人在很长时间内都无法确认身份，以致难以和家属联系，因此医院每年都有大量资金无法收回。

目前的 HIS 还存在一些问题，例如当遇到突发事件，面对必须及时施救的病人时，医生和护士必须先寻找该病人病历，查看病人病史以及药物过敏史等重要信息，才会针对情况进行及时施救，然而这些都会耽误抢救病人的最佳时机。在日常的医疗活动中，每时每刻都在应用病人标识，包括使用记载了病人情况的床头标识卡、让病人穿上住院服等。医院工作人员经常用类似"10 号床的病人，吃药了"这样的言语引导病人接受各种治疗。然而，这些方法很有可能造成错误的识别结果，甚至造成医疗事故。

因此需要利用正确有效的病人标识，来降低医疗事故，完善医疗管理。RFID 技术将有助于解决这些问题。每位住院的病人都将佩戴一个采用 RFID 技术的腕带，当中存储了病人的相关信息，包括个人基本资料以及药物过敏史等重要信息，更多更详细的信息可以通过电子标签上的电子编码到对应的数据库中查询。

第一节　物联网技术在一般患者中的应用

医院是患者接受医疗服务的地方，人员来源复杂，流动快，医生每天承担着救死扶伤的任务，工作繁忙而劳累。为了解决这些繁杂的问题，RFID 为医院的高效管理提供了一系列方案。

一、患者登记和信息管理

使用 RFID，就是将患者的姓名、年龄、血型、亲属姓名、紧急联系电话、过敏史、既往病史等详细信息都存储在一张射频 IC 卡中，就诊时只需在医院的读卡器上一刷，病人的信息一目了然，也就不用手工输入个人信息，避免了许多人为的失误。在专科医院中，病人手持一张"医卡通"就可以方便地进行挂号、就医、拿药等一系列操作，因为患者的信息规格大致相同。而在综合性医院中，推广"医卡通"尚有一定难度，因为患者个体间差异较大。

医院目前现有的 HIS 中，已经对每一位挂号病人进行基本信息的录入，但是这个信息并不是时刻伴随着病人的，只有医护人员到办公区域的计算机终端前才能查到病人的准确信息。现在，通过一条简单的 RFID 智能腕带，医护人员就可以随时随地掌握每一位病人的准确信息。如图 3-1 所示为医院 RFID 系统结构。

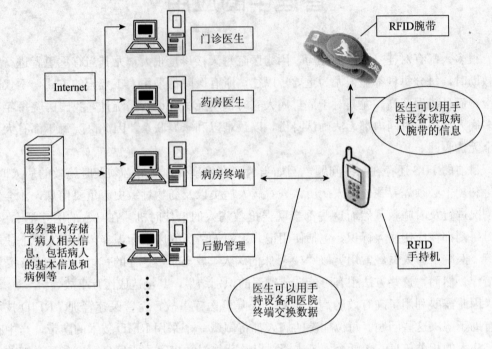

图 3-1 医院 RFID 系统结构

从上图可以看出，医院服务器上存储着病人最终完整的病历，每个病区医生的 RFID 手持机上也可以存储所负责病人的相关病历。通过手持机可以准确读出病人腕带上的相关信息，也可以写入相应信息，并且可以监控一些重要信息，例如：病人是否对某种药物过敏，今天是否已经打过针，今天是否已经吃过药等。这样就可以通过 RFID 技术提高医院管理病人的效率，RFID 腕带完全代替现有病床前的病人信息卡。这种识别病人的方法只需要几秒钟，然后医生和护士就可以进入保密数据库提取病人的详细治疗记录、病人的发病史以及使用过的药品等信息。

RFID 标签可以同时具有账务结算的功能。北京大学深圳医院近日与中国农业银行共同推出了电子就诊卡，患者到医院就诊刷卡不需要挂号、排队缴费，十分便利。使用电子就诊卡看病，首先到门诊大厅用第二代身份证在自动办卡机上扫描，经机器识别身份后，3 秒内办卡机就会自动派出一张电子就诊卡，在卡上存入 500 元以上的备用金后，就可以持卡直接去任何科室就诊。看病时，医生开具电子检查单或电子处方单，并通过网络传输到门诊检验科或药房，患者到检验科或药房只要一刷卡就完成了缴费，可即时检验及取药。如患者需要，就诊结束时可持卡到收费处打印发票和费用清单，或使用触摸显示屏进行电子清单查询。就诊卡同时具有银行支付功能，就诊结束后，这张卡还可以作为借记卡一卡两用。使用电子就诊卡优化流程后，每位患者能缩短各种排队等候的时间平均达到 30 分钟，而医生给每位患者看病的时间能增加 10 分钟以上。

瑞典的 First Choice 和美国的 Wizzard Software、iVoice 公司都在研制更为先进的 RFID 药品包装，这种包装能够提供简单的语音提示，例如"现在不能服用""请回来服用第二粒药"等。使用 RFID 对提高患者服务所带来的效益高达 1651 亿美元。通过减少医疗错误和改善用药规范还能挽救珍贵的生命——这些生命是不能用金钱来衡量的。

二、患者标识、跟踪和监护

针对住院病人，医生和护士每时每刻都在使用病人标识，包括床头病人标识卡、住院服等。医院工作人员常用类似"5 号床的病人，打针了"之类的言语引导病人接受治疗，但这种传统的方式往往容易造成错误的识别结果，甚至医疗事故。

通过使用经过特殊设计的病人标识腕带，将病人的重要资料存储在腕带中，让病人24 小时佩戴该产品，就能够有效地保证随时对病人进行快速准确的识别、定位和监护。同时，腕带的特殊设计能够防止其被摘下或调换，确保标识对象的唯一性和正确性。这对于需要限制其自由的精神病人尤为重要。另外，腕带还可以记录时间，即可以帮助医生决定什么时候需要给患者服药，什么时候需要做检查，等等。

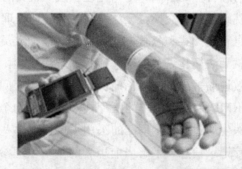

图 3-2　医生用读写器读取病人腕带上的信息

对患者生命状态的监护，通常采用各种各样的医学传感器。RFID 技术可以和医学传感器结合，小型的传感器可以嵌在 RFID 腕带上，这样当医务人员定时读取病人腕带上的信息时，可以同时获得病人生理状态变化的信息。这就节约了很多接受各种繁杂的检查的时间，为及时治疗创造了很好的条件。把 RFID 应用于患者监护的思想无处不在。西班牙研究人员提出了附于牙齿上的 RFID 标签，包含了一个储存患者信息的芯片。随后芯片的信息被无线传输到读写器上，并可以显示在读取设备的显示屏上。

通过 RFID 病人定位跟踪系统，使得通过护士站的电子显示屏或医院的监控电脑或医生的随身 PDA，即可掌握病人的物理位置。从而实现了对手术病人、精神病人和智障患者等的 24 小时实时状态监护，保障住院病人安全。这样也可以限制病人到某些非安全地带，以及避免某些智障患者或老人离开医院而走失。

病人所使用的 RFID 标识，如：RFID 腕带或其他随身的电子标签，应该遵循以下 3 个基本原则：提供确切的病人身份标识，且标识准确而且统一，涵盖医院的各个相关部门；建立病人与医疗档案、各种治疗活动的明确对应关系；使用可靠的标识产品，确保病人标识不会被调换或丢失。如果医院的工作人员也佩戴有采用了 RFID 技术的胸卡，那么医院不仅可以对病人进行管理，还可以在紧急时刻找到最需要的医生。

医院信息管理系统中使用 RFID 技术的优点有：帮助医生或护士对交流困难的病人进行身份的确认；监视、追踪未经许可进入高危区域闲逛的人员；当医疗紧急情况、传染病流行、恐怖威胁和其他情况对医院的正常有效的工作构成威胁时，RFID 系统能够推动限制措施的执行，防止未经许可的医护、工作人员和病人进出医院；腕带允许医院管理人员对部分数据进行加密，那样的话即使腕带丢失，也不会被其他人员破解；可以加快急诊抢救病人的处理速度。

第二节　物联网技术在医院急救患者中的应用

传统的医疗急救方式，存在着不少的弊端和局限性，主要表现在：

（1）现有的医疗卡只用于身份识别，在各大医院间的通用性较差；

（2）医院外急救时对患者一无所知，工作流程和医护人员的劳动强度大；

（3）急救途中与医院缺乏数据交换，无法及时、有效地处理同步更新的数据。

由于传统的医疗信息管理模式和急救方式的制约，医护人员很难在急救过程中迅速取得有价值的信息，也就无法简化繁杂的工作流程、解决化验困难等根本问题，影响了急救过程，因此很难有效地缩短患者的救治时间。为解决以上问题，我们对原有急救模式加以改进：通过应用 RFID 卡保存用户的医疗档案和终生的个人信息，实现对个人健康状况的跟踪记录，让医生通过基于 RFID 的医用手持机对这些医疗数据进行读取，随时掌握和获取患者的医疗记录信息，了解当前患者的基本生理参数、过敏史及既往病史等信息，提高对患者的个人救治速率，实现了在第一时间内对患者进行必要、准确的施救。

医疗机构所采用的传统急救模式为：接受求救电话→120 救护车前往求救地点→救护车将患者带回医院→医生诊断→救治→转院→再救治等。显然，这种按部就班的急救模式效率十分低下，很有可能在救护车前往求救地点或带病人回医院的过程中因发生堵车等事故导致病人不能及时抵达医院，延误抢救时间，使得患者失去最佳抢救时间。

许多医院，每天急诊病人数量很大，尤其是在一些大型的急救中心，每当出了事故，有大批伤员送进医院。为了能对所有病人进行快速身份确认，完成入院登记并进行急救，医务部门迫切需要确定伤者的详细资料，如姓名、年龄、血型、亲属姓名、紧急联系电话、既往病史等。以往的人工登记的方法速度较慢且错误率高，而且对于危重病人根本无法正常登记。据统计，我国医院每年都有相当一部分病人很长时间无法确认其身份，难以和家属联系，因此医院每年都有大量资金无法收回。

在美国 Willford Hall 治疗中心，为了加快急诊抢救病人的处理速度，采用了 RFID 应用系统。过去医院接收一名病人，仅入院登记就需要 15min 左右；而采用 RFID 医疗卡，只需短短的 2min，平时就诊时，将信息印制在医疗卡上，由病人随身携带。当该病人入院诊治时，医院只需用二维条码扫描器扫描医疗卡上的标签信息，所有数据不到 1s 就进入计算机，完成病人的入院登记和病历获取，因此为急救病人节省了许多宝贵的时间。由于 RFID 技术提供了一个可靠、高效、省钱的信息存储和检验方法，因此医院对急诊病人的抢救不会延误，更不会发生因伤员错认而导致的医疗事故。

第三节　物联网技术在新生儿标识管理中的应用

长期以来，在妇产医院，对初生儿和婴幼儿在医院的监管一直存在着很大的漏洞，一段时间以来，通过媒体报道出来的案例无一不呈现出这种严重后果，如初生儿被抱错，十几年甚至几十年后才发现，辛辛苦苦养大的孩子不是自己亲生的。医院内发生的偷婴事件既给婴儿及父母带来无尽的痛苦，也给医院带来了非常大的困扰。如何更有效更可靠地管理，长期以来一直是个难题。

一、引入 RFID 对医院新生儿进行识别的必要性

运用 RFID 病人标识腕带于新生儿病房，是由于新生婴儿往往特征相似、难以区分，而且其本身的理解和表达能力欠缺，如果不加以有效地标识，则往往会造成因错误识别而被调换，从而给事件涉及的各方带来巨大影响。

现在，新生儿病区由于缺乏可靠的婴儿识别产品，因此采用的是一块胶布，胶布上面写着新生儿的病床号，并贴在新生儿的头部和手部，是该新生儿在整个住院期间的重要标识，胶布在洗澡、头皮输液后都需要重新填写和粘贴。另外，新生儿皮肤娇嫩，如果新生儿住院时间较长，皮肤会出现红肿等过敏现象，经常引起新生儿家属的不满，造成不必要的医疗纠纷。为防止皮肤过敏的发生，每天都要换地方重新粘贴，同时，手写资料可能太潦草难以辨认，有时甚至导致无法获得正确的信息，而且重复书写会导致工作负担加重。

基于上述原因，将 RFID 技术引进到医院新生儿管理上来，可以有效地提高新生儿管理的安全性和可靠性。

正常情况下，孩子在监控区域的移动一定会处于监控状态，如随母亲移动或随医护人员移动，如果孩子单独移动（被非授权人员抱走）或母亲在未办理出院手续情况下接近或走出监控区域，系统会立即报警。确保了孩子的安全，同时也确保孩子不会被错抱。腕带上带有人体感应传感器，会在电子腕带离开身体时发出报警信号。供系统识别腕带拆卸是否是授权行为。

二、RFID 在新生儿标识管理中的应用实现方法

在医院及病区建立无线网络，使得 RFID 有源式腕带、医生手提电脑、护士掌上 PDA、护士站、医生工作站在无线网络覆盖下通过医院的 HIMS 联网。RFID 有源式腕带通过电脑控制，在电脑屏幕上，每个病人都有自己的位置显示，一旦发生错误，图形就会不停地闪动并发出报警声提示。

RFID 病人标识腕带是系在病人手腕上，标有病人重要资料的身份标识带，可以通过无线网络传输病人所在位置，同时，护士可以通过掌上 PDA 直接采集病人信息，如医嘱、执行情况、病人生理指标、护理情况（服药、体温测量次数、尿布换理次数、喂奶次数）。连接 IP PHONE 具有呼叫功能，能够有效保证医院工作人员随时对病人进行快速而准确的识别。病人标识腕带还能够防止被调换或随意取下，确保标识对象的唯一性及正确性。此外，病人标识腕带能够防水和酒精擦拭。

三、母婴识别系统

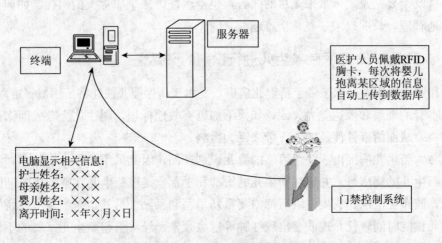

图 3 - 3 RFID 母婴识别系统

如图 3 - 3 所示，在各个监护病房的出入口布置固定式 RFID 读写器，每次有护士和婴儿需要通过时，通过读取护士身上的 RFID 身份识别卡和婴儿身上的 RFID 母婴识别带，身份确认无误后监护病房的门才能被打开。同时，护士的身份信息、婴儿的身份信息及出入时间被记录到数据库中，配合监控录像，保安能随时监视重点区域的情况。这样可以有效地跟踪婴儿，防止婴儿被盗。在母亲领取婴儿时，通过护士携带的手持式 RFID 读写器，分别读取母亲与婴儿所佩戴的射频识别中的信息，确认双方的身份是否匹配，防止出生时长得都差不多的婴儿被抱错。

四、婴儿安全自动防盗系统

近年来，新生婴儿在医院被丢失、盗窃的事件经常发生，传统的婴儿监护管理通常由采用可视识别文字、条码、卡片来识别的人工看护管理方式，该管理方式往往容易因错误识别而导致发生被调换和被盗窃事件，给医院和家属带来巨大损失和影响。在此提出一种全新的基于 RFID 技术的新生儿电子防盗系统应用设计方案，由于 RFID 具有远距离非接触快速、准确的读取特性，非常适合用来对新生儿特征信息进行读取和监控，系统采用了中间件的设计思路，使得系统中的数据处理更加合理科学，系统运行可靠。

例如，可以设置一些流程，如表 3-1 所示。

表 3-1 演示流程

节点名称	对象	负责人	动作	记录信息
产妇入院	产妇	值班护士	发放主标签	产妇信息、病历号、床号和其他需要记录的信息
产妇生产	产妇、新生儿	助产士	发放次标签	主标签上记录生产时间、新生儿性别、生产方式等 次标签上记录出生时间、性别、身长、体重、母亲信息
例行查房	产妇、新生儿	值班医生	写标签	查房时间、检查状况、结论等
出院	产妇、新生儿	保安	监督（取下标签）	出院时间

由于被管理的主体对象为刚出生 1 个月内的新生儿，因此系统的需求如下：

（1）从出生起，就需要为每位新生儿绑定一个可方便识别的唯一的标记，并携带母婴信息；

（2）从出生到出院期间需要在母婴病房、洗澡房、护士站、走廊等场所提供 24 h 无盲区实时的监护管理；

（3）在异常或非法情况发生（婴儿标记破坏、婴儿标记检测不到、婴儿进入非法区域）时，系统能及时报警并采取相应处理，在婴儿被非法抱离母婴或护理楼层时，系统立即报警并采取相应措施；

（4）护士和医生能在终端上实现对婴儿标签的管理，比如入院、出院、母婴匹配、婴儿活动区域设定；

（5）系统能够和医院网络相连，并和医院保卫监控中心等部门联动。

针对以上需求，设计基于 RFID 技术的新生儿电子防盗系统（RFID-Based Neonates Electronic Anti-theft System，RFID-NEATS），开发目标是基于 RFID 远距离快速识别实现对医院病房内婴儿信息的移动式采集及层次化管理，如图 3-4 所示。整个系统包括数据采集、数据传输、数据处理和业务应用四部门。数据采集包括电子标签、阅读器、出口检测器，它们负责婴儿标签数据的实时采集，数据传输负责婴儿标签信息和系统控制信息的传输，可以独立组网也可以利用医院现有网络，其中阅读器到中间件的传输部门可采用 485 或 TCP 传输方式。数据处理包括数据预处理的中间件和服务器，业务应用包括护士站、门禁、报警等。在实际应用中，往往会遇到这样的情况，即需要将多个识别点的信息集中到一台计算机来进行处理，这就需要在不同的识别点安装多台阅读器，然后利用阅读器网络将所有阅读器信息传输到后台计算机，进行数据处理，中间件可以解决前端数据采集设备的信息与后台数据处理系统和应用系统的差异性和匹配性，使后台数据处理和应用系统不必关心前端采集设备的差异。中间件是介于前端硬件模块和后端数据库与应用软件中间，提供进程管理、资料过滤与汇集、事件管理、安全管理、网络管理等的机制。它的主要作用是将多个不同品牌或者相同品牌的阅读器所读取的信息集成在一起，经过初级处理，然后统一传输给后台的计算机处理系统。中间件可以采用专用的嵌入式硬件，也可以采用通用的多端口并接器（多串口卡）和专用软件来进行处理。

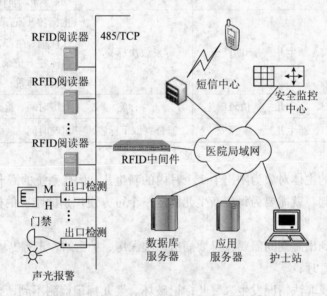

图 3-4 RFID-NEATS 系统结构

RFID-NEATS 系统主要包括数据采集、数据预处理、数据存储与处理、数据业务应用等功能。

（1）数据采集：利用安装在病房和护士站的 RFID 阅读器采集佩戴在婴儿脚腕上的射频标签数据。

（2）数据预处理：利用中间件技术实现对读取到的标签数据进行校验、缓存、过滤和转发等，清除因传输、冲突或操作而产生的不完整、不一致以及冗余，从而压缩数据量。

（3）数据存储与处理：利用数据库技术对采集到的数据按照业务逻辑进行分类、存储、汇总等，为系统业务应用提供支持。

（4）数据管理及业务应用：按照婴儿标签的数据状态和阅读器布置的信息。系统在读取一个婴儿标签的信息时，即可判断出该婴儿标签的位置和其他状态（正常、被破坏、进入报警区域等），并可通过查询数据库了解婴儿整个出生到出院过程的信息。

RFID 阅读器与中间件和应用服务器之间可以采用 RS-485 总线方式连接，也可以通过以太网或 802.11 无线网络连接。作为一个分布式应用，RFID-NEATS 系统既可以采用 C/S 结构，也可以采用开放式基于 HTTP 协议 B/S 结构。

当婴儿出生后，就佩戴上婴儿 RFID 标签，在 RFID-NSS 系统登记后，系统就开始对婴儿标签进行实时跟踪监护了。正常情况下，婴儿标签每隔 10 s 向系统发送一个激活信号，以表示该标签正常；当标签被人为破坏时，标签立即向系统连续发送被破坏的数据信号，系统发出报警并显示标签位置，通知医护人员和保安人员立即处理；当婴儿被非法或非授权带离病房进入出口监控区域时，标签被出口监视器唤醒，立即向系统发出出口报警信号，系统则立即报警并显示标签的出口位置，通知医护人员和保卫人员处理，同时输出门控信号，将楼层大门关闭，系统在监护的同时还可提供保卫安全中心和短信的接入服务功能。

在美国，基本上每家医院只要有妇产科，都会安装婴儿安全自动防盗系统。而且母亲与婴儿也有一个配对的电子标签，只要一方离开对方一定距离，就会自动报警。国内也有一些医院采用了这种识别系统，例如，在杭州邵逸夫医院，这套安全防盗系统是这样运作的：在产房区域婴儿住院期间，每个婴儿的脚踝或手腕上都会佩戴一个电子标签。读写器一旦接收到电子标签释放的射频信号，安全自动防盗系统就会通知护士检查婴儿是否在正常的区域内。当出现异常，报警装置就会自动报警，护士一听到报警声，就会立即启动应急系统，通往楼梯的安全门会自动关闭，此时如果没有电脑程序是谁也打不开的，非常安全。同样在深圳市妇女儿童医院，为每位新生儿建立一张 RFID 登记卡，登记卡内容如表 3-2 所示。出院时，母亲在见证人见证下签字声明：本人在出院时对婴儿进行了检查，以确认该婴儿是否由我所生。

表 3-2　　　　　　　深圳市妇女儿童医院的新生儿出生 RFID 登记卡内容

深圳市妇女儿童医院	新生儿识别信息表格	No. 2010
亲子带编号	医院	
母亲姓名	婴儿姓名	性别
出生年月日	体重	身长
母亲右手食指指纹	婴儿左脚足印	婴儿右脚足印
医生签名	产房护士签名	护理护士签名

深圳市远为电子有限公司采用全球领先的有源 RFID 技术是这样做的。在医院的主

要位置，安装一系列的监控器和定位器，这些监控器通过网络连接到计算机系统中去。进入产房准备生产的孕妇，被戴上一个电子腕带。生产时，刚刚出生的婴儿，也在脚腕或手腕上佩戴一个电子腕带（如图3-5所示）。孩子的腕带内的电子代码立即和母亲腕带的电子代码建立起一一对应的关系。孩子在一出生就处于正确的识别和监控之下。孩子在医院内任何地方任何时间的移动，都会被定位器和监控器接收并送到计算机系统中去，在特殊位置如门口或通道处的报警装置，监控任何非正常状态。正常情况下，孩子在监控区域的移动一定会处于监控状态，如随母亲移动或随医护人员移动，如果孩子单独移动（被非授权人员抱走）或母亲在未办理出院手续情况下接近或走出监控区域，系统会立即报警。确保了孩子的安全，同时也确保孩子不会被错抱。腕带上带有人体感应传感器，会在电子腕带离开身体时发出报警信号。供系统识别腕带拆卸是否是授权行为。

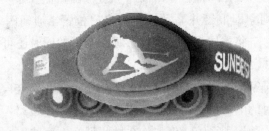

图3-5　婴儿腕式标签

五、使用效果

（1）在医院使用RFID技术后，有效防止了婴儿在医院中被调换，避免了医院声誉受损。无意中出错时，可以马上发现并找回被调换的婴儿。即使婴儿被人故意调换，也能迅速发觉，从而采取相应措施。为医院提供了先进的管理辅助手段，与医疗信息管理系统（HIMS）配合使用效果良好，提升了医院的专业形象。

（2）RFID病人标识腕带是完整的病人识别系统的重要组成部分，通过无线网络传输与HIMS结合，能够充分实现对病人从入院、治疗到出院全过程的准确处理和跟踪。全过程包括入院、药品分发、输液、样本采集处理、护理、手术和出院结账等。

必须提醒的是，在采取任何医疗措施前都应先核对RFID病人标识腕带，所有与治疗和护理有关的人员，都应接受训练以学会使用RFID病人识别腕带。在病人出院前，RFID病人识别腕带绝不能摘下。

第四章　物联网技术在医疗工作人员管理中的应用

在市场经济下，医院管理和医疗技术的竞争日趋激烈，面对生存发展，利用现代信息技术对医院各种信息进行采集、识别、转换、存储、传输、检索、模拟的现行的医院信息系统，已成为医院科学管理和提高医疗服务水平的有效手段。它不仅实现了医院社会效益和经济效益的提高，也满足了现代医学科学发展的需要。

由于医院工作人员流动性大，在医院的重要位置设置固定式 RFID 阅读器可以读取每个医院工作人员的 RFID 工作卡以便判断其所在位置，为及时诊疗与救护提供支持。同时，通过电子标签可以给人员分配不同的权限。方便不同医护人员的进出入管理，防止非授权的人员进入。

第一节　医院人员定位跟踪管理系统

在实现室内人员定位的基础上，可以定时的采集标签的信号强度信息，预测其每个时刻的位置，通过曲线拟合，从而实现室内人员跟踪，但如果要让该系统在实际中较好的得到应用，还应发挥其很强的扩展功能。为此，针对医院中的应用，提出系统的总体设计方案，除本身的人员跟踪系统外，还集成门禁系统、报警系统、监控系统，以提高其综合应用能力。比如在许多老年痴呆症治疗院部的所有门上安装固定阅读器，如果患者试图穿过，则这些门将会自动锁住并响起警报；在儿科病房内，只有工作人员和儿童父母才能获准从特殊区域或封闭病房领走婴儿或儿童。

一、系统的网络规划

该系统是一套集散分布式处理系统，如图 4-1 所示，集成医务人员的出勤考核。整个网络结构包括系统的控制微机、固定阅读器、中间件、射频标签、数据服务器、显示屏以及多个通过集线器接入局域网的 PC。

控制微机是整个系统的核心，其上运行的软件主要完成系统的数据通信、实时处理、统计存储、查询打印、报表生成、画面显示、数据维护、报警处理以及网络数据共享等系列任务；通过集线器接入局域网的 PC 位于各个分室便于医务人员对病人资料以及当前位置的查询，其访问数据库的权限由控制微机统一分配。

人员跟踪系统里，中间件可以同时管理 4 个、8 个、32 个或更多阅读器，其将多个不同品牌或者相同品牌的阅读器所读取得信息集成在一起，经过初级处理，然后通过网络统一传输给控制微机；每个病人手腕或身上都会佩戴一个牢固的 RFID 标签，这个标签里将存有该病人身份及特征的详细信息，根据此标签的 ID 号可以在数据库中查找到该病人的病历及用药等情况，固定阅读器主要用于对病人的定位及跟踪，便携式阅读器则是用做数据的录入和查询，随时随地地了解病人的情况。

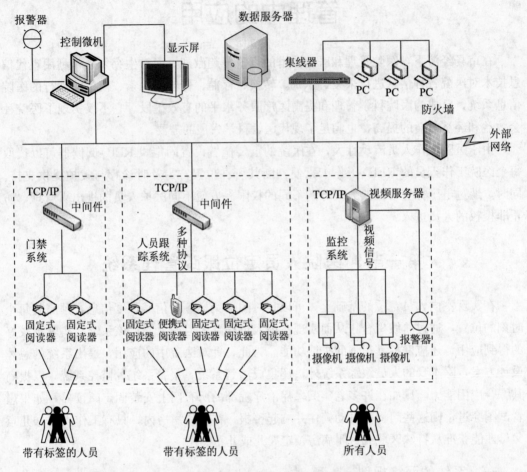

图 4-1 医院人员定位跟踪系统网络

门禁系统同样借助于射频技术，而且医务人员及病人都随身携带射频标签，因此为该系统的实施提供方便，同时降低了成本，其主要用来防止人员随便出入和对医务人员的考勤。

显示屏主要是将人员（标签）的动态信息实时地显示出来以及将监视摄像机录下的图像实时显示出来，与跟踪系统形成很好的互补，一旦发现病人走入危险区域或禁区时，报警装置则作出响应，提示医务人员；同时此系统可接入因特网或专线网，以供上级领导管理或查询。

二、系统的具体设计

医院人员定位跟踪系统数据流如图 4-2 所示。

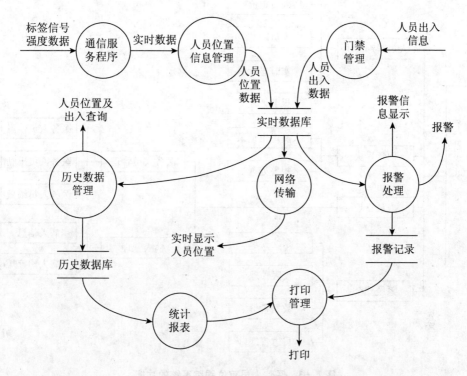

图 4-2 医院人员定位跟踪系统数据流

系统的实时输入数据有三类：医院人员携带标签的信号强度（用于预测人员位置），进出医院人员信息，以及数字监控系统录下的图像信息。对于数字监控系统可以作为一套独立的系统，有自己专门的视频服务器。系统的关键是对前两者实时输入数据的处理。

处理后的有效信息，可以存入实时数据库，通过历史数据管理进行数据查询和压缩，最终存在历史数据库里，同时对于实时数据处理过程中出现的异常情况，传递给报警处理，作出相应的报警与提示。

各个分室可以根据自己的权限，通过集线器接入局域网，查询人员的各项信息。

（1）系统软件的功能模块

整个系统包括人员定位跟踪模块、门禁模块、人员信息管理模块以及系统安全模块，如图 4-3 所示。

人员跟踪模块主要功能是：对阅读器采集到的各个标签信号强度进行处理，预测出标签的所在位置；再根据之前各个标签的预测位置，进行二维平面的曲线拟合，从而实现跟踪；同时可以将拟合出的人员（标签）行走路径在监视器上实时显示，并借助于数字监控系统，观察到周围的其他信息，二者可以形成互补；如果出现了异常情况，如进入危险区域等，可以进行报警处理。

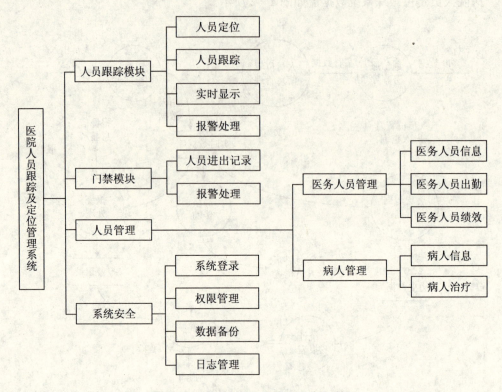

图 4 - 3　医院人员定位跟踪系统的功能

　　门禁模块的主要功能是：实时记录出入人员的信息；如果出现病人意外离开或者医务人员早退等情况，就会作出相应的报警处理。

　　人员管理模块主要功能是：分别对所有的医务人员（包括科室）和所有病人进行信息管理，对医务人员的基本信息、出勤、绩效考核等作记录和统计；记录病人的基本信息、病历等，同时如果所有的药品都贴有标签的话，那么记录病人的用药、治疗过程等非常方便。

　　系统安全模块主要功能是：进行用户的权限分配，这里甚至可以让病人的家属实时了解病人的情况，同时保护个人的隐私；对重要的数据，如报警信息、治疗信息等进行备份；同时有日志管理功能。

　　（2）该系统的优势

　　①无磨损非接触式阅读

　　RFID 的阅读器能透过泥浆、污垢、油漆涂料、油污、木材、水泥、塑料、水和蒸汽阅读电子标签内的信息，而且不需要与标签直接接触。由于无机械磨损，因而射频电子标签的使用寿命可达十年以上，读写次数达十万次之多。医院物流管理中涉及的大量医疗物资在管理上有不同于一般物资的特殊要求，医疗物资必须保证其达到消毒标准规定。如果使用传统的条码技术进行数据信息的采集，势必会有一个信息采集过程中的直接接触过程。这种接触将会带来医疗物资在使用前被污染的可能性，从而影响到医疗过程的卫生安全和造成不必要的浪费。而采用 RFID 技术这种非接触式的信息读写方式，可尽量减少直接接触，无疑是一种更理想的选择。

②快速多个读写

RFID 技术还有一大特点，它可识别高速运动物体并可同时识别多个标签，操作快捷方便。这也大大减少了医用物资被污染的可能性。

③体积小，但数据存储容量大

射频电子标签具有超薄和多种大小不一的外形（如卡形、环形等），能封装在纸张、塑料制品上，使被标记物美观。虽然其体积小，但数据存储容量很大，往往超过传统的条码技术包含的信息容量，可根据用户需求扩充。并且标签内数据可更新，而条码是只读的，一经打印生成就不可更改，因此，RFID 系统的电子标签特别适合在存储大量数据或物品上所储存的数据需经常改变的情况下使用。医院物流管理中涉及的物资正具备这一需求。药品和医疗物资的使用关系到患者的生命安全，从采购环节到最终用于患者的全过程都需要进行大量的信息管理，数据存储量大，并且这一过程中既有一些如药品名、生产日期等不变信息，也有如采购价格等变动信息，RFID 技术非常适合这种需要。

RFID 技术应用于医疗设备管理中与传统的条码技术相比具有无可比拟的优势，有人称其为"在线革命"。条码技术适合售价极低的商品，而电子射频技术适合于各种价格或多目标同时识别的场合。可以预见，当电子射频技术的电子标签价格进一步降低后，电子射频技术将是条码技术的最终取代者。

④加速医疗设备信息生命周期管理

先进的医疗设备是医院、科研、教学等各项业务活动的物资基础，高效的设备维护管理是医院追求效率、降低成本的关键手段，是提高医院经济效益的前提。

在新的市场经济模式下，先进医疗设备的引进和应用已经成为医院参与市场竞争的一个重要方面，新仪器设备的日益增多对设备动态管理提出了更高的要求。信息技术和设备技术的发展使这些复杂的并且难以收集的动态信息得到根本改善。静态管理通常诊断设备的静止信息，如购置情况、价格、技术资料等，主要为领导掌握全院设备情况进行各类数据统计，并为设备购置决策提供参考依据；而动态管理则主要侧重于幼小生命周期中的动态信息，如使用、小号、故障、维修工作状态等情况。有效地动态管理首先保证不断采集足够的数据形成各类报表，并以此为依据对全院医疗设备的运行情况进行科学分析，制定出良好的定期维护方案，通过计划性的检修避免突发性的事故，降低设备的故障发生率。其次，能在方案实施过程中准确发现需要改善的地方，予以分析后进行调整设计出更有效的维修管理计划，帮助我们把力量集中在最关键的地方，从而将设备维护管理模式由原始的被动抢修，变为主动的预防性维修，并最终上升为改善维修。不但减少了维修成本，而且便于设备资源和人才资源的合理利用，可以更好地安排设备维修人员的工作时间。

通过应用医疗设备射频跟踪自动识别综合管理系统，使设备巡检、维护变得简单易行，这样可以增加设备维修维护人员对医疗设备巡检维护的次数，同时由于每个设备上的芯片都存储了该设备的大量信息以及业务维护维修的情况，这样在现场就可以明确该设备的使用情况，大大缩短了维护巡检的时间，提高了维护巡检的工作效率。设备维护巡检后的信息在现场可以录入手持机，同时存储于设备上的芯片，回到科室后，将手持机内的信息上传到中央处理器内，进行相应的数据存储及处理。目前我院在医疗设备维修管理方面已基本达到改善维修，这样不仅节省了人力物力，也同时提高了医院临床设备使用效率。并使医院用于设备维护的成本逐年下降。应用医疗设备射频跟踪自动识别管理系统，由于每台设备上都附有射频芯片，可以储存大量的设备信息，同时还有每次维护、维修、巡检的相应记录。

这样可以预防由于不确定原因造成的原设备建档档案损坏和遗失造成的设备信息资料丢失的损失。而且每次巡检和维修必须做到对每一台机器的情况进行了解维护，并作相应的信息存储操作，这样可以避免对设备巡检和维护工作的疏漏。

由于每次巡检和维护的结果都记录存储于芯片和中央处理器中，而且这些信息都不能够随意更改，这样避免了如果出现和医疗设备相关的医疗责任事故时，不能明确是人为责任还是设备责任的问题。使医疗设备科的日常工作变得有据可查。通过使用该管理系统使医疗设备科对全院医疗设备的情况掌握的十分明确，基本上可以做到实时准确，可以按年、按月、按日向医院的领导决策层提供及时准确的医院设备使用情况信息和相应的分析报表，使医院在购买设备和战略决策上真正做到科学化、合理化、现代化，也将医疗设备科由简单的设备维修管理逐渐转变为医院管理层中央的决策机构。随着医疗事业的不断发展、医疗技术的不断提高、医院规模的不断扩大，医疗设备的数量、种类会不断的增加。带来的不仅仅是效益的提高，还伴随着设备的流失、闲置、资金的浪费等诸多问题，那么，怎样来面对这些问题，解决这些问题，是值得我们去思考的。我们认为只有在管理模式上做文章，在管理方式上进行改革才能解决这些问题。我们应该选择一种方便的、实用性强、性价比高的管理系统。

就是本着这种想法，在射频技术与计算机技术二者之间，我们找到了切实可行的管理模式。它能够将设备、账本设备、医院、供应商有机的结合起来，使原本复杂、烦琐的工作变得轻松、简单。由于使用了该项技术，使得我们在对医疗设备管理学科的探索方面取得了突破性的进展，并填补了该领域的空白。随着射频技术的不断发展，我们相信会有更多、更好、更可行的方案应用到医疗事业中，我们也期待着这一刻的到来。

⑤改进设备管理和使用

跟踪和管理医院的医疗设备，从注射器到外科手术设备再到轮椅，一直是全球医院管理者非常头痛的事情，大型医院每年丢失的设备造成平均每张病床 4000 美元的损失。医务工作人员经常浪费病人的宝贵时间来寻找设备，设备维护人员也会浪费宝贵时间来寻找需要维护的设备。不能有效地跟踪设备和资产会造成低下的设备使用率及昂贵的替代和库存成本。一份美国政府责任办公室的调查显示，由于设备丢失和放置不当致使医院购买了高于其需要 20%～50%的设备。RFID 通过提供实时设备跟踪信息帮助医院解决了上面提到的问题，一旦一个设备配备了 RFID 标签，医务人员就会在他需要这个设备时快速地找到它。装有标签的设备还会在它被从规定区域移走时发出警报。使用 RFID 带来的好处包括减少了设备丢失和放置不当、对病人更及时地看护及提高了医疗机构的整体工作效率。

试验性的研究表明，使用 RFID 跟踪贵重医疗设备，其丢失率能减少 50%。因此使用 RFID 跟踪设备能给医院节省约 36.3 亿美元，由于提高设备使用率带来的效益约为 87.2 亿美元。

⑥加快医院库存周转

改善设备跟踪和使用能减少医院的库存成本。美国所有医院的库存约 5440 亿美元。RFID 能确保医院购买和接收正确数量的设备和药品，因此提高库存周转、最终减少库存量和成本。由于使用 RFID 给医院节省的库存成本约为 448.8 亿美元。

第二节　基于 RFID 的医院人员物资管理系统

一、系统目标

目前，医疗行业中存在一些亟待解决的问题。全球每年都有数万名患者因被识别错误而引起医疗事故。先进的医疗设备是医院科研、教学等各项活动的基础，高效的设备维护管理是医院追求效益、降低成本的关键手段，日益增多的新型的医疗设备对医院的设备管理提出了更高的要求。医疗机构中每年都会出现贵重医疗器械、药品丢失的情况，给医疗单位带来了严重的损失。然而，通常在医院内，对昂贵药品追踪、医院的资产管理、对员工工作的精细化管理等都适用 RFID。因此 RFID 与医院管理相结合的系统的出现成为必然，并且预期该系统实现以下设计目标：

（1）实时监控、查询人员及物品的位置信息，并能够生成运行轨迹图。

（2）能够协助医护人员看护患者、实现对设备及贵重药品的动态管理，能够对其识别、定位，并实现预警功能。保障患者及物品的安全。

（3）实现实时考勤，生成医护人员工作时间报告。

（4）实时统计与查询功能，生成设备与药品的使用情况统计报告。

二、系统设计

1. 系统结构

系统的结构如图 4-4 所示。硬件系统由 RFID 标签、天线、阅读器、管理计算机及其他网络设备组成。

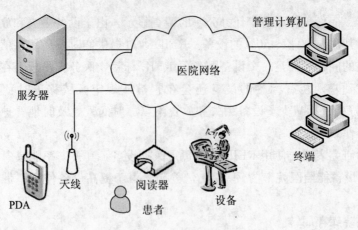

图 4-4 系统结构

2. 软件系统设计

软件系统分为登记注册模块、后台控制模块、实时监控模块、查询统计模块、认证模块、系统维护模块等组成部分。

（1）登记注册模块

安装于专用的管理计算机上，用于登记医护人员、住院患者、医疗设备等标签携带者的信息，并为之分配标签。患者出院时收回标签，同时取消该标签与患者的关联，以备下次使用。

RFID 标签佩戴于工作人员或患者身上或者安装在公用医疗设备和贵重药品上，用于标志每个不同的管理对象。本方案中采用高频 RFID 标签，工作范围约 10m。当标签进入工作区后，接收到特定的电磁波产生感应电流，然后标签被激活，并向阅读器发送出自身编码等信息。

RFID 对象是所有标签携带者的基础类，其他标签携带者通过一次或者多次继承来实现。RFID 对象的 RFID 内码属性是指 RFID 标签出厂时设定的全球唯一编码。ID 属性是指医院内部使用的 ID，如患者 ID 号、设备、人、贵重药品继承 RFID 对象，人又进一步具体为医务工作者和患者。为了满足产科的需要，患者还可以进一步分为母亲和新生儿。角色属性指定了 RFID 对象的角色，可以是医生、护士、患者、药品和设备等。

（2）后台控制模块

安装在专用的服务器上。负责接收、转发、存储阅读器发送来的数据，控制系统内部的数据流，对其他模块发出控制指令。

（3）实时监控模块

获取标签携带者的实时位置信息。并显示在相应的屏幕上，以便于院方工作人员掌握患者及设备等标签携带者的位置。实时监控有两种工作模式：区域监控模式和单个标签监控模式。区域监控模式锁定某一区域，屏幕上显示该区域内标签携带者的变化；单标签监控模式是跟踪某一个标签携带者，屏幕内容随着标签携带者的移动而变化。

屏幕显示内容的更新机制如果采用定时刷新的方式容易给服务器造成很重的负担，所以不建议采用这种方式。在本系统中采用订制消息的方法。当选定了某个区域或者标签携带者作为监控对象时，监控端向后台控制模块进行注册，表明本监控端将对该区域或者标签携带者感兴趣。当标签位置改变或者监控区域内的标签有增减时，这些变化信息发送到后台控制模块后，后台控制模块通过 UDP 消息，发送给订制该标签信息的监控端，监控端收到消息后更新屏幕显示内容。采用此方式，各监控端不用时时刷新数据库，不会对服务器造成很大的负载，而且适合监控端数量较大的应用。同时该模块具有预警功能。如果标签携带者超出了设置的活动范围，该模块会接收到后台控制模块发出的警告指令，然后发出警告信息，请求相关人员处理。

（4）查询统计模块

查询标签携带者的位置及其运动轨迹或者某个区域内所有标签携带者的情况。根据系统记录的标签的信息，可以对不同类型的标签携带者进行相应的统计，并根据统计结果优化流程。如统计一段时间内手术室中的医疗设备及护士的运行轨迹，然后在此基础上合理规划手术室的布局，减少设备、护士移动距离，提高工作效率。

（5）认证模块

认证模块也安装在服务器上，判断标签的合法性。根据系统中定义的标签的类别、可活动区域及认证规则，判断当一个标签携带者进入一个新的区域时，该区域是否允许该标签携带者活动。如共用医疗设备只能在医疗区使用，如果根据阅读器发来的信息判断某医疗设备离开了医疗区，认证模块会返回"不能通过认证"，然后后台控制模块根据返回的认证信息发出报警指令，提示该设备的管理单位及该设备目前所在区域的管理单位，该设备已离开指定区域，请及时处理。

（6）系统维护模块

管理系统中的阅读器的配置，医院内区域的划分。维护标签的类型，设定认证规则等。该部分功能对普通用户不开放，由专人负责。

第三节 物联网技术在医疗工作人员
管理中应用的意义

1. 为病人选医生提供手段

随着医疗水平的提高，"医疗服务意识"也开始出现在病人头脑中，病人对医疗服务的选择自由度也不断扩大、要求也不断提高。他们越来越强烈要求有能力、高水平的医护人员来为其服务。因此，为极大地满足病人需求，各医疗单位也相应推出"病人选医护人员"服务。但以往病人选医护人员时，也只是根据一些媒体或是其他人的介绍，或者也只是了解部分医护人员的部分信息，而未能全面地了解医院所有人员的信息。所以，"病人选医护人员"也就在某种程度上未能充分发挥其优越性。建立"军队医院人员信息系统"，并通过在门诊大厅内设"触摸屏"终端，病人通过简单的界面就能清楚地了解本医院的所有医护人员的基本信息，为其选择满意的"医疗服务"提供可能。因此，随着互联网的普及和发展，病人"网上就医、选医生人员"将成为可能。

2. 实现科学高效管理人才

医护人员是医院的主体，要实现医院管理的全面现代化，就要实现对医护人员的科学化、信息化管理，实现人才管理。为医护人员建立"人员信息综合档案"，并把他们发表的论文、专著等以数字化的形式统计、保存，为其建立个人考评成绩表，可以进行科学地评价医护人员的业绩。这样既增强医护人员的竞争意识，又实现科学高效地管理人才。

3. 为办公自动化的发展提供保障

现行的人员科教训练管理基本上是由手工进行统计，与科教档案相关的资料信息均以纸张的形式存放，这样不仅占用空间多，而且进行人工查询也十分不方便，不能快速地进行分类检索与查询，耽误时间长，这与当前快节奏的办公速度是格格不入的。进行一些人员科教训练情况统计时全依靠人工计算（如：统计某医生发表几篇文章时，要把其档案翻出来进行查找才行），不仅时间长，并且准确性也不高，人工方式的录入与更新资料也显得非常麻烦。随着医院信息化的建设，当前的医院办公管理模式已显得非常陈旧，现代化办公方式正朝着快捷化、自动化、无纸化发展，所以应顺应时代朝流，利用物联网技术来实现办公自动化。

4. 便于人员进行网上交流与学习

由于医院人员较多，工作紧张，人与人之间的交流平时相对很少，通过网上查询，就可以了解其他人员的一些个人信息与学习、工作情况，增进人与人之间的交流、相互学习，有助于医术的提高。

第四节　医院人力资源管理信息系统的要求

医院人力资源管理信息系统是医院 MIS 的一个子系统，医院 MIS 是指利用计算机和通信设备，为医院所属各部门提供病人诊疗信息和行政管理信息的收集、存储、处理、存取和数据交换的能力，并满足授权客户的功能需求。医院 MIS 被业界公认为是迄今为止世界上现存的信息系统中最复杂的一类。

而目前我国医院所实行的 MIS 多数是一种独立的服务于医疗的信息管理系统，医务员工的信息多数是手工输入或一次性导入，是相对静态的数据，不能实现动态互动，很大程度上影响医疗模块的正常运行。另一方面人力资源信息管理系统中的绩效管理模块必须依赖医疗模块所产生的基础数据，并在此基础上进行分析、整合，因此医院的人力资源管理信息系统必须满足以下要求：

1. 要和医院信息系统做到有效连接

系统要在人员资质、职称、人员离职、新进等功能上和医院信息系统（HIS）自动衔接，达到数据自动互转，同时由于医院的 HIS 系统是和医疗保险中心相连的，医院人力资源管理信息系统又要保证信息的保密性、安全性，避免重要信息外泄。

2. 要和现有的医务员工绩效数据库做到有效连接

能够方便地导入和导出医务员工的绩效数据，利用这些数据进行分析、整合，完成员工绩效考核，从而指导薪资等一系列人事工作的开展。

3. 要和财务子系统做到有效连接

财务部门需要进行整个医院的成本分析，因此需要人事薪资、人力成本信息，系统必须和财务系统进行有效连接，达到数据共享，方便财务部门进行成本分析、成本核算。

4. 要充分体现现代人力资源管理理念

人力资源信息化管理就是要涵盖现代人力资源管理的主要内容：招聘、选拔、绩效管理、岗位管理、培训管理等，更应涉及人力资源规划、职业生涯设计等战略性和开拓性工作，充分体现现代人力资源管理理念。

5. 要应用科学的人力资源管理工具和技术进行功能整合、流程再造

管理信息系统的实施不能简单地看做是一个软件的实施，而应是一个项目工程。在管理信息系统实施过程中有大量的人力资源管理工作需要进行功能整合、流程再造。

6. 要考虑医院今后发展，适当留有发展空间

系统的建设要从"发展"的角度出发，在规划设计时要适当考虑医院今后的发展前景，适当留有余地，比如在模块构建时，根据医院实际，有的模块一时用不上，但在设计时可以保留框架，便于今后医院发展了扩展系统。

7. 要操作简单、易用

人力资源管理部门的价值是通过提升员工的效率和组织的效率来实现的。系统开发者在系统设计过程中还应与医院有关部门和人员进行协调沟通，了解各部门的需求，使系统能够满足各职能部门的管理要求，真正做到简单实用，提升医院价值，提高医务员工的工作效率。

8. 要投入小、见效快

在开发和实际运用中，应考虑医院所能承受的人力、物力成本，尽量利用原有可利用的网络及硬件设备，控制维护费用，根据医院实际，在实施过程中也要考虑员工素质、原有信息化程度等各种因素，不盲目追求大而全，可以采取分步实施逐步到位的方式，避免不必要的浪费。

第五节　无障碍人员管理

一、概　述

人员自由跟踪管理系统（FFPTS）又称为人员无障碍跟踪管理系统，是随着现代自动识别技术的发展而发展起来的一种针对人的管理手段。随着 RFID 技术的发展，FF-

PTS更是引起了人们前所未有的重视，并投入了大量的力量去研究和实施。所谓人员自由跟踪管理，就是在不对进入某个识别区域的人员进行任何行为规范与约束的情况下，完成对该对象或者该群对象的自动识别与跟踪，从而达到管理的目的。考虑到被识别对象的隐私权等问题，这种自由跟踪与识别应当是善意的，对象应该被告知存在跟踪和识别系统。

RFID技术被用到人员识别上已经具有较长的历史，门禁管理是RFID技术早期应用之一。RFID在门禁管理上的应用可以被看做是人员管理的初级阶段，使用的是低频RFID系统。这种低频系统价格低廉，但是也存在许多技术上的问题。比如，在这种管理模式下，由于低频系统不具备防碰撞特性，识别距离近（运用到门禁的系统通常为5cm以下），因此，被管理者的行为被严重约束，必须一个一个地近距离识别。更不用说在门禁以外的场合进行跟踪与管理了。近年来，人们开始利用高频（13.56MHz）RFID来进行人员管理系统的建设，取得了较好的应用效果。和低频系统相比较，高频系统具有较远的识别距离，良好的防碰撞功能，同时又对人体具有一定的穿透能力，因此，可以在FFPTS中使用高频RFID。

在现实生活中，由于人的行为的"自由化"，具有很大的随意性，因此，人的识别与跟踪管理中，会经常遇到长距离、多目标同时识别等问题。采用高频无源RFID系统，实现了识别距离长和可同时识别多个目标，而且价格便宜，对人体没有有害辐射，是比较理想的人员识别系统。

基于RFID技术的FFPTS包括：电子标签、读写器、中间件、网络、应用软件等组件。不同应用系统针对RFID的需求是千差万别的，但也有着相同特点，对于一个大型的应用系统，应包括如下部分：前端的RFID数据采集系统、中间件、数据传输网络、计算机系统、自动控制及显示系统（含动态感知）、图像采集及处理系统、后台软件平台与RFID数据系统相关的业务系统等。

如图4-5所示，RFID读写器从人员所佩戴的电子标签上获取对象的个体信息，通过网络传递至FFPTS，系统根据传回的信息，完成对被识别对象的自由跟踪管理。

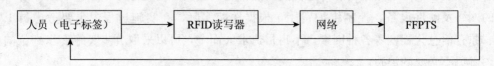

图4-5 RFID人员自由跟踪管理系统

FFPTS具有如下功能：对系统涉及的人员、车辆实行统一规范化管理，实现被识别对象信息的数字化以及整体流程的规范化、系统化。具体要求如下：所有涉及的人、车信息均输入到数据库做统一管理，并使用电子标签进行身份标注；在重要的通行地点及区域设置验证通道；实现免持验证方式，读卡天线隐蔽安装或伪装，具有长距离感应能力，持证人在无察觉的情况下通过验证；对监控点的识别控制要做到准确、实时，并且有完善的监控机制和事后稽核能力；对外来人员、车辆等的控制要制定一套方便易行的操作流程，并且充分利用系统的监管功能进行完善有效的管理；系统运作的所有环节，特别是制证环节，必须具有良好的安全性和保密性；系统本身必须有冗余设计和灾难恢复功能，并有一整套的数据备份恢复机制；系统提供完备的接口可供功能扩展和系统升级，如：添加考勤功能，用餐，医疗等一卡通功能，添加人员定位功能，添加重要物品、文件跟踪功能，管理和制作用户单位的多种证件。

二、总体设计

FFPTS 结构如图 4-6 所示，FFPTS 验证系统工作流程如图 4-7 所示。系统中不同的部分在整个流程中承担不同的功能。对于验证系统而言：其功能定位应该是辅助值班人员对请求通行的车、人、物进行身份检查、验证，并对通行事件进行记录。对执勤人员（保安）而言：当内部人员通行时，在其进入人员识别区域以后，系统将进行对其

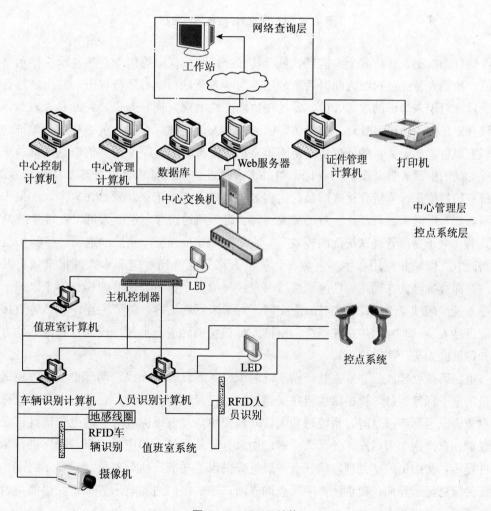

图 4-6　FFPTS 结构

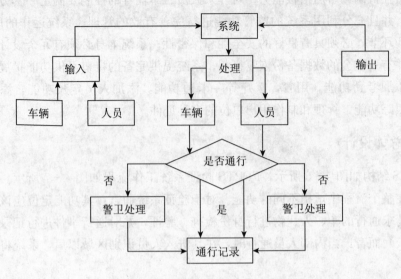

图 4-7 FFPTS 验证系统工作流程

证件的自动检测，并将其个人信息、是否具有通行区域权限等信息直接显示在显示终端上面，执勤人员经过对照判断以后断定是否为本人及是否拥有通行权限，并决定是否放行处理。对于未带证的内部人员，通过在执勤终端上输入证号查询，判断是否放行，如果没有记录则由值班室处理，携带访客证的外部人员同内部有证人员一样进行验证。对值班室而言：执勤人员的处理情况将同步显示在值班室的终端上面。值班室负责外来人员或无证的内部人员及车辆的登记。对外来人员及内部无证人员的处理基本是一致的，值班室通过值班计算机直接查询预约访客名单，如果存在记录，发给访客卡，如果未被批准，则与批准人进行联系。对批准人而言：对于预约访客，批准人可以直接登录 Web 方式的"电子身份管理系统批准模块"，直接录入访客信息，并批准通行。该操作受账户密码方式保护并使用数字签名验证，批准人将只能看到对应于本人的批准信息及记录。这样被批准人在到达验证区域后可以直接与值班室核对身份并取得访客卡。该卡作为进入受控区域身份凭证，离开时应交回。对于未预约访客，值班室操作人员将直接录入待批准人员（车）的信息并提交，审核人员在登录后进行批复（或通过打电话的方式通知待批准人员，取得许可）。

电脑系统处理流程如下：验证点系统的 RFID 读写器（天线）循环检测以收集通过人员的电子标签信息，抓拍摄像机在受到触发时记录监控点图像。在获得人员通过标记信息或者电子标签信息时，系统触发人员处理模块，对电子标签对应的电子证件记录进行处理。查询内部人员库、外部人员库，如果有记录则显示相应的记录，否则进行相应事件提示，交由值班室处理。验证点一般应提供以下功能：执勤人员触摸显示终端；提供证件信息显示界面；提供证件手工查询界面；提供短信通知显示界面；提供简单通信联系界面；可搭载内部电话半台。

批准流程如图4-8所示。对批准人，其随时可以通过登录系统进行批准管理（在其权限范围内的），其所有操作将被记录。并可以查询其被批准人的进入情况及历史记录。

三、子系统功能

（1）验证点系统

验证点系统包括了验证点子系统和值班室子系统两个部分，负责对有电子证件的被识别对象，进行身份认证和相关数据记录、处理。验证点系统的主要功能包括：监督（提示）被识别对象进行身份认证；对附有电子证件的被识别对象（人、车、物）进行信息检索查询，并通过预定义规则进行分析、处理，将处理结果提交上一层处理；对过期和挂失证件告警；特殊情况下的查询功能（如用户忘带证件）；用户通知信息提示功能（如：用户到达某处，系统提示"某领导要求您到某地办某事"）；由指定通过事件触发的通知；自动记录用户事件（证件、时间、图像等信息存档）以备查询；特殊事件自动提交给值班室及中心管理系统处理或记录（如：非法用户事件）；执勤终端可提供简单的多媒体通信平台。

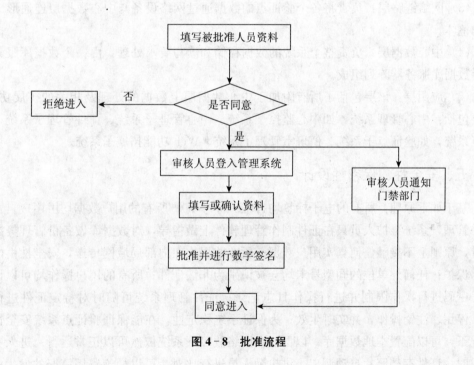

图4-8 批准流程

（2）中心管理系统

中心管理系统是整个电子身份识别系统的管理中心，它包括中心管理子系统、中心监控子系统以及证件管理子系统，负责管理并协调整个系统的运行，其主要事务是：整个系统的各种配置和参数设定；系统操作人员账号密码以及权限管理；监控并显示所有有人职守验证系统的工作情况并提供特殊情况报警；提供全系统所有人员的资料及用户事件统计、查询；分类显示系统运行时的人员动态；各种报表的生成、打印；对特定人员的查询定位；外部人员、车辆进出批准管理；该系统的所有被识别对象（人、车、物）的资料收集整理；被识别对象资料的数字化及整理录入到计算机系统中；被识别对象电子证件的制作（包括打印或印刷）；被识别对象电子证件的授权；临时电子证件的制作及管理；扩展系统的管理，如一卡通系统、人员定位系统等。

四、系统逻辑结构设计

系统的逻辑结构分为 5 层：硬件设备层、信息处理层、网络链路层、中心数据层、应用层。

（1）硬件设备层：验证点信息获得设备及控制设备。包括：人员 RFID 设备，如无源射频读写器、天线等；视频及图像处理设备，如摄像机、图像抓拍卡；显示终端，主要是一个或者多个显示屏。可能使用的控制设备如自动门等。

（2）信息处理层：通过硬件处理层获得的识别信息通过验证点计算机的识别软件进行处理。处理后的信息存储在本地，或者通过网络链路层传送到中心数据层处理。

（3）网络链路层：负责将各个验证点的数据通过网络设备与中心数据层连通形成有机的整体。

（4）中心数据层：负责整个系统的数据存储和读写要求处理，由一个数据库服务器或者数据库服务器阵列组成。

（5）应用层：该层包括了所有附加于中心数据层上数据的处理及相关的扩展功能。主要包括：中心管理系统，如中心监控子系统、中心管理子系统、证件管理子系统；验证点系统，如验证点子系统、值班室管理子系统、Web 功能拓展子系统。

五、安全性、保密性设计

基于如下原理：所有的电子标签均有唯一标号 ID；所有的用户数据均由用户自主生成并管理，系统维护人员只在证件制作管理软件上做指导，对数据库做备份管理等操作指导，原则上不接触任何真实用户数据；所有数据均在内部局域网传送，安全性由内部网络保护；任何外单位的同型号卡均会被识别为非法证件；所有的用户操作均可以设置账号密码进行操作限制并进行操作日志记录；证件管理系统可随时对特定证件进行挂失、停用、注销操作，并实时生效；为保证系统稳定性，在能保证验证点系统安全性的情况下，可以配置本地数据库，以保证在网络故障下系统依然可以正常运行；进入验证通道时，证件存档照片自动调出，供执勤人员进行比对，可以杜绝冒用情况的发生；证件卡片与数据登记由不同人员负责，制证过程分多步进行，并经审核与批准，减少出错可能性并且杜绝个人制作证件的可能；可方便地进行定期、不定期数据检查，打印并拷贝审核存档。

第五章　物联网技术在医疗设备管理中的应用

医疗行业的竞争已从医疗环境、医疗人才的竞争转移到医院信息处理能力及医院工作效率的竞争，医疗设备管理对医院的整个系统有很大的影响。医疗设备具有数量大、位置分散、体积大小不一等特点，有些设备还具有价值高、易流动的特点。如今医院对医疗设备的投入越来越大，对医疗设备高效地管理已成为医院信息化建设的重点。医院以往的设备管理业务，通常都是由管理科室的管理人员按照资产清单对照实物逐件确认，再将确认后的信息录入到服务器中进行更新。这种传统方法不仅劳动强度大，而且还存在影响医院工作正常进行的问题。信息化建设比较先进的医院则是利用条码技术，通过手持终端读取资产上加贴的条码进行资产信息登录。这种方法在一定程度上减轻了劳动强度，但是由于需要可视化读取和人工确认，还存在寻找困难和信息出错的问题。即 RFID 技术较条码技术有非可视读取、多标签读取等优点，利用 RFID 技术对医疗设备进行管理，其高效率的信息处理方式可以保证医疗设备在第一时间得到恰当处理，减少人工管理的中间环节，从而避免设备管理的差错，提高管理质量与效率。基于 RFID 技术的医疗设备管理系统实现了医院向信息化模式的转变，真正地达到了有效资源共享和信息利用，满足了当今医疗服务的高速发展，成为医院可持续发展的契机。

第一节　医疗设备管理概述

一、医疗设备管理的含义

医疗设备不仅是开展医疗、教学、科研的必备条件，而且是提高医疗质量的物资基础和先决条件。预防、诊断和治疗疾病，不但依赖医学科学工作者的知识经验和思维判断，在很大程度上还依赖于实验手段和设备条件，利用这种实验手段，使医学诊疗技术产生了一个飞跃。自 19 世纪末以来，人类进入原子、电子时代，自然科学的许多重大发现，导致了医疗装备的巨大变化，如 B 超、CT 和核磁共振（MRI）在医学领域的应用，促进了医学诊断的发展，如果一个医院不具备较先进的装备，要赶超世界先进水平是有困难的。医疗仪器是医学科学能力的一部分，现代医学研究工作离开了精密的检查、诊断和治疗手段，会变得无能为力。医学科学能力包括医学劳动者、仪器医学科学资料、医学劳动的社会结构（如医院的组织和管理、分工和协作等）和医学科学潜力（指医院职工的文化技术素质），它是人认识自然、改造自然的能力。因此说医疗仪器是医学科学能力的组合成分。现代医院管理中设备管理是医院系统中的一个子系统，要处理好医院系统的常规运行，必须运用一系列科学管理技术和方法，使设备管理系统处于良好的运行状态。提高医院价值，即医院的社会效益、经济效益和技术效益是医院管理的目的。医院设备是实现医院社会、经济效益的重要条件，设备费用是卫生系统经济构成的一个重要因素，设备管理则是医院经济管理的主要方面。设备管理优劣，直接关系经济效益的好坏，一般医院的医疗仪器约占医院固定资产的1/2，而经济效益约占门诊和住院病人资金收入的2/3，也是医院产生医疗信息的主要来源。所以，医院仪器管理是非常重要的。

二、医疗设备管理的任务

医疗设备管理的任务是：

（1）根据医疗科学需要及经济、实用的原则，正确地选购设备，为医院提供品种、性能、精度适当的技术装备。

（2）加强岗位责任制，负责建立健全管理制度，形成一个科学、先进的管理方法。

（3）提高在用仪器作用率，在保证供应和效益的基础上，充分发挥国家投资作用，并做好引进医疗仪器的研究、消化、改进。

（4）提高设备的完好率，保证仪器设备始终处于最佳状态。尽快掌握引进设备的安装，保养及维修技术，及时解决备品配件的供应。

三、医疗设备管理的内容

医疗设备管理的内容包括：

（1）设备的物资运动形成的管理，包括设备的选购、验收、安装、调试、使用、维修等管理。

（2）设备的价值运动形成的管理，包括设备的资金来源、经费预算、财务管理、经济效益等。

四、医疗设备的分类

目前较提倡的医疗设备的分类法有3大类，即诊断设备类、治疗设备类及辅助设备类。

1. 诊断设备类

诊断设备类可分为8类，即X射线诊断设备、超声诊断设备、功能检查设备、内窥镜检查设备、核医学设备、实验诊断设备、五官科检查设备及病理诊断装备。

（1）X射线诊断设备

此类设备包括从5mA到1500mA的各型专用的X线诊断机。

（2）超声诊断设备

目前常用的超声诊断设备为四种类型，即A型、B型、M型及超声多普勒检测仪。

（3）功能检查设备

主要分为生物电放大记录仪器及非生物量检测放大记录仪器两种。前者直接通过电极与生物体接触，如心电图机、脑电图机、肌电图机等；后者通过传感器的作用，如血压、血流、体温、脉搏、心音、呼吸、脉象等检测仪器。在此基础上发展了多导生理记录仪、动态心电图机等。此外，呼吸功能测定仪、新陈代谢测定仪，测听仪等也都归入此类。

（4）内窥镜检查设备

主要包括光学纤维鼻咽镜、上颌窦镜、食道镜、支气管镜、纵膈镜、胃镜、十二指肠镜、胆道镜、宫腔镜、膀胱镜、结肠镜、关节镜和脑室镜等。

（5）核医学设备

大约可分为脏器功能、脏器显象、体液流向测定和体液定量以及体外测定体内微量物资等几个方面，主要有 3 种：①脏器功能测定仪器，如甲状腺功能测定仪、肾图仪、肺功能测定仪等。②核素闪烁扫描机（简称扫描机）。③伽马照像机和单光子发射断层扫描仪（SPECT）。

（6）实验室诊断设备

此类设备较多，可细分为以下 3 种：①基本设备，如天平、显微镜、离心机、电冰箱、各种恒温箱、电导仪。②光电分析设备，包括光电比色剂、分光光度计、紫外分光光度计、双光束分光光度计、荧光分析仪、火焰光度计、原子吸收分光光度计和层析法分析设备。③自动化设备，可分为立式自动分析仪、离心式自动分析仪、连续流动式自动分析仪、免疫化学分析仪、血气分析仪、血细胞电子计数仪六类，其特点是微量、快速、准确。

（7）五官科检查设备

属于眼、耳、鼻、喉科专用的诊断设备，如角膜显微镜及裂隙灯、眼压计、眼底照像机、前庭功能测定仪等。

（8）病理诊断设备

病理诊断多用形成观察，所以经常使用的仍是实验室诊断设备，但还有其专用设备，如切片机、染色机、细胞离心机、自动脱水机、自动磨刀机等。

2. 治疗设备类

治疗设备类可分为 10 类。

（1）病房护理设备。包括病床、推车、吸引器、氧气瓶、洗胃机、无针注射器等。

（2）手术设备。包括手术床、照明设备，手术器械和各种台、架、凳、柜，还包括显微外科设备。此外，手术室专用监护观测设备仍应归入各种相应的诊断设备类为妥，以免发生混淆。

（3）放射治疗设备。包括接触治疗机、浅层治疗机、深度治疗机、加速器、60 钴治疗机、镭或 137 铯腔内治疗及后装装置治疗等。

（4）核医学治疗设备。治疗方法有内照射治疗、敷贴治疗和胶体治疗三种，都是以使用放射性同位素为主，所需的设备较少。

（5）理化设备。目前已有几十种，大体上可分为光疗商务、电疗设备、超声治疗及硫疗设备 4 类。

（6）激光设备。医用激光发生器，目前常用的有红宝石激光、氦氖激光、二氧化碳激光、氩离子激光及 YAG 激光等。

（7）透析治疗设备。目前常用的人工肾有平板型人工肾和管型人工肾两大类。

（8）体温冷冻设备。目前使用的"冷刀"可大致分为半导体冷刀、气体冷刀和固体冷刀 3 类。

（9）急救设备。如心脏除颤起搏设备、人工呼吸机、超声雾化器等。

（10）其他治疗设备。如高压氧舱、眼科用高频电铬器、电磁吸铁器、玻璃体切割器、血液成人分离器等，属于各科专用治疗设备，如有必要亦可单独分成一类。

3. 辅助设备类

辅助设备类包括消毒灭菌设备、制冷设备、中心吸引及供氧系统、空调设备、制药机械设备、血库设备、医用数据处理设备、医用录像摄影设备等。

第二节 医疗设备电子户口系统

为了使射频技术能够更好的应用到医疗设备管理中，在基于射频自动识别技术的基础上，结合了卫生部颁布的《医学科研仪器设备管理暂行办法》、《医院管理评价指南》及国家药监局颁布的《医疗器械注册管理办法及分类规则》和《医用电气设备安全标准》中的一些内容及要求，共同研制开发了一套后台管理软件《医疗设备跟踪识别综合管理系统》医疗设备电子户口。

通过使用该系统能够真正达到信息互动化，提高医疗设备工作状态完好率，保证临床的使用。这项技术填补了该领域的世界空白，使医疗设备管理真正做到有序化、高效化、精确化、信息互动化。该软件系统由功能上分四大模块：系统设置、日常业务、基础数据、数据通信。

一、系统设置的功能

（1）用户管理。主要是进行增减用户等操作，并可设置新增的用户是否能使用本软件。

（2）用户授权。主要是对可以使用本软件的用户进行权限的配置，即可以使用的功能。

二、日常业务的功能

（1）新增设备。主要完成设备的新增、设备信息的详细查看和各科室使用情况的统计。

（2）维修保养。主要是显示设备的维修保养信息，如设备所使用的保养项目的统计、设备的维修信息，包括当前维修信息和历史维修信息、维修时间、维修工长和维修人等。

（3）效益评估。主要是统计显示设备的支出情况、和维修设备的耗材使用情况。

（4）保养设定保养项目设定。主要是为指定的设备进行保养项目的绑定，即每个设备可以做的保养项目存入卡中。

（5）生产商信息。主要是生产商信息的查询和维护，包括生产、注册产品编号及资质证明等。

（6）供应商信息组成。主要是供应商信息的查询和维护，包括注册编号及经营类别。

三、基础数据的功能

（1）使用科室维护，增减科室信息的维护。

（2）经营类别维护，增减经营类别信息的维护。

（3）资质认证维护，增减资质认证信息的维护。

（4）耗材项目维护，增减耗材项目信息的维护。

（5）保养项目维护，增减保养项目信息的维护。

（6）人员信息维护，增减人员信息的维护。

（7）医疗设备不良记录跟踪信息。

四、数据通信的功能

（1）数据生成。数据生成是生成要下载到手持机中的数据。

（2）数据交换。数据交换主要是完成计算机和手持机的数据通信。

通过上述介绍，大家可以了解到该软件主要功能是对设备信息、使用信息、采购信息、维修保养信息的设置、查询以及与手持机的信息互动等。该系统使用可读写标签来标识设备，这样可以将设备的一些信息存入标签中。用来写入信息的工具是手持机。手持机内嵌大规模集成电路、大容量存储器及犯位高速处理器，可实现脱机使用将医疗设备信息存入，便于移动式工作。

手持机在该系统中起着承上启下的作用，它与标签进行信息写入、读取操作与计算机进行信息上传、下载操作，它特有的可编程功能完美地实现了此项工作。

为了充分发挥该系统的优势，我们将以往需要在现场手工填写的操作以及现场不能实现的功能都内嵌到手持机中。

具体功能如下：

（1）设备标签的制作；

（2）设备基础信息查询；

（3）设备保养维修；

（4）厂商资质证明查询；

（5）经济效益评估；

（6）科室设备信息；科室设备信息主要是通过查询获取相应科室的设备信息。

该功能提供两种查询方式。

一是查询某科室所有的设备信息。

二是查询某科室应有某种类别的设备信息。

（7）系统维护管理。

系统维护管理主要由数据交换服务、使用人员设定、本机时间设定、屏幕显示设置、电源管理设置，声音提示设置、交换数据查询、制作设备标签组成。该系统特点是较为贴近医院医疗设备管理的特殊性及实用性，能够对设备多方面多层次管理，实现设备管理网格化。

①每次对医院的医疗设备进行检查，要提前一个月收集设备基础信息、整理设备清单，做好检查前的准备工作。现在不需要如此烦琐，将要检查的设备通过科室、类别等分类下载到手持机中即可。

②每次对医院的医疗设备进行检查，工作员要提着厚厚的设备登记单到各个科室去核对，现在只需将手持机对准贴在设备上的标签轻轻按一下键盘，静静的等待一秒钟，标签对应的设备信息就会显示在手持机的屏幕上。

③每次对医院的医疗设备进行检查，需要将大量的信息手工的填写到设备登记单上，时间长、书写不方便、易出错。现在只需在手持机的键盘上敲几个按键，将写完的记录通过手持机写入标签中即可，同时还可以将此记录存储到计算机中便于长期保存。

④每次对医院的医疗设备进行维修，维修工程师、电话、以往的维修记录、设备保修期、配件价格等都是一堆难查、难找的数据。现在只需将设备维修、保养明细表下载到手持机中，维修时，手持机识读该设备标签，所需信息就一目了然了。

第三节　基于 RFID 技术的医疗设备管理系统

一、系统说明

医疗设备移动管理是在传统医疗设备管理系统的基础上，将基于移动计算终端设备（PDA）的数据采集技术、无线局域网（WLAN）技术、RFID 技术以及计算机技术结合起来，实现对医院固定资产管理医疗设备的移动化、智能化管理。

本系统以医院现有设备管理系统和财务的资产管理系统为基础，以医院局域内的无线网络作为传输媒介，利用无源 UHF915MHz 的 RFID 电子标签作为标志介质，通过手持终端（PDA）操作完成与后台设备管理系统的数据接口，后台管理系统完成与现有医疗设备管理相关信息的关联，对相关实物（设备）进行标志，实现主要以设备类为主的综合管理、查询、统计等功能。

本系统通过对设备信息的快速自动识别，不仅能为医院的资源调配、资源盘点工作提供更好的服务，还为医院的考核提供了量化的数据依据，为医院提高管理水平打下了坚实的基础。

二、体系结构

医疗设备管理系统是基于数字化医院的整体架构进行全面设计的。系统架构在医院HIS系统上，运用数据安全抽取和虚拟数据库技术为数据交换层。以医院现有的局域网以及无线网络交换平台为网络传输平台，以工作人员手持PDA配合移动软件客户端、工作处配合桌面PC机软件客户端，结合RFID技术为系统实际、移动应用。

基于RFID技术的医疗设备管理系统从信息方面来看由四部分组成，如图5-1所示。

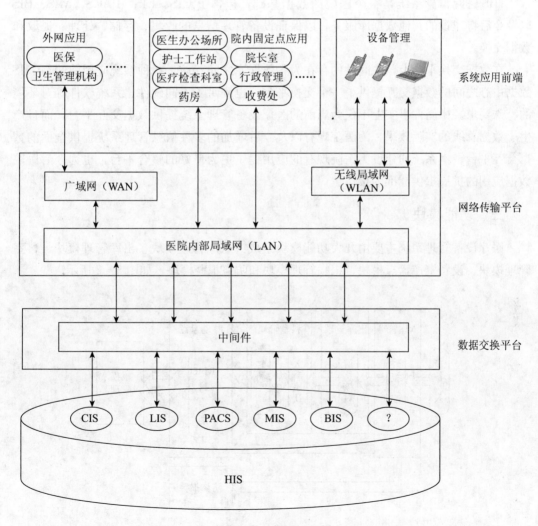

图 5-1　体系结构

(1) 应用前端

RFID 电子标签、移动数据终端无源 RFID 电子标签：实现与一般设备的基本信息的关联移动数据终端口 PDA：symbol 的移动数据终端集成了 RFID 读取模块和条码读取模块，通过读取 RFID 电子标签信息，实时获取该设备的所有信息，并通过无线连接传递数据。

(2) 网络传输平台

无线交换网络平台：以无线交换机以及天线形成全面覆盖，为移动应用提供物理平台。

(3) 数据交换平台

中间件：提供医院 HIS 数据中心与系统前端应用之间的数据交互服务。

(4) HIS 医院信息系统

HIS 医院信息系统是整个医院的数据基础，包含了 CIS、LIS、PACS、MIS、BIS以及今后将建设的其他数据库服务，以保证设备管理信息的收集、存储、处理、提取和数据交换。

在数据交换平台上，中间件的存在为各数据库之间互访、各种系统应用前端与 HIS数据中心之间的数据交互提供了一个交换平台，也满足了不同硬件、系统软件等对环境的特殊要求。中间件事实上不仅为当前的医疗设备管理系统提供数据交互平台，而且产生了数据总线的实际效果，为医院现有以及今后增加的多种信息管理系统提供全面的数据交互平台。本系统的建设为医院现有的应用提供更为良好的整合平台，也为今后医院数据应用的扩展提供标准的接口。

三、功能模块

医疗设备管理系统主要由几大功能模块组成：入库管理模块、出库管理模块、科室管理模块、设备资产盘点模块、报损管理模块和防盗报警模块，如图 5-2 所示。

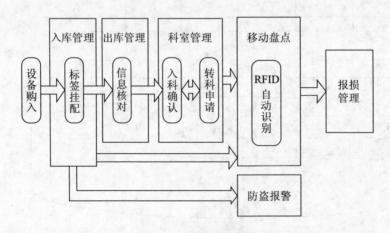

图 5-2 系统功能模块

（1）入库管理模块

入库业务的结果是把外界的物资设备引入到医院库房里。发生入库业务前，采购部门应该对要引入的物资的价格、质量和性能进行了解确认，以确保引入的物资适合在医院使用。

每一件新购入的医疗设备的相关数据输入计算机以后，都会根据其属性由计算机自动的生成 RFID 标签，设备标签包括有可视信息和微型电子档案两部分，其内容可由用户自己设定，其中主要包括设备名称、入库日期、设备主要配置、功能档案、维护档案等内容。

将 RFID 标签挂配在相应的设备实物上，给日后的设备维护、安全管理、盘点等操作提供方便。

（2）出库管理模块

出库管理模块是对出库业务做出管理的模块，发生出库业务前，库房管理人员应该对即将出库的物资的型号、数量、性能、质量进行检查，以确保设备能够正常安全使用。出库业务是发生在医院库房和医院科室或外单位之间的业务，其中，科室领用最常见，是指医院科室直接从医院库房领取需要使用的物资。工作人员收到科室领用的信息后，对需要管理的物资建立出库资料并核对设备信息，执行出库。

（3）科室管理模块

科室管理是指设备进入使用科室后的管理，主要是进入科室时对设备进行转入信息确认以及各个科室间设备转让时对设备信息的更改及确认，这样可以使某科室将闲置不用的在用设备转让给别的科室使用，转变成别的科室的在用设备，以提高设备的利用率。

（4）设备盘点模块

设备盘点模块将对系统覆盖下的所有设备（包括财务登记的医疗设备、准设备资产和特殊设备资产）进行抽样盘点。由上级部门制订盘点计划，列出需盘点的设备范围，转交到管理部门进行盘点。在统一的部署下，工作人员在设备使用部门将该范围内的设备实物盘点一遍。在盘点过程中要检查电子标签中记载的信息与实际情况是否相符（如数量、使用部门等）。其具体过程是盘点人员用 PDA 对 RFID 标签进行扫描获得信息（位置信息和设备信息），并核对设备具体情况，再由 PDA 向系统反馈盘点信息，将相关数据自动录入事先建立的科室盘点列表。最后，利用查询统计功能将盘点信息表由系统汇总后送至上级部门，对盘点信息进行核对，不相符的数据要先查明原因，再进行更正，以此来检验信息相符的情况。

（5）报损管理模块

设备所在的使用科室根据设备的使用老化情况，在本系统中进行报损申告，再转交设备管理部门进行申告核实。最后根据资产管理部门在系统中提供的核实结果报告（包含设备使用科室提出的报损申告信息和设备管理部门的核查结果），由管理部门在本系统中获取最终报损信息，进行报修处理或报废处理，结束该设备的管理生命期。

（6）防盗报警模块

报警模块是对设备用于防盗报警管理的模块。从设备购入标签挂配起，除非管理人员因为检修异常设备可以解除报警，只要带有 RFID 标签的医院设备被携带出院区，进入固定式阅读器读取的范围内时，系统就会启动防盗报警模块，提示管理人员采取相应措施。有些医疗设备价值高，加入防盗报警模块的目的是力求将医院损失降到最低。

第四节 RFID 在医疗设备管理中的作用

一、加速医疗设备信息生命周期管理

先进的医疗设备是医院、科研、教学等各项业务活动的物质基础，高效的设备维护管理是医院追求效率、降低成本的关键手段，是提高医院经济效益的前提。

在新的市场经济模式下，先进的医疗设备的引进和应用已经成为医院参与市场竞争的一个重要方面，新仪器设备的日益增多对设备动态管理提出了更高的要求。信息技术和设备技术的发展可使这些复杂的并且难以收集的动态信息状况得到根本改善。静态管理通常诊断设备的静止信息（如购置情况、价格、技术资料等），主要为领导掌握全院设备情况进行各类数据统计，并为设备购置决策提供参考依据；而动态管理则主要侧重于幼小生命周期中的动态信息（如使用、小号、故障、维修工作状态等情况），有效地动态管理首先保证不断采集足够的数据形成各类报表，并以此为依据对全院医疗设备的运行情况进行科学分析，制定出良好的定期维护方案，通过计划性的检修避免突发性的事故，降低设备的故障发生率。

能在方案实施过程中准确发现需要改善的地方，予以分析后进行调整，设计出更有效的维修管理计划，帮助我们把力量集中在最关键的地方，从而将设备维护管理模式由原始的被动抢修变为主动的预防性维修，并最终上升为改善维修，不但减少了维修成本，而且便于设备资源和人才资源的合理利用，可以更好地安排设备维修人员的工作时间。通过应用医疗设备射频跟踪自动识别综合管理系统使设备巡检、维护变得简单易行，这样可以增加设备维修维护人员对医疗设备巡检维护的次数，同时，由于每个设备上的芯片都存储有该设备的大量信息以及业务维护维修的情况，这样可以在现场就可以明确该设备的使用情况，大大缩短了维护巡检的时间，提高了维护巡检的工作效率。设备维护巡检后的信息在现场可以录入手持机，同时存储于设备上的芯片，回到科室后，将手持机内的信息上传到中央处理器内，进行相应的数据存储及处理。目前我院在医疗设备维修管理方面已基本达到改善维修，这样不仅节省了人力物力，同时也提高了医院临床设备使用效率，并使医院用于设备维护的成本逐年下降。

应用医疗设备射频跟踪自动识别管理系统，由于每台设备上都附有射频芯片，可以储存大量的设备信息，同时还有每次维护、维修、巡检的相应记录。这样可以避免由于不确定原因造成的原设备建档档案损坏和遗失造成的设备信息资料丢失的损失。而且每次巡检和维护必须做到对每一台机器的情况进行了解维护，并做相应的信息存储操作，这样可以避免对设备巡检和维护工作的疏漏。由于每次巡检和维护的结果都记录存储于芯片和中央处理器中，而且这些信息是不能够随意更改的，这样避免了如果出现和医疗设备相关的医疗责任事故不能明确人为责任还是设备责任的问题，使医疗设备科的日常工作变得有据可查。通过使用该管理系统使医疗设备科对全院的医疗设备的情况掌握的十分明确，基本上可以做到实时准确，可以按年、按月、按日向医院的领导决策层提供及时准确的医院设备使用情况的信息和相应的分析报表，使医院在购买设备和战略决策上真正做到科学化、合理化、现代化，也将医疗设备科由简单的设备维修管理逐渐转变为医院管理层中央的决策机构。

随着医疗事业的不断发展、医疗技术的不断提高、医院的规模不断的扩大，医疗设备的数量、种类会不断的增加。带来的不仅仅是效益的提高，还伴随着设备的流失、闲置，资金的浪费等诸多问题，那么，我们怎样来面对这些问题，解决这些问题，是值得我们去思考的。我们认为只有在管理模式上做文章，在管理方式上进行改革才能解决这些问题。我们应该选择一种方便的、实用性强、性价比高的管理系统。就是本着这种想法在射频技术与计算机技术二者之间我们找到了切实可行的管理模式，它能够将设备、账本、医院、供应商有机地结合起来，使原本复杂、烦琐的工作变得轻松、简单。

由于使用了该项技术，使得我们在对医疗设备管理学科的探索方面取得了突破性的进展，并填补了该领域的空白。随着射频技术的不断发展，我们相信会有更多、更好、切实可行的方案应用到医疗事业中，我们也期待着这一刻的到来。同时，我们衷心希望广大医疗同行能够分享我们的成功果实，享受全新管理模式所带来的轻松。

二、改进医疗设备使用管理

医疗设备使用管理一般手段是建立健全的制度。医疗设备购入后首先进行建账。医疗设备要求账目健全，账账相符，账实相符。建立仪器管理账是仪器设备从库房发出后，分散至各使用科室、部门运转使用的客观记载。管理账目是仪器管理和清查核对的依据，是在用仪器各种数据统计的原始资料，不是财物清算，物资发放的依据。管理账目按账目用途有分户账和分类账。管理账目的形式有账页式、卡片式等。然后，进行医疗设备建卡。凡在固定资产购进、调入以后，建立固定资产卡片账，账卡分"总卡"及"分卡"两种。总卡列同一品名即每一个"目"财产的总数。分卡一物一卡，一式三份，一份留设备处科，一份留使用科室，一份随仪器存放在技术档案内，最后对医疗设备建立技术档案。对于大型精密仪器，尤其是万元以上的贵重设备，都应建立技术档案。技术档案建立内容包括订货合同、国内外发票提货单据、出入库凭证副联、验收记录、产品样品说明书、线路图、安装及使用技术要求、安装调试记录、检验报告、使用操作登记、操作规程、保养维修等有关资料。技术档案卡片一式三份，一份"正本"设备部门保管，存入档案内。一份"维修副本"交专职分工的维修人员。记录仪器的重要特征和校验结果，基本测量数据，并在每次检修后做好维修记录。凡更换元件、改变线路则需详细记录，类似这一仪器的"病历"。维修记录有两种登记保存方法。一是随档案卡的"维修副本"存放在维修人员手中；另一办法是随"精密贵重仪器使用维修记录薄"存放在仪器的保养人手中。另一份"使用副本"交使用单位仪器的保养人。主要记录仪器的情况，包括内部周转记录及按时检验记录。

以往医疗设备科在完成上述工作后。基本完成了医疗设备的档案记录和保存。由于医疗设备每年不断增加和更新，特别是近些年，医院为了提升在医疗市场上的核心竞争力，医疗设备购入的数量较以前大大增加，这无形中增加了设备科档案管理的工作量，同时由于纸质保存介质占用空间大，易受环境条件的影响而损坏，并且难以快速对需要的资料进行检索。这样就使设备科的工作人员不能对医院的所有设备进行有效的管理。由于档案不能与设备科人员进行互动交流，大多数情况下设备科只能对医院内的部分重要设备进行有效及时的巡检和维护，其他设备常常是使用科室报修时才进行修理。这样设备科疲于设备维修，而使用科室经常抱怨设备不能得到及时维护。例如，我院曾在同一时期购入 36 台迈瑞 PM9000 型监护仪分发给各个科室，几年间在各科室间进行轮换、维修，如按以前管理方法难以分清哪一时间哪一台被维修，难以管理。但通过管理可以统一编码，例如 PM9000-1 至 PM9000-36。该信息不会丢失，并且不会因为科室调动丢失基础信息，从而实现对每台设备都进行科学的管理。

应用医疗设备射频识别综合管理系统后，在建立纸质永久档案的同时，充分利用该系统的优势，建立了医院所有设备的电子档案，对医院所有设备进行了微机化管理。而且对每种设备的记录内容做得非常详细，包括该设备档案名称、型号、厂家、编号、类别、使用单位、销售单位情况、售后服务、技术支持信息、保养维护时间等。同时对每一设备都详细地保留存储该设备技术的电子档案资料，包括使用说明书、相关证明、维修手册、电路图等。这样相关科室在查询时只要提供有关该设备的任意信息，就可以直接从数据库中筛选出所需资料，大大地提高了工作效率。维修人员再也不用花费大量时间查询设备信息。而且所有设备的信息为所有技术人员乃至以后管理者共享。

该系统可以按预先设定好的每种设备需保养维护的时间，每月自动提示需要保养维护设备的信息，设备信息可按使用科室或设备类型提供检索方式，方便设备维护人员进行有针对性的设备巡检和维护。同时该信息可以直接下载到手持式巡检终端上，该终端也存储有医院相关设备信息，并与每台设备上的射频识别芯片上的存储的内容相对应，每次巡检维护的记录会自动存储到射频识别芯片和手持巡检终端上，并可根据需要上传到计算机管理系统上进行分析、记录和评估设备的运行情况和使用情况。

三、在医疗设备维修管理中的应用

设备的维修是维护保养、检查和修理的总称。而且常用设备的维护保养、检查是设备科主要的工作之一，也是日常工作中容易疏漏的环节。在过去的工作中由于定时需要巡检的设备数目不清，资料检索查询困难，所以很难做到对每台设备都能及时准确地、系统地进行巡检和维修保养。同时在巡检和保养的过程中出现过同一科室同种类型的设备经常只有部分设备被多次重复巡检和保养的现象，这样不可避免地造成了工作上的人为疏漏。

在巡检保养时，时间、保养内容、设备状况记录的不准确、不全面，导致在出现与医疗设备相关的医疗责任问题时很难与临床医生区分责任。应用射频识别技术后，大大地简化了定时巡检设备的检索工作，每月计算机系统自动将本月所要巡检维护的设备信息按科室或按类型提供给设备维护人员，设备维护人员不必花费大量精力进行信息检索，就能在最短的时间内获得相应并且完整的信息，并将所需巡检维护的设备信息下载到手持巡检终端上，按照设备类型分类或科室分类进行巡检维护，节省了工作人员的时间，提高了工作人员的工作效率。

由于手持巡检终端上的信息与每个医疗设备上的射频识别芯片上的信息是一一对应的，就保证了巡检过程的准确性和完全性，同时避免了由于人为的原因或责任心不强所造成的工作疏漏。巡检维护结束后，巡检维护的结果信息被准确地记录在射频识别芯片和手持巡检终端上以备日后查询。手持巡检终端上的信息被传输到计算机中心的系统中，进行资料的备份和相应的数据分析，提供给医院管理者。由于日常巡检维护的工作到位，变被动维修为主动维护，大大地提高了设备的完好率，减少了设备的损坏维修率，并能够及时解决临床设备使用中所遇到的问题，提高了设备使用效率。在巡检维护过程中了解了部分闲置的尚能使用的完好设备，并在医院内部进行了资源调配，无形中为医院节约了大量需要购买设备的资金。

在设备维修中能够及时检索到该设备的电子文档、电路图以及设备购买时的大量信息，包括设备销售、生产厂家的情况和联系方式及负责人，设备是否在保修期或购买过保修合同等，这样就及时地为修复机器提供了必要的信息，缩短了设备维修的时间，保证了临床能够及时地使用设备。每次保修的情况及花费都能够及时地准确地进行记录，并根据记录提供分析数据，为购买新设备提供相应的数据基础。由于每个设备中的射频识别芯片都详细记录了该设备的信息，避免了设备使用过程中的错拿和遗失问题。例如，我院的实际情况是一院四地，医院的四个院区分别地处城市的东、南、西、北，分布在城市不同区域，但医院实行四院一体化管理，设备在四个院区内流动性非常大，采用传统的管理方式难度很大。射频识别技术就像给每个设备做了一个身份证。无论在哪个院区使用，情况怎样，都将实时跟踪记录下来，给设备科和临床使用带来了最大的帮助。同时，所有的这些信息对于刚刚在设备科工作的人员十分重要，他们可以站在巨人的肩膀上工作，不用从头学习，有利于培养新的人才和管理者。

四、在医院统筹管理中的应用

在医院管理上，医院管理人员最需要了解医院的医疗设备运转、使用、资金占用、以及设备折旧等情况。以往设备科提供的数据很难做到准确及时，这样就削弱了设备科在医院管理工作中本应占据的重要地位。应用医疗设备射频识别综合管理系统能够实时地提供医院医疗设备的详细信息，为医院的决策提供有效的数据信息支持。该系统附带的医疗设备购入前瞻性分析软件（量、本、利分析法），可以在购买设备前根据现有的信息提供比较科学的前瞻性分析报告，为设备的购入提供依据。

目前随着射频识别技术和计算机技术的不断发展，该技术在医疗领域会有更多的应用。我们通过实际应用充分的认识到该系统及技术给医院医疗设备管理带来了前所未有的便利性、准确性、科学性和系统性。根据本院设备科具体情况应利用该系统，从而使这系统最优化的服务本医院。当然，该系统才刚刚投入到医院设备管理中，许多优势尚未完全开发出来，不可避免地会有一些问题存在，但射频识别技术在医院的应用会有更加广阔的前景。

先进的医疗设备是医疗、科研、教学等各项业务活动的物质基础，高效的设备维护管理是医院追求效率、降低成本的关键手段，是提高医院经济效益的前提。在新的市场经济模式下，先进医疗设备的引进和应用已经成为医院参与市场竞争的一个重要方面，新仪器设备的日益增多对设备动态管理提出了更高的要求。通过应用医疗设备射频跟踪自动识别综合管理系统，不但可以满足以上要求，而且使设备的巡检维护变得简单易行。通过应用医疗设备射频跟踪自动识别管理系统，每台设备上都附有射频芯片，可以存储大量的设备信息，同时还有每次维护、维修、巡检的相应记录。这样不仅可以避免由于不确定原因造成的原设备建档档案损坏，以及遗失造成的设备信息资料丢失的损失，而且可以容易做到每次巡检和维护时对每一台机器的情况进行了解和维护，并做相应的信息存储操作，从而避免了对设备巡检和维护工作的疏漏。由于每次巡检和维护的结果都存储于芯片和中央处理器中，而且这些信息不能够随意更改，这样就避免了在出现和医疗设备相关的医疗责任事故时，不能明确是人为责任还是设备责任的问题。

第六章　物联网技术在血液管理中的应用

目前，我国大多数血站都利用身份证来识别献血者和输血者的身份，采用条码来表示血液成分和相关信息。在管理信息系统中，很多血站已采用了计算机联网、数据共享的方式，用数据库技术来管理血液信息。但是现有系统暴露出了一些技术缺陷，如过分依赖数据库的问题，条码存储容量小的问题等，采用 RFID 技术进行血液管理，每一袋血上的 RFID 标签，无论是在血库库房中，还是被其他血库调出、调入或是被医院使用，都是唯一的标识。并且采用 RFID 技术进行血液管理，可以实现非接触式识别，减少对血液的污染；可利用 RFID 标签存储信息量大的特点存储比较全面的信息；可以实现多目标识别，提高数据采集效率。

第一节　血液管理概述

一、血液概述

血液是流动在心脏和血管内的不透明红色液体，主要成分为血浆、血细胞。属于结缔组织，即生命系统中的结构层次。血液中含有各种营养成分，如无机盐、氧，以及细胞代谢产物、激素、酶和抗体等，有营养组织、调节器官活动和防御有害物质的作用。

血液由血浆和血细胞组成。人体内的血液量是体重的 7%～8%，如体重 60 公斤，则血液量为 4200～4800 毫升。各种原因引起的血管破裂都可导致出血，如果失血量较少，不超过总血量的 10%，则通过身体的自我调节，可以很快恢复；如果失血量较大，达总血量的 20% 时，则出现脉搏加快，血压下降等症状；如果在短时间内丧失的血液达全身血液的 30% 或更多，就可能危及生命。

血液分静脉血和动脉血。动脉血是在体循环（大循环）的动脉中流动的血液以及在肺循环（小循环）中从肺回到左心房的肺静脉中的血液。动脉血含氧较多，含二氧化碳较少，呈鲜红色。静脉血是血液中含较多二氧化碳的血液，呈暗红色。注意，并不是静脉中流的血是静脉血，动脉血中流的是动脉血，因为肺动脉中流的是静脉血，肺静脉中流的是动脉血。

1. 血液的成分

血液由血浆和血细胞组成。

（1）血浆

血浆相当于结缔组织的细胞间质，为浅黄色半透明液体，其中除含有大量水分以外，还有无机盐、纤维蛋白原、白蛋白、球蛋白、酶、激素、各种营养物质、代谢产物等。这些物质无一定的形态，但具有重要的生理功能。

1L 血浆中含有 900～910g 水（90%～91%），65～85g 蛋白质（6.5%～8.5%）和 20g 低分子物质（2%）。低分子物质中有多种电解质和小分子有机化合物，如代谢产物和其他某些激素等。血浆中的电解质含量与组织液基本相同。

（2）血细胞

在机体的生命过程中，血细胞不断地新陈代谢。红细胞的平均寿命约 120 天，颗粒白细胞和血小板的生存期限一般不超过 10 天。淋巴细胞的生存期长短不一，从几个小时到几年不等。

血细胞及血小板的产生来自造血器官，红血细胞、有粒白血细胞及血小板由红骨髓产生，无粒白血细胞则由淋巴结和脾脏产生。

血细胞分为三类：红细胞、白细胞、血小板。

①红细胞

红细胞有一定的弹性和可塑性，细胞通过毛细血管时可改变形状。红细胞正常形态的保持需 ATP 供给能量，由于红细胞缺乏线粒体，ATP 只由无氧糖酵解产生，一旦缺乏 ATP 供能，则导致细胞膜结构改变，细胞的形态也随之由圆盘状变为棘球状。这种形态改变一般是可逆的，可随着 ATP 的供能状态的改善而恢复。

正常成人每微升血液中红细胞数的平均值，男性 400 万～500 万个，女性 350 万～450 万个。血液中血红蛋白含量，男性 120～150g/L，女性 105～135g/l。全身所有红细胞表面积总计，相当于人体表面积的 2000 倍。红细胞的数目及血红蛋白的含量可有生理性改变，如婴儿高于成人，运动时多于安静状态，高原地区居民大都高于平原地区居民。红细胞的形态和数目的改变、以及血红蛋白的质和量的改变超出正常范围，则表现为病理现象。一般来说，红细胞数少于 300 万个/μl 为贫血，血红蛋白低于 100g/l 则为缺铁性贫血。此时常伴有红细胞的直径及形态的改变，如大红细胞贫血的红细胞平均直径>9μm，小红细胞贫血的红细胞平均直径<6μm。缺铁性贫血的红细胞，由于血红蛋白的含量明显降低，以致中央淡染区明显扩大。

②白细胞

白细胞为无色有核的球形细胞，体积比红细胞大，能做变形运动，具有防御和免疫功能。成人白细胞的正常值为 4000～10000 个/μl。男女无明显差别。婴幼儿稍高于成人。血液中白细胞的数值可受各种生理因素的影响，如劳动、运动、饮食及妇女月经期，均略有增多。在疾病状态下，白细胞总数及各种白细胞的百分比值皆可发生改变。

③血小板

血小板（platelet）是哺乳动物血液中的有形成分之一。它有质膜，没有细胞核结构，一般呈圆形，体积小于红细胞和白细胞。血小板在长期内被看做是血液中的无功能的细胞碎片，直到 1882 年意大利医师 J.B. 比佐泽罗发现它们在血管损伤后的止血过程中起着重要作用，才首次提出血小板的命名。

血小板具有特定的形态结构和生化组成，在正常血液中有较恒定的数量（如人的血小板数为每立方毫米 10 万～30 万），在止血、伤口愈合、炎症反应、血栓形成及器官移植排斥等生理和病理过程中有重要作用。

血小板只存在于哺乳动物血液中。低等脊椎动物圆口纲有纺锤细胞起凝血作用，鱼纲开始有特定的血栓细胞。两栖、爬行和鸟纲动物血液中都有血栓细胞，血栓细胞是有细胞核的梭形成椭圆形细胞，功能与血小板相似。无脊椎动物没有专一的血栓细胞，如软体动物的变形细胞兼有防御和创伤治愈作用。甲壳动物只有一种血细胞，兼有凝血作用。

血小板为圆盘形，直径 $1～4\mu m$ 到 $7～8\mu m$ 不等，且个体差异很大（$5～12\mu m^3$）。血小板因能运动和变形，故用一般方法观察时表现为多形态。血小板结构复杂，简言之，由外向内为 3 层结构，即由外膜、单元膜及膜下微丝结构组成的外围为第 1 层；第 2 层为凝胶层，电镜下见到与周围平行的微丝及微管构造；第 3 层为微器官层，有线粒体、致密小体、残核等结构。

血细胞形态、数量、比例和血红蛋白含量的测定称为血像。患病时，血像常有显著变化，故检查血像对了解机体状况和诊断疾病十分重要。

2. 血液的功能

血液在人体生命活动中主要具有四方面的功能。

（1）运输。运输是血液的基本功能，自肺吸入的氧气以及由消化道吸收的营养物质，都依靠血液运输才能到达全身各组织。同时组织代谢产生的二氧化碳与其他废物也依赖血液运输到肺、肾等处排泄，从而保证身体正常代谢的进行。血液的运输功能主要是靠红细胞来完成的。贫血时，红细胞的数量减少或质量下降，从而不同程度地影响了血液这一运输功能，出现一系列的病理变化。

（2）参与体液调节。激素分泌直接进入血液，依靠血液输送到达相应的靶器官，使其发挥一定的生理作用。可见，血液是体液性调节的联系媒介。此外，如酶、维生素等物质也是依靠血液传递才能发挥对代谢的调节作用的。

（3）保持内环境稳态。由于血液不断循环及其与各部分体液之间广泛沟通，故对体内水和电解质的平衡、酸碱度平衡以及体温的恒定等都起决定性的作用。

（4）防御功能。机体具有防御或消除伤害性刺激的能力，涉及多方面，血液体现其中的免疫和止血等功能。例如，血液中的白细胞能吞噬并分解外来的微生物和体内衰老、死亡的组织细胞，有的则为免疫细胞，血浆中的抗体如抗毒素、溶菌素等均能防御或消灭入侵机体的细菌和毒素。上述防御功能也即指血液的免疫防御功能，主要靠白细胞实现。此外，血液凝固对血管损伤起防御作用。

3. 血液的性质

（1）血液的关键性

血液是一种流体组织，充满于心血管系统中，在心脏的推动下不断循环流动。如果流经体内任何器官的血流量不足，均可能造成严重的组织损伤；人体大量失血或血液循环严重障碍，将危及生命。血液在医学诊断上有重要价值，因为有很多疾病可导致血液组成成分或性质发生特征性的变化。血液由 55%～60% 的血浆和 40%～45% 的血细胞（红细胞、白细胞、血小板）组成，血细胞主要是红细胞，它的机能是运送氧气到身体各部，并将代谢产生的二氧化碳送到肺部随呼气而排出体外；其次是白细胞，它能帮助人体抵御细菌、病毒和其他异物的侵袭，是保护人体健康的卫士；再者为血小板，当人体出血时，它可以发挥凝血和止血的作用。血浆中的 90% 是水，其余为蛋白质、钠、钾、激素、酶等人体新陈代谢所需要的物质，维持人体正常生命活动。血液的功能包含血细胞功能和血浆功能两部分，有运输、调节人体温度、防御、调节人体渗透压和酸碱平衡四个功能。红细胞主要功能是运进氧气运出二氧化碳；白细胞的主要功能是杀灭细菌，抵御炎症，参与体内免疫发生过程；血小板主要在体内发挥止血功能；血浆功能主要为营养，运输脂类，缓冲，形成渗透压，参与免疫，参与凝血和抗凝血功能。

由此可见，血液对于维持正常人的身体健康具有极其关键的作用，在救治伤病患者的过程中也是无法替代的。

（2）血液采集的专业性

《中华人民共和国献血法》明确规定："血站采集血液必须严格遵守有关操作规程和制度，采血必须由具有采血资格的医务人员进行，一次性采血器材用后必须销毁，确保献血者的身体健康。"

（3）血液使用的危险性

血液在被使用的过程当中存在着很大的风险性，如不加以严格管理，将会出现严重的后果。20 世纪八九十年代在我国河南农村，有黑市卖血形成的"艾滋病村"，几乎全村人都是艾滋病感染者，或者是艾滋病病人；全国各地还有一些人因为输入了带病毒的血液而感染，然后将病毒传给性伴侣和家人，接着，传染更多人。在法国，由于输血所用的血液受艾滋病毒的污染，在全法国 2500 名血友病人中，1700 多人染上了艾滋病毒，其中 250 多人已因艾滋病丧生；因外科手术接受输血而染上艾滋病毒的人数高达 8000 多人；由于卫生部门对供血者不作严格的血液化验、对血制品不作消毒处理，从 1981 年至 1989 年，全法国有 46 万人染上各类肝炎。

（4）血液的仁道性

血液相对于个人来说是至关重要的。相对于血液输出者来说，他的行为本身就具有天然的仁道性，体现的是整个社会所赋予他的某种公共的仁道的精神。而不能理解为某种单纯的经济行为。在此基础上无论是血液或是血液捐赠者的行为，其中所体现的公共性是占据主导地位的。这就意味着要在整个社会的范围中，对血液及献血者的行为进行公共性的规范和协调。

二、血液质量管理

1.血液质量管理的概念

血液质量，是指血液本身和采供血服务的优劣程度，它是满足规定和采供血者以及受血者潜在需要的特征综合。

血液质量管理，是确定和实施以血液质量为中心的全部管理智能，血液质量管理的职责由相关的卫生行政主管和采供血机构的管理者承担，也要求采供血机构的工作人员承担义务并参与。随着输血科学的发展，血液管理也越来越得到人们的重视。人们按照血液质量形成的客观规律，应用各种科学的方法，来保证和提高血液质量达到规定标准的管理，以保证血液质量的安全可靠。血液质量管理的目标在于规范采供血行为，确保献血者健康，设法提高血液质量，以保证临床用血以及血液制品的安全可靠。

2. 血液质量管理的对象和内容

为实现血液质量标准，保证用血安全以及保护献血者身体健康，血液质量管理的对象和内容应包括以下要素：

组织和人员：组织主要指采供血单位。采供血单位必须依法设立，符合《血站基本标准》或《单采血浆站基本标准》或《血库基本标准》规定的条件，并且必须严格按照法定的许可项目范围开展采供血业务，各项活动符合血液安全的要求。组织管理是血液管理的重要内容，更何况组织是血液质量管理的实施者，肩负着对组织机构制度的管理、工作人员的管理、献血者的管理以及血液本身的管理。人员主要包括组织内部的工作人员和献血者。组织内部的工作人员包括业务技术人员、基层管理者、后勤员工等，这些人员技术水平的高低、对血液质量安全的认知水平、工作态度等都关系到血液的质量问题；献血者是血液质量管理的重要对象，血源质量的好坏关系到血液质量，血源队伍的数量则关系到血液供应量是否充足的问题。

经费：采供血机构的经费来源、使用、成本管理等也直接关系到血液质量的管理，目前许多涉及血液安全项目开展受阻的主要原因是经费不足。如何筹集足够资金、加强经营管理、合理使用资金也是管理的内容之一。

物：血液质量管理对象和内容中的物分两大类：一是器械、设备、试剂，对于血液质量而言，涉血的器械、设备和试剂等是非常重要的管理要素，因为血液的采集、储存、筛查等都离不开它们，可以说这些器械、设备和试剂的质量直接关系到血液的质量。一些高科技手段和方法在采供血过程中的运用，将会对血液质量起到至关重要的作用。二是血液本身，对于血液质量管理而言，尤其是对于采供血单位而言，作为物的血液本身就是管理的重中之重，其他一些管理都是围绕血液质量进行的，管理的最终目的就是血液质量安全，所以，采供血单位所采集的血液是管理的重要对象。

档案和信息：包括血液采集记录档案、血液标识、计算机信息系统等。血液采集记录从献血者筛选、登记到血液采集、检测、制备、储存、发放和运输的整个过程，保存采供血过程所产生的结果和数据，使其具有可追溯性，以证实质量体系有效运行并满足特定的质量标准。记录应安全保管和保存，防止篡改、丢失、老化、损坏、非授权接触、非法复制等。血液标识的作用在于确保所有血液可以追溯到相应的献血者及其献血过程、所使用的关键物料批号以及所有制备和检验，其完整的记录是血液安全管理的要素。计算机信息系统的使用，是准确及时查阅调取相关数据和资料（如献血者信息、用血单位、血液类型、血液库存量等）的现代化手段，必须严格管理。

第二节 血液制品管理

血液制品是指各种人血浆蛋白制品，包括人血白蛋白、人胎盘血白蛋白、静脉注射用人免疫球蛋白、肌注人免疫球蛋白、组织胺人免疫球蛋白、特异性免疫球蛋白、乙型肝炎、狂犬病、破伤风免疫球蛋白、人凝血因子Ⅷ、人凝血酶原复合物、人纤维蛋白原、抗人淋巴细胞免疫球蛋白等。血液制品的原料是血浆。人血浆中有 $92\%\sim93\%$ 是水，仅有 $7\%\sim8\%$ 是蛋白质，血液制品就是从这部分蛋白质中分离提纯制成的。受技术水平的限制，血浆蛋白中仅有一部分能够得到利用。

白蛋白是人体血液中含量最多的一种大分子蛋白质，所有血液制品企业都能够生产。白蛋白具有多种生理功能，包括增加循环血容量和维持血浆所必需的胶体渗透压；作为载体将人体中的许多离子、营养物、代谢物及其他化合物（如药物和激素）运送到相应的作用器官或排泄器官，促其发挥生理和药理的作用；作为人体重要的基础营养物质，对维持正常生命活动发挥不可或缺的作用。人血白蛋白在临床上的应用已有近百年的历史。人血白蛋白能快速给人体补充大量的蛋白质营养，从而显著改善人体的低蛋白血症，适用于住进医院的接受手术治疗的病人、患有癌症施行放疗或化疗的病人、烧伤病人、肝病患者、肾病患者、糖尿病患者、水肿患者、失血太多的产妇以及长期体弱多病的人。

血液制品的安全性非常重要。RFID 技术应用在血液管理中具有几点好处：①非接触式识别技术，减少对血液的污染；②设置血液的有效日期，库存中可以自动实现报废报警；③多标签识别，提高工作效率；④实现实时跟踪血液信息。

一、RFID 血液管理流程

RFID 血液管理流程如图 6-1 所示。

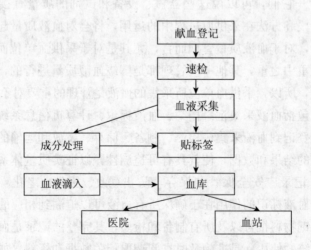

图 6-1　RFID 应用于血液管理的流程

二、RFID 应用于血液管理

将 RFID 技术用于血袋管理，从献血中心开始，每个血袋就被贴上了 RFID 标签。标签中会记录献血者的一些基本资料，比如血型、献血者姓名、工作单位等，接着血品经运送入库，在医院内部调配使用等，这一过程中所有的信息都会储存在 RFID 标签中，如果患者因为使用血液而出现什么问题，就可以追根溯源找出发生问题的环节。

在马来西亚的血液管理系统中，已经进行了一套 RFID 系统的测试。这套 RFID 解决方案 Blood Bank Manager 是由马来西亚西门子集团和 Intel MSC 历经 6 个月共同开发出来的。在献血过程中，RFID 系统将简化注册和血液筛选过程，从而减少病人等待时间，降低出错率和血型错配率，提高了血库内部处理效率，并在随后的操作中确保血液登记、贴标和追踪过程的透明性和责任到位。RFID 系统还可以提高识别、库存管理、交叉配血和血袋处理的效率。此外，RFID 技术还可以更好地管理血液库存、建立病人资料，记录血液存取、献血交易和献血人资料等。Blood Bank Manager 将会在血库管理中引进系统分析。在系统测试成功后，将向马来西亚全国和全世界进行推广。

第三节　血库质量管理

一、医院血库管理的内容

（1）血库登记与统计

医院输血科应有预约用血库登记本，入库、出库及血液领发登记本，血型鉴定和交叉配血登记本，差错事故登记本，临床输血信息反馈及处理登记本，仪器设备使用及维修登记本，输血器材及试剂质量登记本，血液报废登记本等；还应有用血日、月、年报表，各科室用血量及成分血比例统计表，各科室输血反应统计表等。以上各项记录与统计内容及项目必须完整，记录真实清楚，并有工作人员的全名签名。

（2）血液的保存与发放

全血及其他成分血存放应在 2℃～6℃；新鲜冰冻血浆和冷沉淀存放在 -20℃ 以下。必须使用具有报警装置的专用的贮血冰箱，并用专用的温度计定时记录冰箱内的温度。不同血型、品种、规格的血液分别储存；贮血冰箱内不得存放其他物品。一般枸橼酸-枸橼酸钠-葡萄糖（ACD）保养液全血的有效期限为 21 日，在保存期内的血液一般可以安全使用。除非有特殊指征必须使用新鲜血外，发血时应本着先发远期血，后发近期血的原则。另外从用血管理角度考虑，医院在输血时必须使用一次性注射器、输液器和输血器等，防止医源性感染。

（3）输血前对标本的检查

输血安全关键是输血前检查血液标本。首先工作人员必须认真阅读申请单上的内容，查对病人姓名、性别、年龄、床号及住院号，了解病人的诊断、输血史及妊娠史，有助于解决配血中可能出现的问题。每次输血前采集的血样必须重新鉴定并做标记，对受血者做 ABO 和 Rh 定型，确认受血者和供血者标本。凡资料不全的输血申请单，特别是缺乏输血史、已婚女病人缺乏妊娠史和医师签名的申请单要退回临床科室补上，不得迁就。

（4）血型鉴定和配合性试验

常规的 ABO 定型必须包括正定型（即用抗 A、抗 B 作红细胞定型）和反定型（即用 A 及 B 细胞作血清定型）。两种定型结果可互相验证，还应做自身对照（受血者红细胞对受血者血清），目的是显示直接抗球蛋白阳性及红细胞缗钱状假阴性，才能使血型鉴定结果更为准确。交叉配血方法有很多种，常用的有盐水介质法、聚凝胺法等。由于盐水介质法只限于检测到 IGM 性抗体，聚凝胺法目前普遍被采用。我院已改用聚凝胺试剂配血，本方法具有特异性强、灵敏度高、重复性好、操作简便快速等优点，但由于引起输血反应的几乎都是免疫性抗体（不完全抗体），所以遇到疑难结果时还应进行抗人球蛋白试验，要求在交叉配血的任何步骤中不能产生溶血或凝集的结果，供血者血液才可给受血者输入。坚持对实验结果的核对制度。

二、医院血库质量控制

质量管理是血库管理的核心工作，也是血库管理的出发点和归宿。随着血液质量的管理及对用血者的安全，血库必须从以下几点严格把关。

（1）建全各种规章制度

血库质量管理受人员素质、科室文件化管理的规范程度、仪器设备、技术操作熟练程度、试剂质量等诸多因素的影响，同时输血科可与临床科室相互沟通，密切配合也可减少检验误差。因此科室成员必须掌握血库的工作制度和各级各类人员的职责、岗位职责。实行层层有人负责，关关有人把守，遇到疑难问题共同研究，认真分析总结。

（2）试剂质量

随着科学技术的不断更新，商品试剂日益增多，不同厂家、产品之间，同一厂家的不同批号之间都存在着灵敏度高低之差异。因此，要严把试剂质量关，选购正规厂家生产的试剂和质控血清，每一批试剂都要查对厂址、许可证号、生产批号、失效日期、保存温度及规格，使用前做好室内质控对比。一定要使用配套的试剂和校准品。

（3）参加质控

要积极参加，认真对待室内室间质控，因为质控可直接反映科室质量情况及操作人员的技术素质，对每次返回的室间质控结果要认真讨论，不足之处要吸取教训，不断总结学习。室内质控要专人负责，记录详细。

（4）人员素质和技术操作

对血库工作人员要定期进行医德医风教育，树立以病人为中心的主导思想，结合业务工作进行经常性的基础理论、基本技能、基本知识的学习、培训和考核。工作中严格执行各种操作规程及操作细则，遵循血库的规章制度，保证检验质量。

第四节 采用RFID技术管理血库

德国Saarbruecken医院血库供应的血液现在已经加贴电子标签，需要输血的病人或者需要进行血液治疗的病人今后可以确信，他们不会因为血库供血问题导致错配。这项RFID供血计划是几家公司联合完成的，如：Siemens Business Services、Intel等公司，并且已经在该医院得到正式运作。血库管理是指将所有使用血液的人员和血液系统综合管理。用于人员管理时，进入RFID试点医院的每一个病人都需要佩带一个有电子标签的表带，以便对病人进行识别。今后这个系统的功能会扩大到血库供血，可以对大约1000名需要输血的病人进行跟踪。进入血库的血袋都加贴有电子标签，每一个标签上面都存储有独特的数据，代表保密数据库的一个条目，条目的内容有血液来源信息、注明的用途、血液采集单位名称等。当一个护士为病人提取一个血袋时，可以利用手中的PDA读取血袋上面的电子标签以及病人表带上面的电子标签。仅当两者的数据完全相匹配时病人才可以使用血袋中的血液，这样就可以保证病人得到的是正确数量、正确匹配的血液，同时这些数据会记录在医院的工作流程和病人的治疗记录内。RFID技术应用于血液温度管理，如图6-2所示。

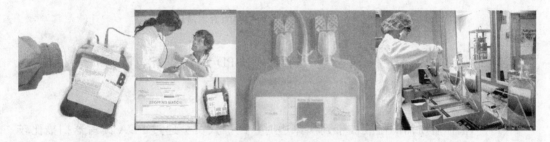

图6-2 RFID技术应用于血液温度管理

下面介绍一个采用RFID减少输血错误的方案，整个过程如图6-3所示。

（1）当捐血者进入医疗室的时候，一些信息就会被计算机系统记录下来，比如捐血者的ID、血型等。同时，捐血者将得到一个具有RFID功能的表带，内置16KB的内存，表带里面包含了捐血者的个人资料以及捐血者的图片，采用安全协议进行加密。

（2）捐血者进入血液捐献中心。该中心有一台移动的监护手推车，这台手推车上有一台1.7GHz的具有无线功能的笔记本电脑、一个具有无线功能的RFID读写器和PDA，这台手推车在输血中心的任何地方都可以使用。

（3）在捐血之前，一名护士或者其他医护人员会通过RFID读写器读取捐血者表带的信息。这个信息会被复制到血袋标签上，医护人员会使用PDA来比较表带和血袋标签上的资料，确保资料一致。

（4）医护人员扫描包含捐血者个人资料的RFID标记进入系统，完成最后的验证过程，献血才可以开始。

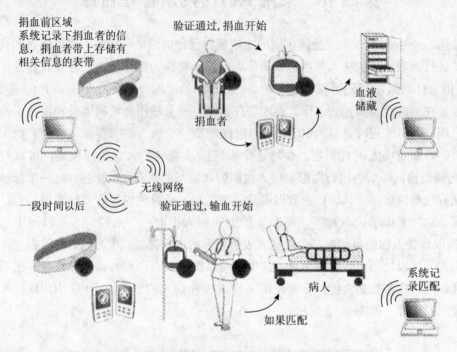

图6-3 RFID减少输血错误的方案流程

（5）献血完成之后，一名医护人员会再次通过 PDA 扫描来比较血袋和表带的信息。之后，血液将会被送往血液储藏中心。

输血的过程如下：

（1）当输血者所需的血液被带到病床边时，医护人员会通过 PDA 读写器扫描比较血袋和输血者表带的资料，确保一致性。扫描到的信息包括输血者的姓名、出生日期、输血者的照片、血型、献血记录 ID、输血者文档 ID 和医院的编码。为了安全起见，系统要求血型数据输入两次。

（2）如果所有的信息都匹配，输血开始。如果不是的话将会有错误提示。

（3）这些信息会通过无线接入点被发送到输血中心。

第五节 基于 RFID 技术的血液管理系统

一、血液管理的现状

目前我国大多数血站都利用身份证识别献血者和输血者的身份，用条码标识血液成分和相关信息。在管理信息系统中，很多血站已采用了计算机联网、数据共享的方式，用数据库技术管理血液信息。但现有系统暴露出一些技术缺陷，具体介绍如下。

（1）数据库问题

现有系统过分依赖数据库，但是数据库的稳定性和安全性往往达不到要求。而且，数据库内的信息大多需要人工输入，工作烦琐、出错率大。

（2）条码问题

条码在血站、医院得到了大量的使用，但是条码的信息存储量非常小，要完成对血液使用流程的管理和跟踪，可能要用 10 多枚条码，而将这些分布在各环节中的条码关联归结为一个数据体，其集成代价较大。此外，条码的可靠性也不尽如人意，受到潮湿或摩擦时，条码可读性降低，甚至会引起数据丢失。

（3）数据容量问题

有些系统尝试采用人像摄影技术来辨别个人身份，但是这种技术设备造价高、人像数据存储空间大、比对识别的效率也不高。

（4）可追溯问题

血液在采集、存储、运输过程中的质量没有得到监控，血液的来源就难以考证，因此就保证不了用血安全。

下面将根据 RFID 公共服务体系理论，将 RFID 技术应用于血液管理和跟踪中，研究基于 RFID 的血液管理系统，目的是跟踪血液在采血点、血库调动点及血液使用点的信息，保证对血液的流动过程进行全程跟踪，同时验证公共服务体系的原理及可行性。

二、系统架构

利用 RFID 技术的优势，建立一个能确保合理采血、安全用血和科学管血的血液管理系统。基于对我国输血领域的现状、技术、资金等方面的考虑，设计思路是，在现有常用的"条码＋分散数据库"基础上引入电子标签 RFID 技术，开发采血点、血站和供血医院的分布式数据库，将新开发的 RFID 应用与现有系统集成，实现对血液信息及使用流程的跟踪记录。

在此基础上建立 RFID 血液管理应用标准，依据标准开发出国家级的血液跟踪管理系统，逐步将全国分散的血液管理系统纳入到统一的框架中。

系统架构如图 6-4 所示，在采血后，每袋血都被贴上 RFID 标签，这个标签包含一个 RFID 编码，用来唯一标识血液，可以通过这个 RFID 编码查询血液的详细信息。工作人员将每袋血通过配有天线的阅读器，经过中间件的处理，RFID 标签内包含的 RFID 编码就被自动读出，然后将采集到的血液信息存入到数据库中，同时将 RFID 编码与血库地址注册到本地编码解析服务器中，并将本地编码解析服务器和 RFID 编码注册到根编码解析服务器中，每个血库的数据库都要记录来源血库的地址和出库血库的地址。

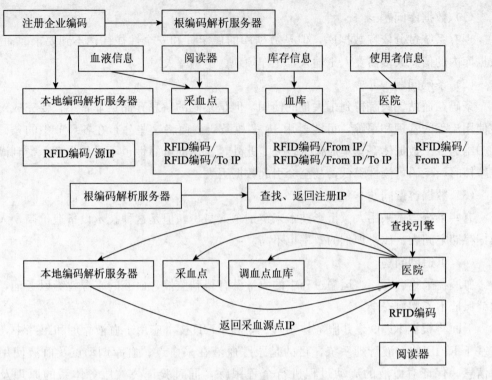

图 6‑4　血液管理系统总架构

通过阅读器读出的 RFID 编码首先到根编码解析服务器中找到本地编码解析服务器，再到本地编码解析服务器中查找注册的 IP 地址，找到 IP 地址并获取该地址中存放的相关血液信息，再通过血库中记录的血液出库的地址顺序找到其他地址的信息，依此类推，直到找到的地址中没有记录血液出库地址为止，此时说明血液已被使用或者报损，然后再找到血液使用者的全部信息，至此，血液信息跟踪完成。

三、系统功能

采用 RFID 技术进行血液管理，在如图 6‑5 所示的血液管理的流程中，献血者登记、体检后，在每一袋合格的血液上都贴上 RFID 标签，自此血液跟踪开始。这袋血无论是在血库的库房中，还是被其他血库调入、调出，或是被医院使用，都始终跟随着唯一的标识 RFID 标签。系统实现以下主要功能。

（1）采集血液：在每一袋合格血液的外包装上都贴上电子标签，这样每一袋血都有一个唯一的 RFID 编码。同时，将血液基本信息（如血型、RH 值、采血量、采血时间等信息）和献血者的基本信息（如姓名、身份证号、性别等信息）存入采血点数据库，并将采血地址和 RFID 编码注册到公共服务体系的根编码解析服务器数据库中。

（2）血液入库：将血液信息存入数据库中做备份，同时记录血液的入库时间、在库存中的位置和入库工作人员。

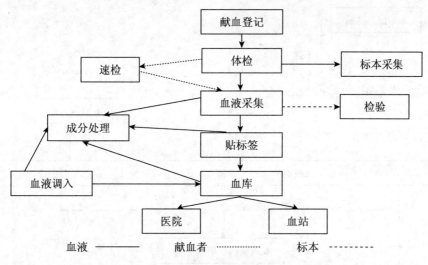

图 6-5 血液管理流程

（3）血液出库：记录血液出库信息，可以是血液报废、血液报损或血液使用，也可以是血液调配到其他的血库，记录血液出库的地址、出库时间和血液出库工作人员。

（4）血液使用：将血液使用者的信息和使用时间存入数据库，此时没有记录血液的出库地址，则表明血液已经被使用。

（5）库存管理：对存放在库房中的血液进行管理，主要包括库存盘点、查询血液在库房中的位置、通过读写器扫描实现到期血液自动报警。

（6）血液信息跟踪：用读写器读出 RFID 编码，根据 RFID 编码到根编码解析服务器数据库中查询注册的地址，然后根据这个地址找到血液存入的信息，再根据出库的地址顺序找到其他地址的信息，从而跟踪出血液的全程流动信息。

（7）血站监测：对整个公共服务体系中的血站服务器进行监测，实时监测各个血站服务器是否正常在线，如果没有在线则通知其重新启动，以便使失效节点迅速恢复，对血液的信息跟踪不会产生断链现象。

（8）查询血液：对特殊血型的血液在整个公共服务体系中进行查询，并将其所在的血站显示出来，以便及时地调用血液，尤其是快速找到稀有血型的血液。

四、系统功能模块实现

1. 程序流程

（1）血站注册

如图 6-6 所示，要加入公共服务体系的血站，首先要申请，申请通过后被分配一个唯一的血站编码，每个血站内部再对自己的血液类别编码，同时将血站的信息服务地址、检索与备份服务地址一起注册到本地编码解析服务器中，并将血站编码和对应的本地编码解析服务器注册到根编码解析服务器中。

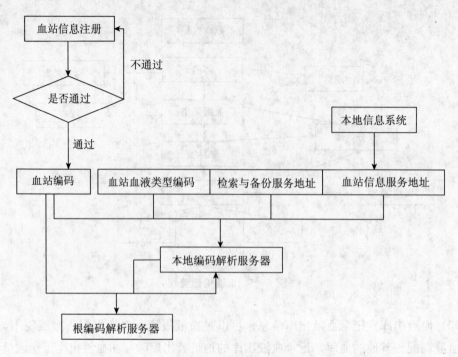

图6-6　血站注册流程

（2）信息查找

如图6-7所示，每个检索与备份服务都只负责自己管理范围内的 RFID 编码，定期地执行检索任务，将跟踪信息备份在数据库中。要想查找某袋血的跟踪信息，只要找到该血袋上 RFID 标签对应的检索与备份服务即可。

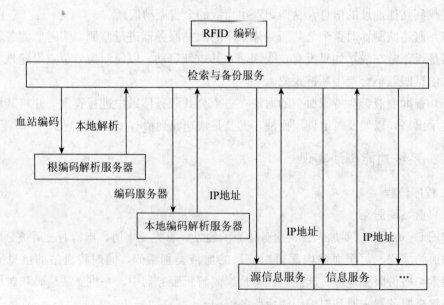

图6-7　信息查找流程

2. 数据结构

（1）根编码解析服务

血站信息注册合理后会被分配一个血站编码，一个血站编码对应一个本地编码解析服务器地址，血站编码和对应的本地编码解析服务器地址都会注册在根编码解析服务器中。

（2）本地编码解析服务

本地编码解析服务器根据血站的编码和血液的类别号记录血液采血点的地址，同时记录采血点对应的检索备份数据库服务器的地址，以便以后检索起来方便，也保证了跟踪信息不会断链。

（3）信息服务

每个血站都属于信息服务这一点，它用来存储血液的基本信息和血液入库时间、出库时间及血液的下一个出库点地址。

（4）检索与备份服务

每个检索与备份服务器都会有一个编码管理范围，在此范围内血液的跟踪信息会保存在检索与备份服务器中，此服务定时运行一次，将跟踪到的血液的信息更新并保存到数据库中。

3. 模块开发

（1）采血点管理

打开读写器扫描到血袋上的 RFID 标签，采集到 RFID 编码血液的唯一标识，将血液信息录入并保存到采血点数据库中，同时统计出采血点当日采血数量，并可以查看每袋血的详细信息。

（2）入库管理

此部分体现了 RFID 技术的优越性，实行批量入库。打开读写器后，推一车血液经过读写器采集范围，读写器会将推车中的血液标签分别扫描出来，录入人员经过确认后同时存储在数据库中，提高了录入效率。如果有个别血液标签没有被扫描出来，则可以使用手工录入的补救方法单独录入血液信息。

（3）库存管理

对现有库存进行管理，首先统计现有库存各种类型血液的数量，还可以查看详情，对于失效的、超过有效期的血液会以红色突出显示，还可以按今日入库、今日出库类别分别统计血液数量。点击某一袋血后，会显示出这袋血液的基本信息以及其他经过血站的跟踪信息。

（4）血站监测

监测各点血站的在线状态，定时地对各血站进行监测，在线的血站显示亮点，不在线的血站为灰色，这样可以通知不在线的血站使其服务器正常运行，保证信息链畅通。

采用 RFID 技术进行血液管理，可以带来明显的好处，具体介绍如下。

（1）非接触式识别技术，减少了对血液的污染。

（2）通过 RFID 技术自动盘点库存，设置血液的有效日期，可以实现自动报废报警。

（3）多标签识别，提高数据采集效率。

（4）方便查询血液相关信息，实现血液信息实时跟踪。

第六节　RFID 与输血医学

在 20 世纪 90 年代中期，输血医学对使用 RFID 的关注很少，但是当标签价格下降后有了使用 RFID 的冲动，2003 年试验重新开始。除了接近控制和时间管理，现在就笔者所知只有一种已实现的方案，具体的说就是用 Maco Pharma 追踪亚甲基兰的灭活。所有研究都表明该技术已可用于输血医学领域，尽管其实现或许会带来挑战。使用 RFID 的第一步是选择频率。所有用血袋的试验均采用 13.56MHz。因为这是可接受的穿透液体读取频率，读取的距离在 0.1～1.0m 之间（取决于使用的读取器）以及标准化水平。作为智能卡标签的 RFID 标签的形式和价格，仅有某些浅盘的试验采用 UHF 标签供长距离读取。必须指出，对于在真实条件下所采用的 UHF 标签的应用，超高频电磁波对血细胞和血浆蛋白没有冲击。下一步是选标签的功能。几乎当前可用的各种功能都在试验中采用了无源只读，无源读/写，半有源读/写带传感器，有源读/写带传感器。这些试验被设计来测试标签在实际的离心、温度影响、辐射等条件下的耐用性。进一步的研究审查收发器在血袋、浅盘和容器供应链、转运箱和血袋的温度控制中的应用，以及最后但并非不重要的是采用这种标签对改进输血安全的可能，没有一个研究审查了整个血液供应链——从血袋生产到献血、制作、保存、发放和输血。因此，还没有一个研究能确定使用 RFID 的投资回报（ROI）。将来，我们开发使用 RFID 的新理念要在一定 ROI 条件下来提高输血的安全性。为了满足这个目标，必须把工业专家的口头禅铭记在心，即简单地用 RFID 标签代替条码不会获得 ROI；只有通过利用 RFID 的新特性和改变后勤组织才能节省金钱和时间。

2003 年，德国萨克森红十字血液中心（BDS）参与一项调查：实际生产条件下，尤其是离心过程中智能标签的使用。项目成员有 KSW Microtec AG，Dresden（标签生产商），LMB Technologie GmbH，Schwaig（设备）和 IZM Fraunhofer Institut Germany（芯片检测）。在确定了基于芯片厚度的最佳芯片设计后，在德累斯顿开始用户测试。第一步检查血液供应链和确定耐久性的临界点。与管理当局商议后，我们把 RFID 标签整合到献血标签中。标签生产包括在处理过程末端检测其完整性，这由 Inotec Barcode Security，Neumunster 来执行。一个意外的问题出现了，就是读取器与血库内部开发的血库软件 BAS/400 的整合。该软件由某些德国红十字血液中心使用，它运行在 IBM-i 系列服务器（早期的 As/400）并以 DB2—数据库为基础。对于这种应用当时尚无可用的读取器，仅在由萨克森血库（Sachsische Aufbaubank—SAB）、KSw、Hoft、Wessel und Dressler GmbH 及 Leipzig 于 2002 年完成的一个后来的项目中，才创造了一种供 IBM-i 系列应用软件使用的新型读取器。2003 年开始的测试使用双重读取处理（windows 软件中使用 RFID 标签和 BAS/400 条码）。总共有 1070 个 RFID 标签被应用到同时附有条码献血号的红细胞袋基本标签上。第一次是检查标签在血袋置于离心杯后，总共 22 个标签在此过程中损坏，其原因是置于离心杯中时血袋变形，另外有 7 个标签在离心之后不能读取（0.6%）。发放和医院库存中处理没有出现读取问题。尽管采用了条码和 RFID 标签的双重读取，但是员工的接受程度非常好。在额外的试验中测试了一种"温度敏感"原型，一种带有测量血液制品温度的多种传感系统的半有源智能标签。被测试的 12 个标签中，仅有 3 个标签因在 $-60℃$ 冰冻血浆而被毁。试验没有测试辐射对标签的影响。

基于上述试验的结果，建议在红细胞袋上加无源 RFID 标签的最佳时间是全血处理过程中，而且最佳的位置是在基础标签下面来保护芯片—天线连接。2005 年随后的许多试验中，Maco Pharma 提供了第一批集成了 RFID 标签的血袋。读/写标签包含生产商代号、批号和失效日期。更多的信息，如献血 ID 号、血型等，可由血液中心以后添加。2005 年，Graz 用这种血袋做试验，因血袋在被放入离心杯的过程中变形需要更换 RFID 标签。

为了高效地使用信息技术，重要的是标签上的不同数据（献血号、失效日期、血袋批号、血型等）使用有唯一设计的标准化的数据结构。原本为条码应用开发的标准化 ISBT128 和 Eurocode（仅在德国使用）编码系统的数据结构，采用主标识符和次标识符来区分数据。推荐把这些编码系统结构应用到输血医学 RFID 中去。

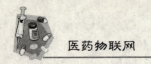

第七章 物联网技术在医药
供应链管理中的应用

第一节 RFID 在医药供应链管理中的作用

RFID 技术的采用可以从医药供应链的各个环节上提高效率。具体分析如下：

1. 计划

减少或消除牛鞭效应，并且允许生产商和零售商可以协同制订销售计划和补货计划。药品的需求预测将更为科学、准确和清晰，从而避免需求波动的人为放大，而是真正市场需求的实时反映，使得整个供应链近似于一个实体。

2. 采购

药品生产商和零售商的采购可以采用 JIT（Just In Time）方式，利用 RFID 系统，实时获取仓库的存货数据，进行自动补货，维持最低的库存水平。而同时大部分批发商将消失或者转型为物流服务提供商。批发商的仓库将成为零售终端选择、比较产品以及为某些紧俏产品预付款的中介。

3. 生产

药品生产商可以实现自动生产和柔性生产，并且可以由分离的工厂配合生产同一个药品的不同工序，提高资产利用率。而 RFID 系统可以提供更高的产品可见性和信息可见性，从而便于集中调度和控制。

4. 物流

可以实现配送空间和产品路由优化、组合托盘或组合包装的自动分拣、收货过程的自动验收和控制，同时还可以进行环境控制，以保证药品物流过程中的温度、湿度和清洁度，保持药物物流过程中的适宜环境条件。另外，动态效期管理可以让厂商根据药品所处的环境判断药品的有效期是否会提前，提供更精确的有效期报警，并且优先分拣接近失效期的药品。

5. 服务

使用指导：为医生、药师和售货员以及消费者提供使用指导。

预销售：实时监测产品的销售情况，并且通过 Internet 提升客户体验价值。

废弃产品处理：可以对失效、变质、过期药品的销毁方式提供指导，而包装材料可以再生利用。

第二节 药品制造商管理

一、药品制造商管理概述

RFID 不仅是一种与零售业相关的技术，也是和生产制造紧密相关的技术。RFID 正从零售业进入制造过程的核心，通过在工厂车间层逐步采用 RFID 技术，制造商可以无缝且不间断地集成从 RFID 捕获的信息并链接到现有的、已验证和工业加强的控制系统基础结构，与配 RFID 功能的供应链相协调，不需要更新已有的制造执行系统（Manufacturing Execution System，MES）和制造信息系统（Manufacturing Information System，MIS）就可以发送准确、可靠的实时信息流，从而创造附加值，提高生产率和大幅度地节省投资。在如今货物快速流通的环境下，有效地管理生产制造是一项艰巨的任务，市场的压力要求企业具有最大限度的灵活性，财政的压力需要工艺不断地改进。采用 RFID 技术来实现准确的信息和制造执行系统，将有助于厂家作出最佳的决策，这样的一个系统应用于医药制造商具有的特性如下：

（1）车间数据采集和执行。通过采用电子标签和智能车间终端技术，MES 可以辅助处理以下工作：流程、废品和产品报告、工作订单、图样和规格、批号和序列号跟踪以及质量陋制。

（2）可视化管理和事件通知。MES 可以提供报警和通知、良好的状况显示、关键性能指示、实时的生产数据，使所有的可配置仪表板和报告通过在线或者移动手持机发布。

（3）设备集成。通过将 RFID 数据集成到便携数据终端、移动电话、寻呼机、通过测量获得的监控和数据采集（Supervisory Control And Data Acquisition，SCADA）信息、PLG 网络、传送带、分类器、堆积器和计量仪表中，MES 可以将管理以及用于产品追踪和可追踪性的有用信息融合在一起。

MES 可以提供建立在实时的、侧重执行的体系基础之上的直接执行能力，来协调 ERP 系统，将 MES 的数据反馈到用于商业计划的 ERP 中使用。为了实现采集数据并整合到 ERP 的功能，许多 ERP 系统允许车间数据采用规格化的形式。数据采集软件层能够提供通过普通界面来管理条码、RFID 系统、SCADA 系统、测量装置以及基于网络的数据。数据采集软件能够将数据集成到如下操作中：工作量报告、库存跟踪、直接选取、批货控制、维护和维修操作、时间和出现率、运送审核、电子看板。图 7-1 为 RFID 在生产制造中的应用。

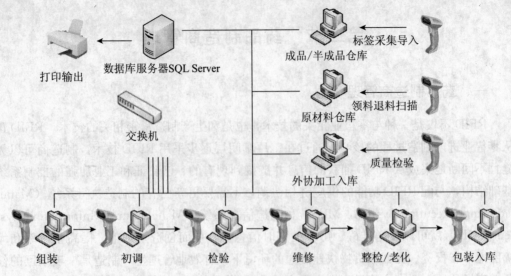

图 7-1　RFID 在生产制造中的应用

二、医药生产制造业中的应用

RFID 在医药生产制造业中的影响是广泛的，包括信息管理、制造执行、质量控制、标准符合性、跟踪和追踪、资产管理、仓储量可视化及生产率等，以下分别简要介绍。

（1）制造信息管理

将 RFID 和现有的制造信息系统如 MES、ERP、CRM 和 IDM 等相结合，可建立更为强大的信息链，以及在准确的时间及时传送准确的数据，从而提高生产力、提高资产利用率以及更高层次的质量控制和各种在线测量。通常从 RFID 获取数据后，还需要中间件将这些数据进行处理，反馈到制造信息系统。

（2）制造执行、质量控制和标准的一致性

为支持精益制造和六西格玛质量控制，RFID 技术可提供不断更新的实时数据流，与制造执行系统互补，RFID 信息可用来保证正确使用劳动力、机器、工具和部件，从而实现无纸化生产和减少停机时间。更进一步，当材料、零部件和装配件通过生产线时，可以实时进行控制、修改甚至重组生产过程，以保证可靠性和高质量。制造生产需要符合国家标准和规范，RFID 技术能提供附加的信息流，使制造执行系统紧密地符合和通过标准的认证。

实施 RFID 技术可实现对整个生产过程的跟踪、识别和控制。在实际生产过程中，实时统计在各个车位、车间和仓库中药品的数量，以及跟踪某一批号的物品目前正送往什么位置等都非常重要。这种做法的好处主要体现在以下几个方面：使物流优化、减少资金占用、实现精益生产的依据；为新产品开发、精确配方、精细控制、创新决策，提供快速、科学、准确的数据信息；可以与现代电子商务接轨，提高营销水平。在生产环节，要对整个生产过程进行跟踪、识别和控制，首先必须标定生产过程的要素，即对加工对象、加工厂位（车间）和工人进行编码标记。而电子标签支持信息写入，使用可读/写电子标签就可以标记生产过程中任何想要标记的要素，再通过安装在生产线上的电子标签自动读写器就可以将上述所需的数据自动地、实时地、准确地传送到计算机中。这样就可以进行实时的统计，以便进行产品的管理及员工的管理等。

（3）药品的跟踪和追溯

要求符合特定质量规范的呼声不断增强，促使供应链中要求精确地跟踪和追溯药品信息。在这些方面，RFID 技术能和现有的制造执行系统互为补充，对大多数部件而言，制造执行系统已能搜集如药品标识符、时间戳记、物理属性、订货号和每个过程的批量等信息，这些信息可以被转换成 RFID 编码并传送到供应链，帮助制造商跟踪和追溯产品的历史信息。

（4）工厂资产管理

资产（设备）上的电子标签提供其位置、可用性状态、性能特征、存储量等信息。基于这些信息的生产过程、维护、劳动力调整等有助于提高资产价值，优化资产性能和最大化资产利用率。由于减少停机时间和更有效地进行维护（规划的和无规划的），所以能积极地影响非常重要的制造性能参数，例如装置的整体有效性（Overall Equipment Effectiveness，OEE）。

（5）库存可视化管理

由于合同制造（Contract Manufacturing，CM）变得越来越重要，所以同步供应链和制造过程的清晰可见就成为关键。RFID 技术适合于各种规模的应用系统（局部的或扩展到整个工厂），RFID 技术可以对进料、WIP、包装、运输和仓储直到最后发送到供应链中的下一个目的地，全方位和全程的可视化，所有这些都和信息管理有关。如今，条码技术已普遍使用于制造业，然而对许多条码系统而言，往往需要在生产过程中手动修改和更新，费时费力。RFID 技术的一个直接作用是解放劳动力，消除这种人工操作，而且能准确、快速、可靠地提供实时数据，这对大批量、高速的制造企业特别重要。

三、RFID 技术在医药制造领域中的技术优势

由于 RFID 技术的明显优势，使得在制造行业基于 RFID 技术的专用解决方案已经有了近 10 年的应用历史，其中一个显著的应用就是在汽车制造流程中使用 RFID 技术。总体来说，RFID 技术在医药生产制造领域具有如下优势：

- 装配迅速；
- 识别并杜绝仿冒药品；
- 提高生产规划的准确性与反应性；
- 减少库存/工作流程（WIP），提高照单生产率；
- 减少库存统计压力；
- 降低药品召回成本；
- 识别合格产品、减少维护；

- 库存信息实时、准确；
- 包装清单与发货单信息准确；
- 处理费用更低；
- 与分销商的联系更为紧密。

四、基于 RFID 的物流管理信息系统

基于 RFID 的物流管理信息系统可以帮助药品制造业实现对各种资源的实时跟踪，及时完成生产用料的补给和生产节拍的调整。从而提高资源的追踪、定位和管理水平，提升制造业自动化水平和整体效率。基于 RFID 的物流管理信息系统分四个层次，如表 7-1 所示。

表 7-1 系统层次

	软件结构	硬件结构
操作层	数据采集系统	RFID 读写器
过渡层	RFID 中间件系统	RFID 中间件
数据层	数据库系统	管理系统服务器
管理层	WMS 和 MES	管理系统工作站

第一层为操作层，主要是 RFID 读写器通过读取制造业各类资源的电子标签，来获取所需的信息。

第二层为过渡层，主要由 RFID 中间件和服务器完成数据的过滤、整理及后台管理系统的整合。

第三层为数据层，通过管理系统服务器来实现数据的储存。

第四层为管理层，主要是对存储的数据进行统计、分析、下达操作指令及制作决策所需报表等管理活动。

它的硬件构成为电子标签、RFID 读写器、RFID 中间件、管理系统服务器、管理系统工作站。

电子标签：分为主动式电子标签、被动式电子标签和半自动式电子标签。主动式电子标签带有电源，可以在读写器范围以外处于休眠状态，进入读写器作用范围内被激活，也可不间断的发送信号。比其他的标签大，采用较高的频率一般为 455MHz、2.45GHz 或 5.8GHz，作业范围为 20 米～100 米；被动式电子标签使用调制散射方式发射数据，它必须利用读写器的载波来调制自己的信号，普遍采用的频率是 128KHz、13.6MHz、915MHz 或 2.45GHz，作业范围为几英寸到 30 英尺；半自动式电子标签可以通过自有电源保证标签内电路的运行，但无法发送数据给读写器。按照读写特性可分为只读型和可读可写型。

RFID 读写器：分为固定式读写器和便携式读写器。固定式读写器是最常用的，由于体积、电源、功耗等方面的要求，采用固定式安装。便携式读写器是固定式读写器的有力补充，它能满足野外作业、近距离、移动识别、低能耗等要求；UWB 读写器属于固定式读写器，主要用于对设备的定位和追踪。

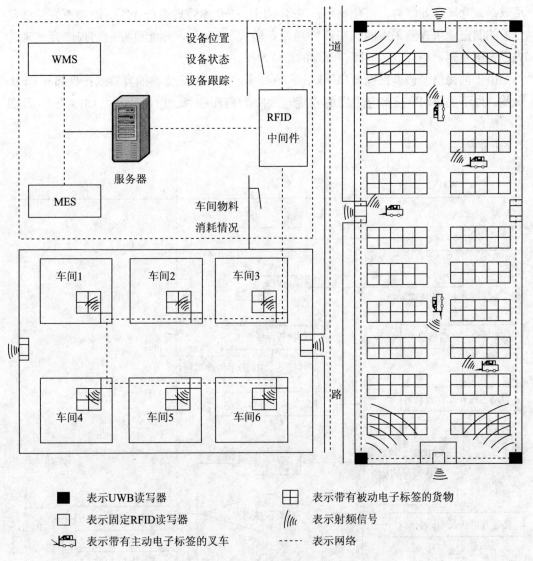

图 7-2　基于 RFID 的物流管理信息系统结构框架

RFID 中间件：目前提供 RFID 中间件平台的厂商主要有 IBM、Microsoft、Oracle、SAP、Sun 等。RFID 中间件主要包括三层次功能：第一个层次是为后两个层次提供改善 RFID 在互联网上性能和功效的服务；第二个层次是负责与 RFID 硬件设备之间的通信，对 RFID 读写器所提供的数据进行过滤、整理；第三个层次是充当了所有 RFID 设备信息采集的汇合中心，存储数据并与企业后台管理系统整合。图 7－2 为 RFID 与 MES、WMS 结合的物流管理信息系统结构框架。

五、基于 RFID 制造业物流管理信息系统的应用

RFID 制造业物流管理信息系统在销售物流方面的应用主要集中在库存管理方面，可以提高仓库作业能力，简化流程。基于 RFID 的仓库管理系统 WMS 能够更好的满足目前的制造业所普遍采用的供应商管理库存模式（VMI），并能更好的实现库存管理的先进先出原则，提高制造业库存管理的整体水平。

由于前面已经假设供应商都采取 RFID 技术，所以假定货物的容器或托盘都有 RFID 标签。以下是 RFID 技术应用后的收货、入库流程和拣货、出库流程，如图 7－3 及图 7－4所示。

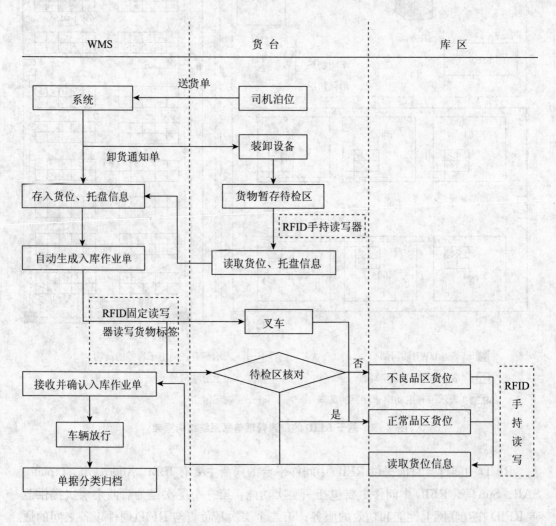

图 7－3 基于 RFID 的 WMS 收货、入库流程

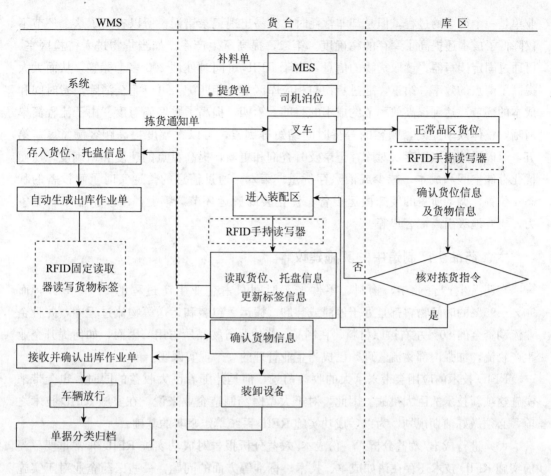

图 7 - 4　基于 RFID 的 WMS 拣货、出库流程

　　RFID 主要应用在流程中的三个方面：出入库信息的确认；日常库存的盘点；仓库设备的实时监控。

　　（1）把 RFID 门禁系统用于出入库信息的确认，采用固定读写器和手持读写器联合使用，手持读写器用于对货位及托盘信息的读取，固定读写器来实现对货物信息和托盘信息的确认。两种读写器的应用不仅可以在运动中实现对多目标的识别，提高出入库的效率，还可以实现对货物及托盘容器的状态的监控。

　　（2）日常库存的盘点，采用手持读写器，通过对标准化、单元化包装上标签的读取，来完成日常盘点，不仅可以节约人力成本，还可以提高准确率和盘点效率。

　　（3）仓库设备的实时监控，采用的是 UWB 读写器，通过 UWB 读写器可以确定设备在仓库的位置和当前的状态，便于对货物进库后，货位与搬运工具线路的选取。同样可以提高入库效率，并降低设备的运作成本。

　　基于 RFID 的仓库管理信息系统所能获得的优势：

　　第一，简化了流程，省去了耗时又高成本的步骤。如填写入库作业单。填写入库作业单是一个简单的过程，但是却非常耗时，容易出现记录错误，所以省去了这个环节不仅降低了成本还提高了库存的精确度。第二，提高了生产率。如当货物进入待检区室，可通过固定读写器，读取货物的信息，由于 RFID 可同时处理 200 多个标签，从而大大提高了清点的效率。第三，通过货物与相应库区货位相匹配，可以完全消除浪费时间和成本的环节，达到提高效率节约成本的目的。第四，提高了顾客满意度。由于流程简单清晰，整体效率提高，顾客的等待时间缩短等因素，可以大幅度提高顾客满意度。第五，可以迅速盘点库存。对库存记录及时查询和更新，提高盘点的速度和精确度，从而优化存储空间和成本，减少或消除存货量。第六，通过信息的传递实时了解设备的状态、位置，调动所需的装卸搬运设备，优化装卸搬运环节。第七，增强企业市场竞争力，更好地吸引高端客户等。

六、药品生产制造中的实施建议

在药品生产企业中，物料、零件加工时间只占企业生产过程的 5%～10%，而 90%～95% 的时间物料都是处于停滞或装卸、搬运、包装和运送等物流过程中，并且企业流动资金的 80% 左右被原材料、在制品、半成品等物品所占用。因而，如何提升企业生产物流，加强内部物流管理，已成为企业管理的一个现实课题。

RFID 技术的应用会带来巨大的收益前景，但是伴随着巨大收益的同时，也会带来实施这项新技术的巨大挑战。因此，对于大型医药制造企业来说，在实施 RFID 技术之前，必须做好前期规划，为以后成功实施 RFID 系统奠定坚实的基础。

（1）进行成本/效益分析。一份成本/效益分析报告对成功实施 RFID 非常重要。当前实施 RFID 技术还存在诸如成本、技术、标准等方面的问题，一些医药企业对于实施 RFID 技术还持观望态度，但是 RFID 技术可带来巨大的效益，包括间接效益，如提高客户满意度，这些都应该列入报告中，并根据实际情况进行投资收益分析。

（2）进行应用系统分析。在实施之前，要明确部署 RFID 系统在业务上的需求，并对这些需求进行分析，同时还要充分考虑在开发部署 RFID 系统时的种种因素，统筹规划。规划做完之后需要被真正贯彻实施才能体现 RFID 技术的优势。

（3）制订实施计划。结合应用系统分析报告，制订 RFID 实施计划。RFID 项目的实施，可以分为 4 个可行阶段，逐步实现平稳缓慢的过渡。即起步、测验和验证、试点实施以及真正实施 4 个阶段。对于大型医药制造企业来说，其关键在于如何使用 RFID 信息，实现与企业现有系统的信息整合，优化内部业务流程，提高企业的核心竞争力。尽管通往 RFID 的道路并不顺利，需要重组现有的生产流程，进行大量的员工培训，与供应链伙伴进行互动等，但是，对于那些勇于接受挑战、具有远见的组织来说，应用 RFID 技术将会带来巨大的好处。

总之，在生产制造环节中应用 RFID 技术，可以完成自动化生产线运作，实现在整个生产线上对原材料、零部件、半成品和成品的识别与跟踪，降低人工识别成本和出错率，提高效率和效益。特别是在采用准时制（Just In Time）生产方式的流水线上，原材料与零部件必须准时送达到工位上。采用了 RFID 技术后，就能通过识别电子标签来快速从品类繁多的库存中准确地找出工位所需的原材料和零部件。RFID 技术还能帮助管理人员及时根据生产进度发出补货信息，实现流水线均衡、稳步生产，同时也加强了对产品质量的控制与追踪。

第三节　药品批发商管理

一、医药批发商管理的必要性

从营销学的角度看，医药产品（以下简称药品）的流通渠道主要包括三个层面：①生产商，即生产厂家这一原始的供货商，它是流通渠道的始端；②零售商，是流通渠道的末端，直接与消费者打交道；③中间商，包括一、二、三级批发商。

近年来，一些调查资料表明，药品流通渠道的两端（始端生产商和末端零售商）对医药批发商的依赖越来越明显：一是生产商对批发商的依存度越来越高，生产商愿意借助批发商广而深的分销网络帮助其提升药品的销量；二是零售商越来越乐意更方便更快捷地从批发商那里购进到齐全、低廉、优质的药品。

这一趋势说明，医药批发商是大生产、大市场、大流通的需要；是医药流通规模化、现代化、高效化的需要。同时也表明，医药批发商适应了医药市场日益激烈的竞争和多渠道、少环节、跨地区、跨层次供应的市场格局。

（1）从供应链看医药批发商

药品和以药品为载体的信息是医药流通渠道中的两大洪流。物流和信息是医药生产商、批发商、零售商三方一种综合的共同的努力方向，其目的是通过存货的移动，以及依据供求信息而发生的从原材料到成品的转化，使物流、信息流过程增值。具体来讲，处在中间环节的医药批发商则担负着确保库存、整合运输、传达信息的重任，以实现流通上的快进快出，大进大出的格局；在一吞一吐之间完成药品产销的联盟。将松散的独立的医药生产商、零售商个体，变为一种致力于提高劳动率和增加生产力的合作力量。从本质上讲，它完成了从生产商到零售商的物流控制，以及从零售商到生产商的信息流控制，实现了一种渠道的整合。从而实现流通三环节间的高速、低成本的交流和协作。这种一体化的、协调的供应链具有高度的反应力和强大的吞吐力，是医药批发商主要的竞争优势所在。

（2）从值价链看医药批发商

企业所有的互不相同但又相互关联的生产经营活动，构成了创造价值的一个动态过程，即价值链。从价值链原理可知，医药企业所创造的价值如果超过其成本，便会赢利，如果超过竞争对手的成本，便拥有了竞争优势。药品要降低交易成本，除了在生产环节提高生产工艺，通过增加药品的差别化来降低生产成本之外，最主要是降低药品的流通成本，以形成价格优势。

同样，医药批发商已有网络的深度、广度和辐射力，都是药品在流通中潜在的价值因素。它避免了医药生产商重复建设营销队伍及直销机构；替代或补充了医药生产商的各种大型媒体广告活动，从而大大降低了生产企业的相应投入，也就是降低了药品的成本。相反地，因为批发商的批发贸易是由若干次买卖来完成的，所以批发环节的抬价，将在药品交易成本中占很大比重。也就是说，药品流通的主过程也就是批发商流通环节，如果组织、控制得不好，就根本谈不上医药流通过程中时间的节省和费用的节约。

可见，医药批发商与生产商和零售商的合作行为将减少、降低渠道系统流通风险，提高整个物流过程的效率，排除重复建设的浪费。这种以高速和低成本与客户进行交流和协作所形成的渠道结构的优越性，正是药品价格竞争的优势所在。

（3）从营销策略看医药批发商

医药生产商所采取的创造药品销售额、增加药品市场占有率的营销策略概括起来一般有两种：推式策略和拉式策略。推式策略是指医药生产商利用推销人员的推销，将药品推入渠道，说具体点，是指生产商将药品积极推到批发商手上，批发商又积极地将药品推给零售商，零售商再将药品推向消费者。拉式策略是生产商针对最终消费者，花费大量的资金从事媒体广告及零售终端促销活动，宣传药品的卖点，诱导消费者购买，以增进药品的需求。如此一来，终端消费者就会向零售商要求购买药品，于是就拉动了整个销售渠道系统，引导零售商向批发商购买该药品，而批发商又会主动向生产商采购。由此可见，无论是从生产商自上而下的推式营销策略来看，还是从自下而上的拉式营销策略来看，批发商这一环节的不可跳越性都是不能动摇的。从这种意义上讲，医药批发商是商战中的必由之路。

（4）从营销职能看医药批发商

按某种方式如契约，将流通渠道的各环节缔结起来形成一个共同体，就是流通一体化。医药批发商其强大的采购、储存、调拨、辐射功能，实现了生产商、批发商、零售商之间的契约组合，即总代理总经销的契约形式，并以此取代生产商和零售商遍布全国的推销员和采购员，实现了药品流通的纵向一体化，缔结了生产商、批发商和零售商三者间的产、储、销的战略联盟。

二、医药批发商在供应链中的重要性

药品批发商在医药供应链中是一个中间商的位置，其重要性不言而喻，相对于上下游企业，药品批发商的角色也不同。

（1）对下线客户即零售商而言，医药批发商应是零售商的"药品购进代理商"，而非简单的"发货商"。

批发商要想最大限度地满足零售商的购货需求，就必须尽力减少其经营品种结构中的空白面，这就要求批发商改变生产商"卖什么"自己"买什么"的现状，多一种比较，多一种选择，把握购进主动权，紧密结合零售商的需求信息，实现一种零售商"买什么"，自己"有什么"的安全库存。这样，可以使零售商购买一步到位，而免去其东奔西走的劳碌之苦。这正是许多批发商不赚钱甚至亏本经营某些品种的缘故。所以，医药批发商应想方设法由零售商的"发货商"进一步转变为其药品购进代理商，在"有什么，卖什么"的同时，"帮他买"，为之储备；力争做到"有且优、优且廉"。

（2）对上线客户即生产商而言，医药批发商应是生产商的"药品销售代理商"，而非简单的"保管员"。

现今，有些医药批发商对自己经销药品的滞销抱着无所谓的态度：①我的仓库面积非常之巨大，再多一点儿货也装得下；②即使仓库装不下，我还可以找厂家协商退货，因为我们双方有约在先。这是一种典型的消极的"坐商"表现。其实，与药品滞销随之而来的是资金周转困难，经营受限，效益低下，甚至会使医药批发商重蹈"两头活跃，中间萎缩"的覆辙。

因此，医药批发商必须改变那种零售商"买什么"我就"卖什么"的自然销售状态，主动出击，建立营销网络，疏通销售渠道，多一份宣传，多一份推介，特别是为滞销的药品扫清一路的障碍。湖北有一家大型的医药批发企业，其经营品规多达10000余种，其中省级独家经销的也不下300种，销售业绩近年来一直在同行中遥遥领先。究其原因，除了其品种齐全、质量可靠、价格适宜、服务周到之外，重要的一点是，自1998年起，该企业就不惜巨资在全国范围内营造自己的销售网络，培养自己的销售队伍，为自己经营品种的生产厂家做冲锋陷阵的"先锋"。

三、物联网技术在医药批发商中的应用

我国医药流通渠道复杂、环节众多，因此对物联网的建设、规划要做到统筹兼顾。为了有效地对药品流通进行管理，国家相继出台了众多的药品生产和药品管理的标准、规范。尽管如此，在药品的流通过程中仍然存在着不少问题，主要体现在以下方面。

首先是安全，主要表现为：一是药品在流通过程中由于周围环境的变化（如温度、湿度、光照、压力等）而导致药品质量发生改变甚至完全失效；二是在药品流通环节中可能混入大量的假药。这两个方面如果不能做到有效的监控，将会产生极大的危害。其次是流通成本管理，对于药品流通中的成本变动，一个主要的原因是流通环节频繁发生的串货、退货现象，如果我们不能对纷繁复杂流通渠道中的药品流向进行及时、准确的追踪，一旦发生这种现象，就会大幅度增加药品流通成本；另一个原因是流通环节的虚增，增大了对药品流通成本管理的难度。据上分析可以看出如何对整个流通过程中的药品进行及时、有效的监控与追踪，是高效解决药品流通安全，降低流通成本的关键所在。而以物联网为基础，研究对流通过程中单个药品唯一的身份标识及追踪，从而达到对药品信息及时、准确的采集与共享，为有效地解决我国医药流通中存在的安全、成本等问题提供新的办法。

在全面了解我国医药流通行业现状，深入分析物联网构成的基础上，学者们研究提出了物联网在我国医药流通中的基本流程。假设生产商甲生产某种药液，在药液封入药瓶的同时甲会在每个瓶上贴一个标识此瓶药品信息的EPC标签，这个标签含有一个已被

授权的唯一的 EPC 代码，同时标签记录了该瓶药液的生产时间、批号、保质期、存储条件、所治疗的疾病等相关信息，当药品继续装盒或装箱的时候，相应的包装上也会添加类似的标识此盒或此箱药品信息的 EPC 标签。在出口处，安装着多台读写器，这些读写器发出的射频信号可以激活标签，向其写入或读取其中的信息。由于射频识别技术的超大数据量采集以及非接触的特性，当药品在射频识别的有效范围内通过读写器时，读写器能够在很短的时间内读取里外各层包装上全部的 EPC 标签信息，并通过系统连接将其传递给企业的 EPC 中间件。EPC 中间件加工和处理来自读写器的信息和事件流，并将药品的信息以 PML 文件的形式存储到企业的 EPCIS 服务器中，同时将 EPC 代码及与其对应药品信息存储的 EPCIS 服务器地址提交到企业 ONS 服务器上进行注册。这样，就相当于在物联网中为每一个药品赋予了"身份证"，其相关的信息可以通过 EPC 代码这个"身份证号"进行查询与记录。

当药品流经运输商乙的环节时，乙会通过读写器、EPC 中间件将所运药品的 EPC 代码向 RootONS 服务器提出查询请求，RootONS 服务器对这些 EPC 代码经过逐层查找、映射定位到甲的 CaIONS 服务器并由其解析出对应药品信息存放的 EPCIS 服务器地址，乙通过查询 EPCIS 服务器上相关药品信息，检查其是否与运输单上内容一致，同时乙也需要将药品运输的相关信息如运输商、运输时间、目的地等存入到自己或甲的 EPCIS 服务器中，并向本企业的 IONS 服务器进行注册，当然更新的信息同时也可以通过读写器写入 EPC 标签。对于乙来说，除此之外还要特别关注运输过程中对药品所处环境信息的监测，如一些对存储环境要求较高的药品需要定时的检测其运输过程中的温度、湿度、光照等条件，并将这些信息及时存储到其相应的 EPCIS 服务器中，从而实现对药品运输过程的安全监控。

对于经销商丙，验货过程中对药品信息查询与更新的流程与乙类似，也需要加入经销商的一些相关信息。但对丙来说，更重要的是仔细查看药品在整个流通中流经企业及生产、存储环境的信息，以辨别药品的真伪及在生产、运输过程中是否符合要求，流通环境对药品有无影响等，从而对经销的药品严格把关。

第四节　药品零售管理

一、国内药品零售业物流信息化现状

现代医药物流系统是以最低的成本，最快的速度，安全可靠的对药品的存储、流动，即速度、安全、可靠和低费用的 3 SIL 原则，进行管理和控制。物流信息管理系统建立的目的，主要是实现现代物流的信息化管理。以成本控制为核心，兼顾系统的高效、安全等其他方面，通过对物流、信息流、资金流进行有效地控制和协调，加强内部与外部供应链的管理，实现系统整体优化，提高企业的核心竞争力。国内药品零售业物流信息化水平相对来说比较薄弱，主要表现在以下四个方面。

（1）物流信息化观念不强

零售业领导着物流变革，但是现在大多数药品零售企业并没有真正认识到物流信息化对企业的作用，舍不得投入资金对其物流管理进行信息化建设。有的企业虽然认识到了重要性，却只是照搬照抄国外的成功案例，或者只是想到什么运用什么，并没有根据自身企业物流特点进行具体的系统分析。很多药品零售企业对信息化的认识不足，在信息化的建设上也存在着盲目性，既不知道自己的需求，也不能明确信息化能给企业带来什么。往往是一边建设，一边琢磨下一步该怎么办。由于缺乏规划和对变革阻力足够的认识以及准备，信息化建设往往达不到应有的效果和目的。

从权威市场调查机构对零售业的调查结果可了解到，部分企业已应用相关的"物流管理软件"，但这些软件相对简单，大部分只是物流信息化建设的一小部分。例如，前台收银软件、库存管理软件、票据管理软件等，很少有零售企业系统地进行了物流信息化建设。

（2）物流信息系统的功能不完善

以零售业巨头沃尔玛为例，其高效的信息系统备受业界推崇，全球 4000 多家门店可在 1 小时之内对每种商品的库存、上架、销售量全部盘点一遍。内外部信息系统的紧密联系使沃尔玛能与供应商每日交换商品销售、运输和订货信息，实现商店的销售、订货与配送保持同步。目前国内应用 EDI 和 POS 系统实现与医药供应商信息共享的药品零售商极少，医药供需企业间的供应链信息共享平台建设进程缓慢，药品零售企业信息系统绝大多数仅实现在企业内部的闭环应用，与供应链上游企业间的信息系统集成的目标远没有实现。因此，国内药品零售企业物流信息系统功能不完善大大削弱了竞争力。

（3）缺少有效的信息反馈机制

控制的核心在于有效的反馈。目前药品零售企业的信息系统普遍缺少有效的信息反馈机制支持，企业内总部、配送中心、各门店之间缺乏必要的信息协作，信息反馈过程迟钝，总部无法实时监控企业药品销售及流转过程，无法向配送中心及时准确地传递配送指令，物流配送中心也缺少向门店及时反馈药品到货或配送信息。药品零售企业与供应商之间也缺乏信息反馈协作，供应商未能将送货信息及时反馈至物流配送中心，导致配送中心无法及时高效地完成药品的进入库验证工作，同时供应商也缺乏来自物流配送中心的药品库存即时信息，无法及时组织送货或生产，物流配送中心缺货现象时有发生。

（4）物流信息基础设施不足

没有完整的信息系统与硬件设施作基础，引进先进物流技术存在着现实困难。如沃尔玛率先运用的 RFID 技术，是 AIDC 领域最热门的技术，尽管这种技术已经存在发展了许多年，但它只有在从本领域众多的发明技术中总结规划出一个技术标准以后才能得到快速的、切实的应用。它的引入需要配套环境，要解决频段采用、技术标准、识读设备、标签成本等问题。我国药品零售企业若要运用这些技术，也要结合实际与已经普遍运用的条码技术相结合。

二、零售药店中采用 RFID 技术的原因

（1）条码的局限性

现在药品零售药店信息系统的主要数据来源是通过 POS 系统（构成要件是商品条码、电子收银机、扫描器、后台计算机和总部信息中心）获得的。通过信息收集与分析来确立季节销售计划、测量业绩、订货管理、供应商分析、促销评价等。目前在药品流通领域普遍使用条码作为产品识别的主要手段，它虽然能有效进行分类，能传达众多药品信息，但还是存在许多无法克服的缺点：

①其容量最大只能存储 3000 个字符。

②条码只能识别一类产品，无法识别单品。

③条码必须用红外扫描设备进行识别，无法编号也难以通过无线的网络数据中心来获取药品信息。

④条码是可视传播技术，须在看得见的情况下才能读取；条码容易被撕裂、污损或脱落等。

这些原因造成信息系统在采集原始数据时出现数据不清晰、不完备、不方便等情况，为企业后期对这些数据进行分析和预测增加了难度。现在的竞争已不仅仅是企业和企业之间的竞争，更是供应链与供应链之间的竞争。信息的不准确和迟延都会影响整个供应链信息共享，造成预测不准确、需求不明确、供给不稳定等现象。在呼唤供应链整合的今天，只有准确、及时、快速的信息共享才能提高供应链的整体效益，让制造商、供应商和零售商们达到共赢的局面。而 RFID 技术就能克服条码的上述局限，提高信息共享的快速性和准确性。

（2）人们日常生活所需

在药店里排长龙等待结账的情况让很多人难以忍受。人们希望有一个智能验货和收款系统，消费者挑选所购药品后，只要推着手推车走过收银台，所有货物的数量和钱款已经结算汇总，计入顾客的信用卡或银行卡上。这既方便又迅速，大大提高了超市的效率，也为消费者提供了快捷的服务。

这个设想不是梦想，人们正努力让它在生活中得到推广和普及。为这一设想提供推动力的，正是 RFID 技术，它将为零售药店开展商业智能提供技术支持。

三、RFID 在医药零售药店中的价值体现

零售药店与人们的生活须臾不离，息息相关，随着经济发展和收入水平的提高，人们对药店服务有了更高的需求，这必然对零售药店也提出更高的要求，因此企业不得不寻求新的突破点。

目前在零售药店物流系统内，大量的药品采用了 EAN·UCC 系统的药品代码，并且在单品外包装上印刷有药品条码，以及大部分的箱体外部印刷有 ITF 条码，包含有 GTIN 的信息，由于条码标签的成本低，识别效率高，目前已成为零售业系统信息承载

的主要媒质。条码尽管有很多优点，能有效进行分类、传达众多物品信息，但还是存在许多无法克服的缺点，如在托盘以及流动式货架上，条码标签具有的抗污染能力极差，信息内容不可变更，承载信息内容相对较少，低成本的标签容易脱落，长期使用耗材费用高等。这些因素都造成信息系统在采集原始数据时数据不够完整，为企业后期对这些数据进行分析和预测增加了难度。

RFID 技术作为一种非接触的、对周围环境无要求的、快速的、能够携带较多实时信息的媒质，就能在这些环节上极大提高系统运作的效率。对于 RFID 这一突破性的技术，埃森哲实验室首席科学家弗格森是这样评价的："第一，可以识别单个的非常具体的物体，而不是像条码那样只能识别一类物体；第二，其采用无线电射频，可以透过外部材料读取数据，而条码必须靠激光来读取信息；第三，可以同时对多个物体进行识读，而条码只能一个一个地读。"

（1）减少药品脱销，提高货架的利用率

零售药店中有一很重要的环节就是"补货"：补充什么货物，什么时候补充，补充的具体数量等。而一定比例的缺货现象是由于货架管理不善造成的。这个看似不大的比例往往会造成企业数百万美元的损失，甚至是影响企业生存的重要因素。智能标签能对某些时效性强的药品的有效期限进行监控，这样利用 RFID 技术，制造商、物流商和零售商等能够掌握药品的实时库存，及时补货，缩短库存周转期。

（2）加强药品安全管理

根据电子标签提供的即时信息，药店管理员可以了解药品的相关信息，大大节约了资源，提高了效率，并能对药品开展全程控制，保证药品安全。

（3）改善数据采集

由于零售药店经理们处理的数据量持续增长，所以在信息技术方面的投资也不断增加。零售药店追加信息技术投入的几个重点领域包括供应链、客户管理以及数据仓库解决方案等，这些都需要大量准确的数据作为基础。数据的采集和集中是商业智能的重要基础，而许多零售药店由于受困于数据来源，迟迟未能开发出数据仓库和商业智能应用，RFID 的引入将大大改善零售药店的数据基础。

（4）降低人工成本

现阶段，我国零售药店中人力成本约占总成本的 30％以上。RFID 的设计可以实现商品登记自动化，盘点时不需要人工的检查或扫描条码，更加快速准确。现阶段零售药店的收款方式是通过收银员人工使用红外扫描设备来计算收款金额，不但容易造成一些人为的损失，且需要很多人手来收款。

（5）减少被偷窃情况的发生

对于零售商来说，仅商品被偷窃一项，全球每年造成的损失高达 300 亿美元，保守估计它将占到全部销售额的 1.5％。采用 RFID 技术后，可以在供应系统中实时追踪药品，指明某个时刻某件药品所处的具体位置，并且减少存货中出货遗失情况的发生。

四、RFID 技术在药品零售管理中存在的问题

药品零售业物流管理应用 RFID 技术受到相当多的因素制约，其中，成本问题、技术问题、标准问题、政策问题以及安全问题最为突出，决定了应用的深度、应用的广度以及应用的速度。成本问题制约了 RFID 标签在药品零售业物流管理中应用的广度，技术问题制约了 RFID 标签在药品零售业物流管理中的应用深度，标准问题制约了 RFID 在药品零售产业链上下游应用的整合程度，政策问题制约了 RFD 在药品零售业市场发展的速度，安全问题则对 RFID 在药品零售业市场发展提出了挑战。RFID 技术作为 20 世纪的十大技术之一，已经在工业、交通等多个领域得到了越来越广泛的应用，并且日益显示出它的巨大潜力。但是，RFID 技术毕竟是一门新兴的技术，在药品零售业物流管理中应用 RFID 技术还存在着诸多问题。

（1）成本过高

制约药品零售业物流管理中应用 RFID 的成本问题一直是最为关注的问题，主要包括硬件成本、软件成本及执行成本。

①硬件成本

主要包括标签、读写器以及数据处理用服务器等成本。目前，价格方面的主要矛盾，是作为消耗品的标签的成本过高，影响了 RFID 的应用。对药品零售业而言，RFID 标签费用显著低于低价值商品才意味着其市场大规模的启动。而标签成本的居高不下，显然制约了 RFID 在药品零售业物流管理中的大规模的应用。就市场情况分析 RFID 还需要相当长的时间才能够将成本降低下来。目前，美国一个电子标签最低的价格是 20 美分左右，显然这样的价格是无法应用于某些价值较低的单件商品。只有标签的单价下降到 10 美分以下，才可能大规模应用于整箱整包的商品；只有下降到 3 美分以下，才有可能应用于单件包装消费品。当然，大规模的应用也可以使成本降下来。艾伦公司宣称，只要年生产量在 100 亿个以上，单个标签的成本就可以降到 10 美分甚至更低。

②软件成本

在 RFID 的应用方面，企业除了要配备硬件设施之外，还需要一个数据管理平台，它包括后端数据库，应用程序以及正确的分析能力来处理由 RFID 系统产生的大量数据。否则，企业可能被大量的数据淹没而得不到 RFID 技术带来的好处。另外，RFID 可以和 CRM、SCM、ERP 等管理软件整合在一起，大幅度提高管理水平，这种整合往往需要软件的二次开发成本。

③执行成本

药品零售企业导入 RFID 需要对原有的管理系统，如仓储管理信息系统（WMS）系统、POS 系统做相应的调整，由此带来的资金成本、人力资源成本、管理成本也是相当可观的。

（2）技术问题

目前，RFID 系统在性能方面仍存在着若干难点，这些难点的解决程度与进度，直接关系到 RFID 技术在药品零售业物流管理中的应用与市场的发展。本节主要分析三个方面，如表 7-2 所示。

表 7-2　　　　　　　　　　**RFID 在药品零售物流管理中存在的技术问题**

技术问题	识别率	并发识别
问题描述	较好的环境下 RFID 的识别准确率接近 100％，但是随着环境复杂度的提高，识别率会出现明显的下降，根据机构 Auto-ID Center 所做的一项调查显示，即使贴上双重电子标签，仍有 3％无法判断；只贴一个标签则只有 78％能正确判读。对零售业大规模应用来讲，1 个百分点的识别失败，就意味着带来了相当高的二次管理成本	并发识别的效率会随着标签的数量增加而下降，在较多标签需要同时读取的情况如盘点作业时，识别的准确性往往只有 70％～80％，在医药零售应用中仍是非常低的准确率

（3）行业标准缺失

条码识别技术在许多行业中都有共同的标准，并且已有多年的实践经验。RFID 技术不像条码，目前还缺乏统一的标准。虽有共同的工作频率范围，但制造厂商可以自行改变。同时，标签上的芯片性能、存储器存储协议与天线设计模式等，也都没有统一标准。尽管 RFID 的有关标准正在逐步制定和不断完善，但是不同国家又有自己的利益和规则。

现有的 RFID 系统会使用不同的频率，这是因为不同国家可能会分配不同无线电波段作为不同的用途。如果具有全球性标准，那么就可以整合整个 RFID 系统，在当下供应链全球化的发展趋势下，对药品零售业来说至关重要。在欧盟、美国、日本等国家的标准机构不遗余力推动 RFID 标准制定的同时，我国信息产业部以及国家标准委员会等官方机构也在抓紧时间制订 RFID 标准的发展计划。由于 RFID 的应用牵涉众多行业，因此其相关的标准盘根错节，非常复杂。

（4）政策问题

政府及各类组织的功能正由传统的管理型向服务型转变，在 RFID 的推广应用中政府起到了关键性的推动作用。美国政府就是 RFID 应用的积极推动者。按照美国国防部的合同规定，2004 年 10 月 1 日或者 2005 年 1 月 1 日以后，所有军需物资都要使用 RFID 标签；美国食品及药物管理局（FDA）建议制药商从 2006 年起利用 RFID 跟踪最常造假的药品；美国社会福利局（SSA）于 2005 年年初正式使用 RFID 技术追踪 SSA 各种表格和手册。

政府推动也成为了我国 RFID 市场发展与产业链完善的重要因素。目前中国市场上的 RFID 应用相当大的部分都是由相关政府所推动的。以第二代身份证为代表的政府应用不但拓展了我国 RFID 市场，同时也带动了相关产业的发展，有助于完善产业链，为其进一步发展提供了条件。伴随着新增北京等七个 RFID 试点城市，信息产业部正式发布了《800/900MHz 频段射频识别（RFID）技术应用规定（试行）》的通知，规划 800/900MHz 频段为 RFID 技术的具体使用频率，这项规定被认为是扫除了 RFID 正式商用的技术障碍，预示着 RFID 市场的启动。因此政策决定了 RFID 技术在药品零售业市场发展的速度。

（5）安全问题

RFID 应用的安全可靠性也值得关注，主要有以下几个方面。首先，RFID 的无线信号容易受外界环境影响，潮湿的环境、灰尘或雾等悬浮颗粒物质都能够屏蔽或干扰大多数 RFID 信号；其次，RFID 是远距离无线识读，必然存在由于标签设计、标签安放位置、信号强弱等因素造成的解读器漏读；再次，要防止对标签的盗读、复制甚至篡改，因为射频信号存在于开放的环境之中，所以有必要对这些开放环境中的数据进行安全保护；最后，要防止解读器与标签间信道的干扰，如解读器相互之间存在的干扰，或者空间中本来就存在的其他无线信号、各种电磁波对解读器可能造成的干扰等，这些都可能造成解读设备的暂时失灵并降低对标签的识读率。而且目前的技术还不能保证所有的标签和阅读器实现兼容，因此需要不止一种阅读器，以此来分别处理来自不同硬件提供商生产的不同标签。此外，因为 RFID 磁条所使用的 902MHz～928MHz 已经属于甚高频范围，人们担心长期生活在 RFID 磁条包围中会受到高频射线影响，导致免疫力下降和癌症；隐私保护团体也对 RFID 可能造成生产商长期跟踪用户抱有强烈的意见。表 7 - 3 从技术上提出了解决上述安全性的多种方案。

表 7 - 3　RFID 标签的安全保护方法

名　称	描　　述	缺　点
Kill 标签	产品交付给顾客时，通过 Kill 指令杀死标签，标签无法再次被激活，从而彻底阻止顾客隐私被跟踪	限制了标签的进一步使用
法拉第网罩	将贴有标签的产品放入由金属罩或金属箔片组成的罩中，从而阻止标签和阅读器之前的通信	每个产品都要罩上网罩，难以大规模实施
主动干扰	顾客使用可以主动干扰广播信息的设备干扰被保护标签的读取	会干扰到周围合法的标签
智能标签	增加标签的处理能力，利用加密技术进行访问控制，从而保护顾客隐私	受到成本的限制，难以采用复杂加密技术
阻止标签	使用阻止标签对阅读器的读取命令总是应答相同的数据，从而保护标签	会导致成本的大幅度增加
Hash 锁	通过简单的 Hash 函数，增加闭锁和开锁状态，对标签和阅读器之间的通信进行访问控制	无法解决位置隐私和中间人攻击问题

五、药品零售业物流管理应用 RFID 技术的框架

国内药品零售业对 RFID 系统的实施成本的承受力、RFID 技术具体实施的方案熟悉程度以及企业信息化水平建设方面相对来说都比较弱，为了把握 RFID 技术的导入先机，而又不进行盲目的投资，本节接下来对国内零售业物流管理实施 RFID 技术的原则、步骤以及框架进行分析。

（1）RFID 技术应用原则

在医药企业逐渐理性的信息化投资背景下，为避免陷入由于资金投入过多、期望过高造成 RFID 技术应用项目的失败，进而导致企业错失应用 RFID 技术改善业务管理的良机，药品零售商在导入 RFID 技术应用时可以采用"逐步推进"的基本原则，遵循"从小到大、先内后外、多阶段实施"的策略，在各应用阶段尽量选择能够解决迫切问题（如有效的物流运作）且可以充分利用已有系统（如条码系统）功能的信息化方案，具体原则内容如图 7-5 所示。

```
                    ┌──────────────────────────┐
                    │    RFID技术应用原则        │
                    └──────────────────────────┘

┌────────────────┐  ┌────────────────────┐  ┌──────────────────┐
│   从小到大原则   │  │    先内后外原则     │  │  多阶段实施原则   │
├────────────────┤  ├────────────────────┤  ├──────────────────┤
│企业在导入RFID技术│  │医药零售商作为医药供应链RFID技│  │                  │
│应用和RFID自动识别│  │术应用的倡导者和实施者，应首先│  │在医药零售企业每   │
│信息系统时可以先确│  │在自身企业内部完成RFID技术的应│  │一次针对特定范围   │
│定小范围的研发基础，│  │用研究及RFID自动识别信息系统的│  │的RFID计划执行     │
│然后再酝酿将RFID技│  │有效运行，企业内部可以是物流配│  │过程中需要明确划   │
│术及RFID自动识别信│  │送中心，可以是门店，也可以是物│  │分负责不同内容的   │
│息系统的应用范围逐│  │流配送中心和门店的组合，然后才│  │实施阶段          │
│步扩大的计划，最后│  │将RFID系统的应用范围推广至供应│  │                  │
│才是实施关于单品电│  │链的其他合作方，要求合作方共同│  │                  │
│子标签化的庞大工程│  │实施RFID技术计划              │  │                  │
└────────────────┘  └────────────────────┘  └──────────────────┘
```

图 7-5 RFID 技术应用原则

（2）面向医药零售业物流应用的 RFID 应用框架

针对零售业物流的应用特点，本文建立一个 RFID 物流应用框架。可分为 4 个层次，如图 7-6 所示。

①环境层：RFID 应用环境构造，包括贴有电子标签的物品、天线、读写器、传感器、仪器仪表、计算机硬件、服务器、网络设备、终端设备等。

②采集层：基于 RFID 的物流信息采集，通过读写器采集 RFID 电子标签的信息，进行简单的信息处理（解码、防碰撞、多通道信息去重、信息过滤、分类）后将信息传

送到集成层。

③集成层：RFID 应用支撑平台，支持 RFD 信息的输入、获得、传输、处理及协同。包括资源目录服务、RFID 中间件、集成平台、信息系统及信息传输。

资源目录服务：包括物品编码管理、资源目录及解析查找、发现、定位、验证机制；RFID 中间件：主要解决信息语义定义、读写器信息采集、信息写入（一次写入或分段写入）、数据库接口；集成平台：主要是在中间件基础上增加与第三方应用的接口（为财务、OA、电子商务、MES、ERP、CIMS、SCM、CRM 等系统提供数据接口），使各种应用软件与 RFID 中间件数据互联互通；信息系统：为了高效、可靠、方便地对 RFID 信息进行管理，建立统一的物流数据库，对数据进行录入、修改、查询及统计；信息传输：异地点到点之间 RFID 信息的传输架构，异地 RFID 系统信息传输的安全架构，实现 RFID 信息的分发和流转。

④应用层：RFID 后端软件系统及应用系统界面，形成可定制物流应用系统。包括企业信息管理软件，分析统计及报表生成；专用领域应用软件，满足行业应用个性业务需求；网站平台，方便供应链结点信息的注册、查询及交互等信息服务；协同工作平台，实现应用中 RFID 与其他系统的协同工作。

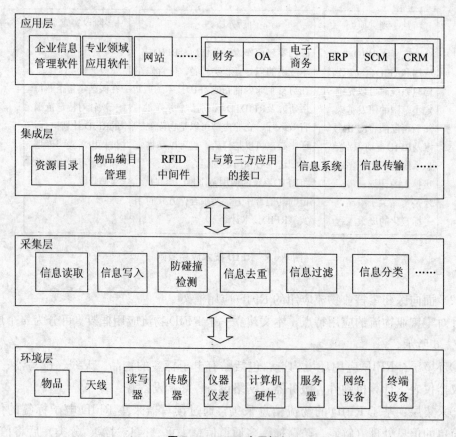

图 7-6 RFID 应用框架

以上为药品零售业物流应用建立的一个基本的 RFID 应用参考框架，针对药品零售业物流的特点，相应的处理业务，可以具体设计出电子标签和读写器以及 RFID 信息系统。

（3）RFID 技术实施步骤

RFID 系统实施的完整过程需要经过以下步骤，如图 7 - 7 所示。系统实施步骤中的后五个步骤与普通的企业管理信息系统的实施之间的差别不大，主要差别在前五个步骤上，本文给出一些简单描述。

①系统的咨询与规划

第 1、第 2 步骤属于咨询与规划。

②无线电系统设计

第 3、第 4 步骤属于无线电系统设计，这部分工作的好坏将直接影响到系统的最终性能乃至成败。首先需要根据规划确定的业务流程选择确定 RFID 的使用模式，然后，对实施现场环境开展测试，掌握实施现场电磁场环境的实际情况，分析其可能对系统产生的影响以及影响的强度。在以上工作的基础上，进一步开展标签和天线的选型，以及天线布置方案的设计工作。这部分工作需要考虑的因素非常复杂，既要考虑使用环境条件对标签封装形式、尺寸的限制，又要考虑外界电磁场因素的影响，还要考虑标签附着物的材质对标签性能的影响，以及标签与读写设备之间的配合关系等。不仅要选择适当数量、技术指标和类型的天线，还要将这些天线恰当地搭配布置才能保证标签的识读效果。

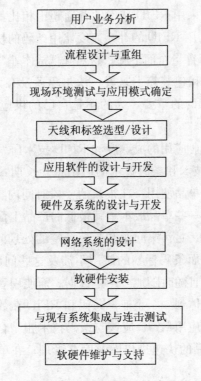

图 7 - 7　RFID 技术实施步骤

③软件系统设计与开发

RFID 系统与条码系统在这方面的最大区别在于 RFID 中间件软件的选择或开发。条码系统中的数据是逐个处理的，一般情况下不需要中间件，而 RFID 需要同时处理大量数据，即便是只有一个标签，在一瞬间，这个标签也能被读取多次，因此，RFID 一定需要中间件。RFID 中间件软件的作用主要包括两个方面，其一，操纵控制 RFID 读写设备按照预定的方式工作，保证不同读写设备之间很好地配合协调；其二，按照一定的规则筛选过滤数据，筛除绝大部分冗余数据，将真正有效的数据传送给后台的信息系统。必要时，还有可能针对应用的特殊需求专门设计开发特制的设备。

六、零售药店应用 RFID 的解决之道

RFID 是条码技术的发展和完善，但它不能完全取代条码，条码与 RFID 的结合才能使零售业物流系统提升到非常高效运作的状态，才能使物流系统的各个环节衔接的更加流畅。RFID 真正能够发挥优势的领域还是在供应链环节，从麦德龙与沃尔玛的 RFID 计划来看，他们看重的正是 RFID 在供应链上的表现。麦德龙一位"未来商场"计划的负责人表示："通过大范围部署 RFID 技术，不仅可以极大提高管理效率，而且还可以提升供货能力，确保存货质量，并降低成本。"当产品到保质期或存货不足时，商品的管理系统会及时发出信号。因此，员工知道何时再订购，客户也不至于面对空空的货架。显然，麦德龙很大程度上强调的是 RFID 对供应链的作用。最早把 RFID 应用到零售业当中的沃尔玛发现，与没有采用 RFID 技术的普通超市相比，用 RFID 的货物脱销率降低了 16%；货物脱销之后，用 RFID 的补充速度比用条码的快 3 倍。更重要的是，商店人工订货约减少了 10%，库存量全面下降，这对降低成本非常关键。从沃尔玛对供应商要求将 RFID 标签贴到托盘和包装箱上来看，沃尔玛还没有太大兴趣进行单品的追踪，无论沃尔玛怎样地强调 RFID 的重要，为的还是自己的供应链、自己的核心竞争力的提升。

从目前条码技术在各行业应用的成熟度和 RFID 技术研发应用的现状，以及这两项技术的特性来判断，RFID 技术和条码技术的应用将会长期共存。比如射频标签的成本目前还不适合低值消费品的单品使用，在很长的一段时间内，条码依然会作为 RFID 的一种补充解决方案存在，在一些单品成本本就很低的产品上面，还是会采用条码；再如射频标签使用中的隐私问题、磁污染问题和废弃标签的处理问题都是 RFID 技术推广实施过程中需要解决的难题，而条码标签的使用不涉及这些问题；另外，RFID 系统会产生惊人的庞大的数据量，并且随时随地会产生数据，而使用者很难做到正确处理这些数据并弄明白它们的意义，具体到一个企业，条码和 RFID 在数据采集方面孰优孰劣并不容易区分。因此在零售业中应用 RFID 应该与条码技术相结合：在托盘和包装箱上使用 RFID 标签，以实现大量商品的快速进出库及库存管理；在单品上使用条码，以满足销售的需求。

总之，RFID 技术以电子标签代替条码，与条码依靠被动式的手工依次读取方式相

比优点明显，特别是在零售药店。虽然 RFID 存在许多的问题，它还不会马上进入人们的日常生活，条码也还没过时，但 RFID 这项新技术在提升物流各环节效率上的优势是条码技术所不能及的。我们看到，零售业巨头沃尔玛已经从 RFID 应用中获得了可观收益：商品管理成本和仓库管理成本大大下降，管理准确度上升；员工工作效能大幅度提高；供应链实时追踪度、透明度进一步增强；及时反应能力提高；顾客满意状况显著改善，等等。随着标签价格逐渐下降，行业应用环境的逐步完善，RFID 在我国零售药店中应用将逐步增加，我国零售药店应该把握时机在供应链上使用 RFID，在药品销售上使用条码技术，将两者的优点相结合。

第八章 物联网技术在医疗废物 管理中的应用

第一节 医疗废物概述

一、医疗废物的概念

医疗废物，是指医疗卫生机构在医疗、预防、保健以及其他相关活动中产生的具有直接或者间接感染性、毒性以及其他危害性的废物。在国外，医疗垃圾被视为"顶级危险"和"致命杀手"，而我国的《国家危险废物名录》也将它列为一号危险废物。医疗废物共分五类，并列入《国家危险废物名录》。

二、医疗废物的分类

《医疗废物分类目录》将医疗废物分为五类：

（1）感染性废物是指携带病原微生物具有引发感染性疾病传播危险的医疗废物，包括被病人血液、体液、排泄物污染的物品，传染病病人产生的垃圾等。

（2）病理性废物是指在诊疗过程中产生的人体废弃物和医学试验动物尸体，包括手术中产生的废弃人体组织、病理切片后废弃的人体组织、病理腊块等。

（3）损伤性废物是指能够刺伤或割伤人体的废弃的医用锐器，包括医用针、解剖刀、手术刀、玻璃试管等。

（4）药物性废物是指过期、淘汰、变质或被污染的废弃药品，包括：废弃的一般性药品，如抗生素、非处方类药品等；废弃的细胞毒性药物和遗传毒性药物，如致癌性药物，如硫唑嘌呤、苯丁酸氮芥、萘氮芥、环孢霉素、环磷酰胺、苯丙胺酸氮芥、司莫司汀、三苯氧氨、硫替派等；可疑致癌性药物，如顺铂、丝裂霉素、阿霉素、苯巴比妥等；免疫抑制剂。

（5）化学性废物是指具有毒性、腐蚀性、易燃易爆性的废弃化学物品，如废弃的化学试剂、化学消毒剂、汞血压计、汞温度计等。

三、医疗废物的危害

医疗废物含有大量的致病菌、病毒、放射性物质以及较多的化学毒物等，具有极强的传染性、生物病毒性和腐蚀性，其病毒、病菌的危害性是普通生活垃圾的几十、几百甚至上千倍，对医疗废物的疏忽管理、处置不当，不仅会污染环境，造成对水体、大气、土壤的污染，而且可能会导致传染性疾病的流行，直接危害人们的身体健康。医疗垃圾由于携带病菌的数量巨大，种类繁多，具有空间传染、急性传染、交叉传染和潜伏传染等特征，其危害性更大。其具体危害性有以下几种：

（1）物理危害：物理危害主要是来自锐利的物品，如碎玻璃、注射器、一次性手术刀和刀片等。物理危害的问题不在于他们本身造成的伤害，而是破坏了人体的防护屏障，从而使各类病菌进入人体。

（2）化学危害：包括可燃性、反应性和毒性。

（3）微生物危害：医疗废物的微生物危害来自被病菌污染的物质。最典型的是传染源的培养基和传染病人产生的废物。

四、医疗废物的管理

现有医疗废物的管理相关规定如下。

1. 医疗废物的管理机构

根据《医疗废物管理条例》的规定，县级以上地方人民政府负责组织建设医疗废物集中处置设施；县级以上卫生行政主管部门，对医疗废物收集、运送、储存、处置活动中的疾病防治工作实施统一监督管理；环境保护行政主管部门，对医疗废物收集、运送、储存、处置活动中的环境污染防治工作实施统一监督管理。

县级以上各级人民政府其他有关部门在各自的职责范围内负责与医疗废物处置有关的监督管理工作。

2. 医疗废物管理的一般规定

（1）预防性规定

根据《医疗废物管理条例》的规定，医疗卫生机构和医疗废物集中处置单位应当做好下列工作。

①建立健全医疗废物管理责任制，其法定代表人是第一责任人，防止因医疗废物导致的传染病传播和环境污染。

②应当制定医疗废物安全处置的规章制度和在发生意外事故时的应急方案；设置监控部门或者专（兼）职人员，负责检查、督促落实本单位医疗废物管理。

③应当对本单位医疗废物的收集、运送、储存、处置等工作人员和管理人员进行相关法律和专业技术、安全防护、紧急处理等知识的培训。

④应当为本单位从事医疗废物的收集、运送、储存、处置等工作人员和管理人员，配备必要的防护用品，定期进行健康检查；必要时对有关人员进行免疫接种，防止其健康受到损害。

⑤应当依照《中华人民共和国固体废物污染环境防治法》的规定，执行危险废物转移联单管理制度。

⑥应当对医疗废物进行登记，内容包括医疗废物的来源、种类、重量或者数量、交接时间、处置方法、最终去向以及经办人签名等项目，资料保存三年。

⑦应当采取有效措施防止医疗废物的流失、泄漏、扩散；发生医疗废物流失、泄漏、扩散时，应采取减少损失的紧急措施，对致病人员提供医疗救护和现场救援；同时向所在地县级以上卫生行政部门报告，并向可能受到危害的单位和居民通报。

（2）禁止性规定

①禁止任何单位和个人转让、买卖医疗废物；禁止在运送过程中丢弃医疗废物；禁止在非储存地点倾倒、堆放医疗废物，或者将医疗废物混入其他废物或者生活垃圾。

②禁止邮寄医疗废物；禁止通过铁路、航空运输医疗废物；有陆路的，禁止通过水路运输医疗废物；没有陆路通道必须经水路运输医疗废物的，应当经该区的市级以上人民政府环境保护行政主管部门批准，并采取严格的环境保护措施后，方可通过水路运输；禁止将医疗废物与旅客在同一运输工具上载运；禁止在饮用水源保护区的水体上运输医疗废物。

3. 医疗卫生机构对医疗废物的管理

根据《医疗废物管理条例》的规定，医疗机构应当按照下列规定或者采取下列措施对医疗废物进行管理：

（1）及时收集本单位的医疗废物，并按照类别分置于防渗漏、防锐器穿透的专用包装物或者密闭的容器内，容器上应当有警示标识和警示说明。

（2）应当建立医疗废物暂时储存设施、设备，不得露天存放医疗废物，医疗废物的暂存时间不得超过2天；医疗废物暂时储存设施、设备应当远离医疗区、食品加工区和人员活动区以及生活垃圾存放场所，并设置明显的警示标识和防渗漏、防鼠、防蚊蝇、防蟑螂、防盗以及预防儿童接触等安全措施，并及时消毒。

（3）应当使用防渗漏、防遗撒的专用运送工具，按照本单位确定的内部医疗废物运送时间、路线，将医疗废物收集、运送到暂时储存地点；运送工具在使用后，应当在医疗机构指定的地点进行清洁和消毒。

（4）应当根据就近处置的原则，及时将医疗废物交由医疗废物集中处理机构处置；医疗废物中病原体的培养基、标本和菌种、毒种保存液等高危险废物，在交医疗废物集中处置单位处置前，应当就地消毒。

（5）医疗机构产生的污水、传染病人或者疑似传染病人的排泄物，应当按照国家规定严格消毒，达到国家规定的排放标准后，方可排入污水处理系统。

（6）不具备集中处置医疗废物条件的农村，医疗机构应当按照县级人民政府卫生行政主管部门、环境保护行政主管部门的要求，自行就地处置其产生的医疗废物；自行处置医疗废物的，应当符合下列要求：①使用后的一次性医疗器具和容易致人损伤的医疗废物，应当消毒并作毁形处理；②能够焚烧的，应当及时焚烧；③不能焚烧的，消毒后集中填埋。

4. 医疗废物的集中处置

（1）医疗废物集中处置单位

①从事医疗废物集中处置活动的单位，应当向县级以上人民政府环境保护行政主管

部门申请领取经营许可证；未取得经营许可证的单位，不得从事医疗废物的处置活动。

②设立医疗废物集中处置单位，应当具备下列条件：具有符合环境保护和卫生要求的医疗废物储存、处置设施或者设备；具有经过培训的技术人员以及相应的技术工人；具有负责医疗废物处置效果检测、评价工作的机构和人员；具有保证医疗废物安全处置的规章制度。

③医疗废物集中处置单位的储存、处置设施，应当远离居（村）民居住区、水源保护区和交通干道，与工厂、企业等工作场所有适当的安全防护距离，并符合国务院环境保护行政主管部门的规定。

（2）医疗废物的处置

①医疗废物集中处置单位应当至少每 2 天到医疗卫生机构收集、运送一次医疗废物，并负责医疗废物的储存、处置；运送医疗废物的车辆应当是运送医疗废物的专用车辆，运送车辆应当达到防渗漏、防遗失以及其他环境保护和卫生要求；医疗废物运送车辆不得运送其他物品。

②医疗废物集中处置单位在运送医疗废物过程中应当确保安全，不得丢弃、遗撒医疗废物；应当安装污染物排放在线监控系统，并确保监控装置经常处于正常运行状态。

③医疗废物集中处置单位处置医疗废物，应当符合国家规定的环境保护、卫生标准、处置规范；医疗废物集中处置单位集中处置医疗废物，可以按照国家有关规定向医疗机构收取医疗废物处置费用。

④医疗废物集中处置单位应当按照环境保护行政主管部门和卫生行政主管部门的规定，定期对医疗废物处置设施的环境污染防治和卫生学效果检测、评价；检测、评价结果存入医疗废物集中处置档案，每半年向有关部门报告一次。

⑤各地区应当利用和改造现有固体废物处置设施和其他设施，对医疗废物集中处置，并达到基本的环境保护和卫生要求；在尚未建成医疗废物集中处置设施期间，有关地方人民政府应当组织制定符合环境保护和卫生要求的医疗废物过渡性处置方案，确定医疗废物收集、运送、处置方式和处置单位。

5. 医疗废物管理与处置的监督管理

（1）医疗废物管理与处置的监督管理部门

根据《医疗废物管理条例》的规定，县级以上卫生行政部门、环境保护行政主管部门，应当依照《医疗废物管理条例》的规定，按照职责分工，对医疗卫生机构和医疗废物集中处置单位进行监督检查。

（2）医疗废物管理与处置的监督管理部门的职责

①应当对医疗机构和医疗废物集中处置单位从事医疗废物收集、运送、储存、处置中的疾病防治工作、其工作人员的卫生防护等情况进行定期监督检查、抽查。

②应当对医疗机构和医疗废物集中处置单位从事医疗废物收集、运送、储存、处置中的环境污染防治工作进行定期监督检查、抽查，必要时可交换监督检查和抽查；发现

医疗机构和医疗废物集中处置单位存在隐患时，应当责令立即消除隐患。

③卫生行政主管部门、环境保护主管部门履行监督检查职责时，有权采取下列措施：对有关单位进行实地检查、了解情况、现场监测、调查取证；查阅或者复制医疗废物管理的有关资料，采集样品；责令违反《医疗废物管理条例》的单位和个人停止违法行为；查封或者暂扣涉嫌违反《医疗废物管理条例》规定的场所、设备、运输工具和物品；对违法行为依法查处。

④发生因医疗废物管理不当导致传染病传播或者环境污染事故，或者有证据证明传染病传播或者环境污染的事故可能发生时，卫生行政主管部门、环境保护主管行政部门应当采取临时控制措施，疏散人员、控制现场，并根据需要责令停止导致或者可能导致传染病传播或者环境污染事故的作业。

⑤医疗卫生机构和医疗废物集中处置单位，对有关部门的检查、监测、调查取证，应当予以配合，不得拒绝和阻碍，不得提供虚假材料。

第二节　医疗废物 RFID 监控系统

一、医疗废物 RFID 监控系统的完成目标

（1）电子标签能适应现场各种应用环境。

（2）将医疗废物收运联单电子化。

（3）对医疗废物的收取、运输、焚烧等数据进行采集分析，得出各种精确数据。分析实时采集到的数据、实施危险时间报警机制。

二、医疗废物 RFID 监控系统的主要特点

1. 数据自动获取

实现了废物周转桶称重，同时对标签自动识别分配，数据实时上传到监控中心。

2. 方便性

系统全电子化的数据集中管理，使得大量的数据的查找工作由服务器来完成，节省了大量的人力，提高了效率，使得对事件的反应得以提速。

3. 数据安全性

本系统采用新一代 RFID 电子标签，该电子标签是专为不同使用场合而设计的，识别响应时间快，平均故障发生率低，确保识别环节的安全性，及时性及稳定性；另外采用的高性能及高容错的系统服务器，以确保服务器的高稳定性、安全性及网络的传输速度，从而实现系统的实时传输，保证了信息的及时性。

4. 提高管理水平

集中管理、分布式控制；规范废物收运环节的监督管理，监督各个必要的环节，使得突发事件可以第一时间到达管理高层，让事件得到及时的处理。

5. 系统的可扩展性

考虑到将来的发展趋势及信息化废物危险品管理上的推动，系统提供有丰富的数据接口，可以根据需要提供给环保局不同的系统相应的数据。

三、医疗废物 RFID 监控系统的组成

医疗废物 RFID 监控系统从系统的组成上来看由 8 个子系统组成，分别是数据应用平台、监控中心可视化平台、GPS 收运车辆路线实时追踪系统、收运车辆 RFID 电子关锁系统、视频监控系统、RFID 医疗废物焚烧核对系统、医疗废物电子联单系统、收运车辆 RFID 管理系统。

四、医疗废物 RFID 监控系统的运作流程

医疗废物 RFID 监控系统的主要运作流程如下：

医疗废物电子联单生成→派车任务单生成→出车→收取医疗废物（视频开始监控收取过程）→医疗废物周转桶称重（称重重量实时上传到系统，同时分配 RFID 标签信息）→废物装车（收运车开锁记录开锁信息并实时上传系统）→运输（GPS 定位系统定时传输车辆所在位置）→中转中心（中转中心上传收运车辆到达时间、已收取废物分配时间）→运输（GPS 定位系统定时传输车辆所在位置）→焚烧中心（上传车辆到达时间）→接收需焚烧废物（开始视频监控操作）→进入焚烧流水线→进入医疗废物周转桶重量比对环节（信息上传焚烧中心监控室，处理结束，信息上传系统）→流程结束。

1. 医疗废物电子联单系统

"从摇篮到坟墓"的电子联单生命周期管理，全程监控医疗废物转运，确保医疗废物被妥善运输到指定地点。

包括申请联单、调度安排、发放联单、运输单位接受、接受单位接受。

提供自动服务方便各级用户：自动提醒环保局逾期未到达医疗废物运输，逾期未送焚烧医疗废物，自动提醒环保局废物运输差异，通过 RFID 车辆管理系统自动识别。

在线确认废物运输，各级用户可以在线管理联单相关业务。

2. 收运车辆 RFID 管理系统

对收运车辆的生命周期、任务的生命周期进行管理，全程管理收运车辆的任务、保养维修及车载设备的使用状况（比如电子关锁），确保收运车辆及时有效安全地完成收运任务。

包括车辆使用安排、派车单管理、车辆出入管理。

提供车辆出入自动识别，自动提醒晚点的收运车辆。

管理车辆电子关锁及 GPS 设备。

3. 收运车辆 RFID 电子关锁系统

电子关锁系统跟踪收运车辆每次开关车辆箱门的信息，信息包括箱门开关地点、开关时间、开箱门授权号。

a. 读写器为控制终端（系统的主控设备）的外设，是控制终端和电子关锁之间命令和信息的转发设备（有线通信与无线通信的转换）。

b. 控制终端可分为出卡口验封终端和进卡口验/启封终端。

c. 数据终端用于管理手持机及手持机与数据库信息交互的中转设备。

d. 手持机用于对电子关锁进行施封、验封/启封，它通过通信插座从数据终端下载施封、验封/启封数据，并上传操作结果。

e. 中心服务器用于保存与关锁和施封业务有关的信息。

4. 视频监控系统

视频监控对医疗废物的收取运输焚烧的各个关键环节进行有效的实时的监控，以确保对医疗废物收运过程的可视化的监控。

a. 包括保存收废物、分发处理废物、接收废物、焚烧过磅核对的实时的视频监控。

b. 可以保存 30 天的视频记录。

c. 车载摄像与电子关锁联动，当电子关锁打开时记录下开锁人员图片。

5. GPS 收运车辆路线实时追踪系统

GPS 收运车辆路线实时追踪是以 GPS 定位导航监控技术为基础，主要由车载终端（包括微型工控机、GPS 接收模块、GPRS 通信模块和电源等）和监控数据中心 DSC（TCP/IP 的网络服务器）两部分组成。

车载终端的 GPS 模块实时接收全球定位卫星的位置、时间等数据，一方面发送给车内的微型单板计算机，得到车辆的当前位置并且在电子地图上显示；另一方面，数据将通过 GPRS 终端模块发送到远程监控中心服务器，使得监控中心能实时得到所有车辆的位置信息，给车辆的安全监控提供了基础。

6. RFID 医疗废物焚烧核对系统

RFID 医疗废物焚烧核对系统利用 RFID 技术对医疗废物初始重量进行记录，同时将记录上传到服务器，内容包括废物所属单位、收取时间、重量等信息。

a. 系统在废物收取点设有称重平台，废物只要过磅，各种信息就自动上传到服务器，并且改写废物周转桶所带标签的信息。

b. 周转桶经过运输分配后到达焚烧中心，在到达焚烧中心流水线称重台时，标签读取设备读取标签信息，和称重台重量信息进行比对，将比对结果上传到焚烧中心监控室，比对失败信息进行报警。

c. 焚烧核对系统根据获得的信息，对数据进行筛选，将信息分为合格信息、黑名单信息、简单记录信息进行上传到 RFID 监控系统服务器中。

7. 监控中心可视化平台

监控中心可视化平台由数据服务中心（应用程序服务器、通信服务器）、数据管理系统和监控中心三部分构成。系统运行于监控终端，数据服务中心实现监控终端与数据应用平台的连接；监控数据管理系统是在监控终端实现入网网点和车辆的相关管理；监控中心提供了在可视化的地图界面上进行网点和车辆的定位监控及报警处理。

8. 数据应用平台

数据应用平台由 WEB 应用程序、应用服务器、系统监控软件组成。系统运行于应用终端，系统数据由以上各个部分提供，集中存储在监控系统数据库服务器中，数据应用平台可以在移动办公时使用。具体功能如下：

(1) 监控系统基础数据的设置

a. 入网单位的注册：提供入网单位的系统注册入口，分配入网用户设备及系统 ID 号。

b. 入网车辆的注册：提供入网车辆的注册入口，将注册信息导入 RFID 车辆管理系统，也可通过 RFID 车辆管理系统进行入网注册。

(2) 电子联单系统接口

a. 分配联单：入网单位通过平台获得医疗废物处理的联单号。

b. 联单跟踪：通过平台了解指定联单号的废物处理的进度。

c. 历史联单查询：查询历史使用联单号。

(3) 黑名单处理

a. 医疗废物焚烧核对黑名单：提供医疗废物焚烧核对产生的黑名单处理平台。

b. 收运运输黑名单：对医疗废物收运过程出现的黑名单进行查找和处理。

(4) 数据统计报表

a. 月统计报表：按月统计废物的处理量、收取量及按月统计黑名单比例和事件比例等报表。

b. 季度统计报表：按季度统计废物的处理量、收取量及按季度统计黑名单比例和事件比例等报表。

c. 年统计报表：按年统计废物的处理量、收取量及按年统计黑名单比例和事件比例等报表。

d. 自定义统计报表：自定义统计各种所需的报表，比如车辆出勤率、周转桶使用率、周转桶有效使用年限等。

(5) 对外数据接口

a. 提供基础和统计数据给其他需要使用本系统数据的单位。

b. 系统运行状况的检测。

c. 实时的监控系统的各个设备和系统点的使用情况，及时的获知设备和系统的故障点。

第九章 物联网技术在医药物流中的应用

第一节 医药物流概述

一、医药物流的概念

医药物流是指通过原料采购、加工、存储、运输、分配流通及物流信息等一系列的管理活动，有效地沟通原料供应商、制造商、代理商、零售商及最终用户，促使药品从供应地向接收地的实体流动过程。

医药物流不是简单的药品进、销、存或者是药品配送，医药物流是依托一定的物流设备、技术和物流管理信息系统，有效整合营销渠道上下游资源，通过优化药品供销配运环节中的验收、存储、分拣、配送等作业过程，提高订单处理能力，降低货物分拣差错，缩短库存及配送时间，减少物流成本，提高服务水平和资金使用效益，实现的自动化、信息化和效益化。

二、医药物流的发展环境

(1) 医药物流的市场环境

首先，医药需求持续增长带动医药物流业的需求增长。据预测，2010 年中国的医药市场价值将达到 600 亿美元，2020 年将达到 1200 亿美元，届时将超过美国成为全球第一大医药市场。医药需求的增长极大地促进了医药物流业的发展。其次，药品价格持续下降增加了企业通过第三方医药物流降低成本的需求。医药物流的成本对其药品的竞争力产生较大影响，价格的竞争促使医药企业对第三方医药物流的需求。另外，非典与禽流感疫情的暴发增加了应急医药物流的需求。

(2) 医药物流的政策环境

加入 WTO 后，我国的医药物流企业将面临与国外企业的强有力竞争。国家经贸委提出在 5 年左右的时间扶持建立 5～10 个面向国内国际两个年销售额达 50 亿元的特大型医药流通企业。此外，我国国家药品监督管理局已表示，政府大力支持多元化资本投资到医药物流领域，特别是民营资本进入医药物流领域，以加速我国医药物流的发展，并培育民族医药物流企业。

三、我国医药物流存在的主要问题

（1）药品分销企业市场集中度低

我国从事药品批发的企业多而小，市场集中度低。面对外资冲击，我国的药品分销企业在规模，技术装备，管理水平方面明显的处于劣势。目前全国药品批发法人企业6000余家，非法人企业6300余家，零售企业近14万家。批发、零售网点在空间分布上也不尽合理，存在过于密集或过于疏散的迹象。

（2）医药物流企业利润水平低，信用体系不健全

医药商业企业由于改革滞后产权结构单一、管理手段落后、资金不足等原因，导致企业经营成本高，三角债现象普遍。据统计，我国医药批发企业，纯利润率只有5.9%，15个省出现医药商业企业连续3年经营亏损，而降低全国医药物流成本已成为我国医药行业发展的当务之急。另外，由于我国医药行业的信用体系不健全，造成资金难以回笼问题非常严重，资金周转率低，许多药品批发和零售企业对回款状况不满意。

第二节 医药仓储管理

一、医药仓储管理的现状

传统医药仓储从药品入库到药品出库整个运作过程中都是依靠人工操作来完成，这种操作方法产生的最直接后果是仓储相关信息采集时间长、信息传递速度慢、信息准确性低等，这导致了公司管理层人员无法及时确切了解仓库的库存信息，没有办法对客户的订货要求给出明确及时的答复，直接影响了客户服务质量，这对公司的整体发展非常不利。这种情况会随着公司业务的发展，日进出货物数量、品种逐步扩大而变得越来越麻烦，如果此时客户的服务要求更高，那么，仓库这种不能实时、快速管理的传统仓储运作模式将直接影响到整个公司的运营体系，严重的还会影响到整个公司的发展战略。

医药仓储管理主要包括库存管理，其管理对象是医药生产过程中所需的成品、半成品和原材料。这些物资占整个医药企业资产很大一部分比重。不同的管理部门，对于库存的看法是不一致的。以超市为例，库存管理部门和财务部门希望拥有较低的库存，因为这样可以降低资金占用、减少管理和搬运等成本。采购部门为了降低单位采购价格，往往倾向于利用价格折扣、运费折扣的优惠，一次采购大量的备件商品，不可避免地会增加库存水平。运输调度部门，也希望拥有较高的库存水平和尽可能齐全的备件商品，以避免车辆发生故障时，不能够及时地进行补充。这样可以保持对于客户较高的服务水平。较高的库存水平和较低的库存投资，是一对相互冲突的矛盾，需要在它们之间进行折中，这在过去很难实现。现在通过科学的管理理论和信息技术，同时伴随企业内部管理和组织结构的改革，是可以实现它们之间的平衡的。医药仓储管理还包括对医药供应商的管理。企业需用的物资有几十个大类，成千上万个品种，涉及多个供货厂商，要抓

好物资的采购管理工作，选择供应商是采购活动的首要任务。对于供应商的选择，我们一般运用比质比价及信息服务的方式予以确定。

目前国内的医药仓储管理正处在刚刚起步的阶段，而如今的仓库作业和库存控制作业已十分复杂化、多样化，仅靠人工记忆和手工录入，不但费时费力，而且容易出错，给企业带来巨大损失，因此医药仓储管理需要一个信息化的系统平台协调各个环节的运作。医药仓储管理是一个很有实际应用价值的问题，在理论上已经提出过很多观点，软件厂商也推出了一些不错的管理系统。然而，各个企业的情况有其独特性，试图开发出适合各个行业、各个企业的系统，至少在短期内不可能实现。但我们可以循序渐进地将新的技术应用于医药仓储管理中，合理配置仓库资源、优化仓库布局和提高仓库的作业水平，从而增强企业供应链的竞争力。

二、RFID 在医药仓库管理上的应用

该系统的整个仓储操作流程分为三部分：药品入库操作、药品出库操作和库存盘点操作。

（1）药品入库操作

对于商家而言，药品入库时需要进行货品信息录入、产生入库单、检验并放置货品、确认入库等多个操作，以下我们对药品的入库操作加以详细阐述，其操作流程如图9-1所示。

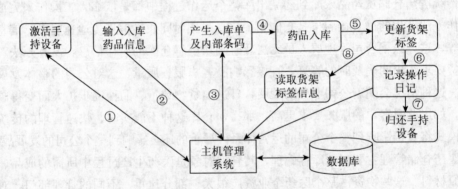

图 9-1 药品入库操作流程

①激活手持设备。使用手持设备扫描员工卡，对使用手持设备的入库操作员的身份进行认证，若操作员身份合法，则激活手持设备使得操作员获得操作权限；反之，则不允许使用手持设备，手持设备仍将处于未登录状态。

②在主机管理系统的入库操作模块选择输入入库药品的信息。

③产生入库单及货品包装箱条码。主机管理系统将输入的待入库药品基本信息录入数据库，并产生含药品入库时间和区域代码信息的包装箱条码，及药品入库单。

④药品入库。操作员对药品进行检验，并将包装箱条码贴附于待入库药品包装箱

上。将手持设备设置在入库操作状态，随后操作员进入药品入库单上所指定的区域，找到空置的货架，从拖车上取出一箱货品，用手持设备扫描包装箱条码，并将其放置在货架上。按以上步骤将此批入库药品摆放完毕后，操作员在手持设备上对入库操作进行最终确认，随后手持设备将自动对所有信息进行批处理，生成入库备用信息。

⑤更新货架标签。操作员用手持设备读取当前货架标签的库存信息，手持设备根据备用信息重新计算出新的库存信息，将其写入货架标签上指定信息块。最后获取当时的操作时间和操作状态，连同药品编号、货架标签编号、信息块号、实际入库数量，一起保存在手持设备上的操作日志中。

⑥记录操作日志。将手持设备上的入库操作日志信息通过员工卡传输给管理主机，记录在主机系统的操作日志库中。

⑦关闭并归还手持设备。

⑧更新货架库存信息。仓库顶部的固定阅读器实时将货架标签上的库存变动信息读入管理系统，更新数据库，对入库药品最终放置的货架进行定位，确认药品已入库。

（2）药品出库操作

药品出库的操作是入库操作的逆过程，需要进行出库单生成、提取货品、更新标签、确认出库等操作，其流程如图9-2所示。

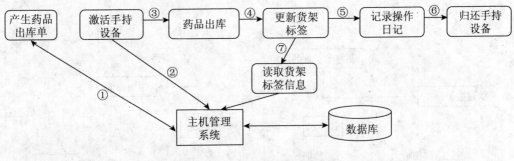

图9-2　药品出库操作流程

①产生药品出库单。当有药品需要出库时，在主机管理系统的出库操作模块选择输入需出库药品名称与数量，由于包装箱条码上包含了药品入库的时间信息，所以主机管理系统会按照先进先出（FIFO）的原则，定位出库药品所在的区域和具体货架位置，并产生出库单。

②激活手持设备。使用手持设备扫描员工卡，对使用手持设备的出库操作员的身份进行认证，若操作员身份合法，则激活手持设备使得操作员获得操作权限；反之，则不允许使用手持设备，手持设备仍将处于未登录状态。

③药品出库。先将手持设备设置在出库操作状态，随后操作员根据出库单，在指定的货架上取下相应的药品，扫描药品包装箱上的条码，将药品放上拖车。按以上步骤将此批出库药品取放完毕后，操作员在手持设备上对出库操作进行最终确认，随后手持设

备将自动对所有信息进行批处理，生成出库备用信息。

④更新货架标签。操作员用手持设备读取当前货架标签的库存信息，手持设备根据备用信息重新计算出新的库存信息，将其写入货架标签上指定信息块，生成操作日志。

⑤记录操作日志。将手持设备上的出库操作日志信息通过员工卡传输给管理主机，记录在主机系统的操作日志库中。

⑥关闭并归还手持设备。

⑦更新货架库存信息。仓库顶部的固定阅读器实时将货架标签的变更信息读入管理系统，更新数据库，确认药品已出库。

（3）库存盘点操作

在库存盘点时，操作员持激活的手持设备进入需要盘点的区域，以每个货架为单位进行盘点。将手持设备设置在库存盘点状态，用手持设备扫描货架上的所有药品包装箱条码。当扫描完单个货架上的全部条码后，操作员在手持设备上对该货架盘点操作进行确认，手持设备对所获得的条码信息进行计算生成货架盘点信息，接着操作员将手持设备上的盘点信息写入货架标签。手持设备获取当时的操作时间与状态，连同区域编号、货架标签编号及盘点信息保存在其操作日志中。

按以上步骤依次盘点每个货架，直至完成整个目标区域的盘点工作。之后将手持设备上的盘点操作日志通过员工卡上传至管理主机，记录在主机系统的操作日志中，关闭并归还手持设备。

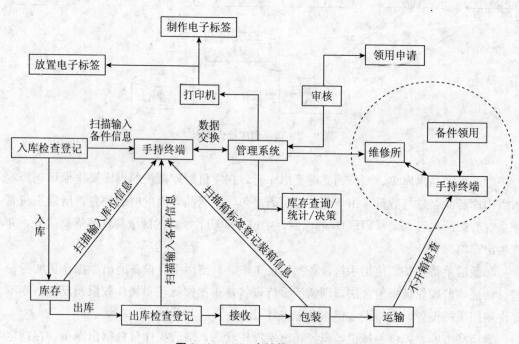

图 9-3　RFID 仓储管理系统功能

管理主机控制固定阅读器对货架标签上的盘点信息进行查询，将获取的最新盘点信息与原始库存信息相比较，产生库存差额信息，作进一步处理。

RFID 仓储管理系统功能如图 9-3 所示。

三、RFID 技术在仓储中的运用效果

（1）使用 RFID 技术药品入库验收时间短、效率高

在药品仓储操作过程中使用 RFID 解决了药品入库验收时间过长的问题。在药品仓库入库门口处装上 RFID 阅读器天线，需要验收入库的药品统一放在一个托盘上，叉上此验收药品托盘的叉车经过入库门口，入库门口上 RFID 阅读器就能对每个入库的药品进行无线识别，并把采集到的数据立即传到计算机网络系统中，系统上马上就会显示出此托盘上的所有物品，并与计算机网络系统的预入库单进行对比，得出验收详细的差异状态表，若没有差异则叉车不用停留，直接把药品运进仓库并放到指定的位置，这样验收工作即告完成。原来需要 20～30 分钟时间才能完成的验收工作，现在只需要 1 分钟左右即完成验收、订单录入、订单信息传输等工作，工作效率提高了 30 倍左右。

（2）使用 RFID 技术仓库药品盘点准确快捷

在药品仓储操作过程中使用 RFID 解决了仓库盘点难、盘点累的问题。根据 RFID 在服装行业与图书馆等地方的成熟运用可知，RFID 运用在仓储盘点方面是非常的方便，只要配一个手持式 RFID 阅读器并辅以计算机网络系统即可。仓管员拿着手持式 RFID 阅读器到需要盘点的地方靠近药品即可采集到药品仓库相应物品的信息，此信息会通过 RFID 阅读器传送到计算机网络系统，与系统内现有的数据作比较，并且马上可得出现有实物库存数量与系统内所显示的数量，由此达到盘点的目的，过去这项工作需要一整天时间才能完成，现在只需要 1～2 个小时即可。

（3）使用 RFID 技术仓库药品查询方便迅速

在药品仓储操作过程中使用 RFID 解决了药品查询难的问题。因为每个药品都贴有射频标签，当药品从一个地方运往另一个地方时，由阅读器识别并告知计算机网络系统它被放在哪个位置上，这样仓管员就可以很快找到这个药品，并查看这个药品所处的状态和保管的状态，仓库管理控制中心也能实时地了解到该药品的出入库情况。

（4）使用 RFID 技术仓库药品拣货效率高

在仓储操作过程中使用 RFID 解决了药品拣货出库时间长、药品先进先出等问题。把 RFID 射频标签贴在包装材料上，RFID 阅读器识读时就能读出此包装材料里的药品类别、数量、配送位置等信息，采用 RFID 并结合输送机可以非常迅速地将药品拣取出来。原来需要重新确认出库药品是否与客户要求相一致，现在非常容易就能做到这一点。

（5）使用 RFID 技术仓库内物品存放安全

在仓储操作过程中使用 RFID 还能解决仓储药品被盗的问题。装有射频标签的药品上，每当它出仓库门口时都会被预先装在门口上的阅读器天线识读到，阅读器会把识读

到的药品信息传送到系统里，如果此药品没有正常的订单，则系统就会报警，具有声光提示，这样盗窃者就会当场被抓到。总之，在整个过程中，使用 RFID 最大的好处就是提高日常运作效率，降低日常运作成本，提高企业仓储管理的整体效率。

四、RFID 在医药物流仓储中运用安全问题

RFID 技术是当今社会非常先进的一项技术，它已经应用在很多方面，对社会经济的发展起到了越来越重要的作用。但就像其他任何一项技术一样，RFID 也有它的弱点，它一方面提高了社会的工作效率与管理效率，另一方面也给社会带来一些负面的影响。比如在医药物流仓储里使用 RFID 技术，可以在任何时候都能追踪到贴有标签的物体的位置，但是对于谁有访问权，它就没法控制。这样，公司的药品资料信息就可能被对手窃取，这对本公司的发展来说是非常不利的。那么在运用 RFID 技术过程中到底有哪些安全问题呢？

（1）RFID 系统本身的安全问题

因为 RFID 技术所形成的集成系统也是一个计算机网络应用系统，因此凡是计算机网络应用系统具有的安全问题它都有，而且 RFID 在这方面的安全问题比计算机网络系统的安全问题还要严重。RFID 技术本身就包含了比计算机和网络中更多和更容易泄密的不安全节点，如：数据从射频标签发出到阅读器后，由阅读器传送到后端系统之前，阅读器通常要进行一些初步处理。在这种处理中，数据则受到和其他任何计算机安全脆弱性相似的问题。特别需要注意的是：一是移动式阅读器，二是阅读器多是专有的设备，很难具有公共接口进行安全加固。

（2）RFID 标签数据传输的安全问题

RFID 标签采用无线传输的技术，这种技术是非接触的和无线的，标签信息很容易被截获和破解。攻击者在获得了标签中的信息之后，可以通过伪造等方式对 RFID 系统进行非授权使用。有研究结果表明，在不接触 RFID 设备的情况下，也可能盗取其中的信息。常见的方法有：

①业务拒绝式攻击

业务拒绝式攻击，即非法用户发射干扰信号堵塞通信链路，使阅读器过载，无法正常接收射频标签发射过来的数据。

②黑客非法截取传输数据

黑客在传输的信道上使用信息技术截住数据的传输，使得阅读器收不到由射频标签发出的电子数据。

③发送虚假的电子数据

利用虚假的射频标签向阅读器发送数据，使阅读器处理的都是虚假的数据，而真实的数据则被隐藏。

（3）RFID 的加密并非绝对安全

RFID 的安全保护主要靠标签信息的加密，但当前的加密机制所提供的保护还不能

让人完全放心。一个 RFID 射频标签芯片如果设计不好或没有受到很好的保护，有很多手段可以获取芯片的结构和其中的数据。

（4）标签本身的访问安全问题

RFID 射频标签的价格昂贵，价格 5 美分～20 美元，极大地限制了 RFID 的处理能力和安全加密措施，准确地说，标签越便宜，则其计算能力越弱，而更难以实现对安全威胁的防护，标签本身很难具备能够足以保证安全的能力。这样，RFID 射频标签面临很大的安全问题。非法用户可以利用合法的阅读器或者自购一个阅读器，直接与标签进行通信。这样，就可以很容易地获取标签内所存数据。特别是读写式标签，它的安全问题就更严重了，它还面临数据被改写的危险。另外，RFID 标签是移动的，因此可以接触到它的人很多，而且大部分是未授权的用户，这里也存在 RFID 射频标签内数据被窃取的可能。

（5）阅读器内部的安全风险

在阅读器中，除了中间件被用来完成时间过滤、数据的遴选、数据管理之外，只能提供用户业务接口，没有用户自行提升安全性能的接口。

（6）RFID 使用标准的开放问题

当前国际上在 UHF 频段的 RFID 技术主要使用 430MHz 左右和 860MHz～960MHz 两段频率，430MHz 频段属于我国的专用频段，现阶段还不适合开放此频段的 RFID 业务；860MHz～960MHz 频段已经开放的差不多，没有空闲的频率直接规划给 RFID 使用。这样，我们在仓储中使用 RFID 射频标签就面临频段不合法的问题，也面临频段不统一无法传送数据的问题。

五、Zimmer Ohio 应用 RFID 管理仓储案例

Zimmer Ohio 独家代理和销售 Zimmer Inc. 生产的矫形产品和设备，公司现安装一套 RFID 系统帮助库存工人一天减少几个小时的工作时间，同时提高运往医院或返回仓库的高值物品的可视性。

Zimmer Ohio 为俄亥俄地区的医院供应 Zimmer 矫形植入设备和手术器械产品线。通常，当外科医生计划一场手术时，如髋关节置换，医院向 Zimmer Ohio 下单订购手术过程中可能用到的多种可植入设备，及装盛手术器械的托盘。一场手术 Zimmer Ohio 通常会发送上百件物品，但只有一部分设备会真正用于手术中，其余都返回给 Zimmer Ohio 位于 Columbus 和 Hudson 的两家仓库之一。

Zimmer 必须尽量避免手术器械运送的失误，Zimmer Ohio Columbus 仓库的运营经理 John Reese 称，为此，公司专门雇请库存专家每天花几个小时对每个订单进行检查，确保每次货物发送的正确性。器械在运往医院之前必须经过四次检查。

铝制手术工具托盘（尺寸为 22 英寸×10 英寸，高度从 1 英寸到 8 英寸不等）的检查最为耗时，因为它们通常装放了上百件细小物品。举个例子，成堆的 0.09 英寸的钻头，而所有物件都必须一一清点。单个托盘及其内置物品的价格从 1000 美元到 20000 美

元不等，Reese 称，因此公司必须确保托盘不会丢失。手术结束后，医院对整个托盘及其内置物件进行消毒，接着采用塑料薄膜封装托盘，将它放置与其供应商对应的货架上，如 Zimmer Ohio，等待司机的运出。为了确认托盘的身份，Zimmer Ohio 或医院可能需要对托盘内装物品进行检查，之后还必须重新进行消毒和包装。

几年来，Zimmer Ohio 一直在寻求一套自动方案，减少订单确认时间。然而，公司几年前开始研究 RFID 技术时，Reese 称，当时标签成本使得整个应用实施投资过于昂贵。直到 2009 年秋季，公司才与 RFID Enabled Solutions（RES）正式展开合作。

Zimmer 和 RES 认为常用的通道阅读器要求贴标物品一次一个地放置在一条传送带上，再经过 RFID 阅读器的读取区域需要改变现有的包装流程，不够灵活。在对订单进行取货时，员工根据一张取货单收集物品，将它们放置在金属推车上。RES 接着开发了可容纳一整辆金属推车的 RFID 通道，可同时读取推车里每张标签，RES 创建者 Neco Can 称。

通道包含一台超高频 EPC Gen 2 RFID 阅读器和天线。Zimmer 对通道进行了一系列测试，Reese 称，可植入设备和托盘的标签实现了 100% 的读取精确性。对托盘内各个物品进行贴标理论上是可行的，然而，由于许多物品尺寸过小，不能正常贴标，或贴标后无法正常工作。因此，Zimmer 和 RES 想到一个解决方案：公司在通道阅读器旁安装一台内嵌 RFID 阅读器的秤。当公司首次发送手术托盘到医院之前，Zimmer 检查托盘内每一件物品，对各件物品进行记录和拍照及称重。秤灵敏性非常高，当托盘从医院返回时，公司对托盘称重，判断是否有工具丢失或内含错误工具。

当系统正式上线后，预计在 2010 年 7 月，所有单件可植入物品，及装满手术工具的托盘将贴上 UHF EPC Gen 2 标签。每张标签的无源 RFID 嵌体将编有唯一的 ID 码，ID 码还以条码的形式打印在标签正面。当每个新物品被贴标，工人只要采用一台条码阅读器，将资产登记进运行在 Zimmer Ohio 服务器上 RES 的 AIMS RFID 库存和订单管理软件系统，后者接收和编译手术托盘秤和阅读器的数据，再将信息转发到公司现有的库存系统。

当医院下订单时，Zimmer 工作人员进入 AIMS 软件接收订单信息，并打印一张所有需要包装物品和托盘的清单。工人从仓库货架上取下可植入物品和托盘，将它们放置在金属拖车内。当订单取货完毕后，工人将推车推到一个带接触屏的秤上，对各个托盘进行称重。秤下方的一台 RFID 阅读器读取托盘标签的 ID 码，AIMS 软件接着显示一个清单，指示该托盘必须放置的各件物品的描述和图片及托盘重量。

同时，托盘重量数据连同托盘 RFID 标签的 ID 码将通过电缆连接发送到电脑软件上，与软件已存储的关于该托盘的信息相对比。如果托盘重量不符合预期，那么系统将在屏幕上显示警报。如果重量一致，系统确认了托盘的正确性，屏幕显示"通过"字样。托盘内容的屏幕捷拍将作为确认依据。

工作人员将装载托盘和可植入设备的推车放入 RFID 通道，一个 7 英尺高的箱子，接着关上门，以减少通道外贴标物品的读取机率。当阅读器读取所有物品的 ID 码时，

AIMS 软件对比实际数量和取货单。如果订单出错，系统显示警报。否则，AIMS 批准订单，通知 Zimmer 仓库软件，该订单已准备运出。

当托盘与未使用矫形设备从医院被送回仓库后，它们再次被放入 RFID 通道里，AIMS 软件将升级为 Zimmer 软件，指示哪些物品被送回。未返回的物品则寄出发票。托盘再次进行称量，与托盘的设定重量相对比进行确认。

RES 开发这套系统时碰到了几个挑战，公司设计通道阅读器必须适用于金属托盘，所采用标签也必须能承受医院的严格消毒（如在温度达 375℃ 的环境放置 3 个小时）。

RES 也为公司提供两台手持 RFID 阅读器，用于执行可植入设备和工具托盘的库存盘点。目前，一次全面的库存盘点需要 40 个人工小时来完成。采用新 RFID 系统，库存盘点时间只需 20 分钟，而且，发送前员工无须检查订单物品四次。

第三节　医药运输管理

一、概　　述

RFID 在医药运输环节中的主要应用包括：在药品运输的货物及车辆上安装电子标签；在运输途中的一些检查点上安装 RFID 设备，通过接收电子标签信息来实现货物、车辆、集装箱等的识别、防伪、定位与跟踪；侧重于路线分析和优化的运输管理系统可以有效地发挥 EPC 数据的优势，是供应链物流管理系统的一个重要组成部分，其目的是实现方便快捷准确的货物运输，并结合 EPC 增加了追踪和跟踪药品的功能。运输管理系统可以提供基于网络的招标、跟踪和供应链的可视化操作。航运专家和承运商可以掌握准确的信息从而保证交货和快速解决问题。RFID 技术能够加强医药供应链物流管理中运输环节的以下功能：

（1）订单合并。分拆出货或者合并装货不会因为需要手工查找并记录药品的运送地点而导致延误。

（2）最优化装货。系统自动化操作，在货物出入口处审核所装货物。

（3）药品运输监控。自动化地对存货清单情况进行监控，为了避免由于温度、压力、潮湿等引起的损坏，可以提醒供应商和运输商。

（4）药品跟踪。药品入口读取的数据将贯穿整个系统，支持跟踪药品和时间标记。

（5）可视化管理。通过对叉车、卡车等运输工具的实时跟踪，可以监测这些工具的使用情况，有助于实现对企业资产的可视化管理和合理规划。

二、RFID 在药品物流运输管理上的应用

1. 药品运输调度管理系统

车辆调度管理系统采用先进的信息通信技术，收集道路交通的动态、静态信息，

并进行实时地分析，根据分析结果安排车辆的行驶路线、出行时间，以达到充分利用有限的运输资源，提高车辆的使用效率，同时也可以了解车辆运行情况，加强车辆的管理。

RFID技术可以作为医药物流调度系统信息采集的有效手段，在车辆调度管理系统中得以应用。例如，将RFID应用于货场车辆管理系统，可以实现货运车进/出场，信息自动、准确、远距离、不停车采集，使调度系统准确掌握运输车辆进/出的实时动态信息。

2. 基于RFID的医药车辆智能称重系统

车辆智能称重系统是将原有的称重系统和RFID远距离自动识别技术相结合而成的。应用智能称重管理系统可提高称重效率，减少车辆在待检处的停留等待时间，同时通过车号自动识别和精确计量可有效地避免了人为舞弊带来的经济损失。此外，系统实施后还大大降低了工作人员的劳动强度和人工称重的失误率。该系统可以灵活应用到药品物流运输中非成箱包装物资，因此RFID技术具有巨大的应用价值。

RFID在医药物流公司运输管理上的应用能够确保药品安全地到达目的地，增加了药品运输过程的透明度，提高了运输效率，在这个领域会有相当大的应用前景。

三、RFID在药品运输防盗中的综合应用

1. 基本应用原理

在车辆和药品上贴上RFID标签，并且每辆货车配有GPD接收机和GSM信息终端。发货时，将车辆、药品的基本信息通过RFID读写器存入运输调度中心信息数据库中，同时将司机的身份信息存入运输调度中心信息数据库中。由于中华人民共和国第二代居民身份证应用了无线射频技术，第二代身份证增加了一枚指甲盖大小的非接触式IC芯片，将持证人的照片图像和身份项目内容等信息数字化后加密存入芯片，这些信息可以经过终端读卡器判读，所以，可以通过终端读卡器直接将司机的身份信息存入运输调度中心信息数据库中，非常方便有效。与此同时，RFID阅读器全部部署在运输药品的车辆上，在运输途中，阅读器每隔一段固定的时间以一定的频率自动无限扫描车辆和药品的电子标签，并将扫描的信息存入车载GSM信息终端，同时，将通过GPS技术获得的车辆位置信息也存入车载。

GSM信息终端，司机也要将其身份证信息通过车载读卡器存入车载GSM信息终端，再通过GSM通信系统将所有采集的信息传回运输调度中心，送入中心信息数据库。以GIS作为基础的信息系统平台，统一管理中心信息数据库。将收集到的信息与数据库中存在的发货的原始信息进行比较，包括司机的信息和车辆的信息是否匹配，车辆和药品的信息是否匹配，一旦三者间有任何不匹配，说明该车药品出现了问题，必须采取紧急应对措施。如果信息完全匹配，则将新的车辆位置信息存入中心数据库中，以做药品追踪之用，通过不断地扫描修正，运输调度中心可以掌握药品和运输车辆的实时信息。

2. 软硬件配置和系统要求

药品防盗系统可以采用 J2EE 体系结构，数据库采用 SQL2005，WEB 服务器采用 Appche 和 Tomcat 构建，Web 应用服务器采用 Jboss 构建。系统内部和外部通信接口采用 XML 信息交换标准，供应链上所有企业都配备 XML 通信适配器（软件），各个企业通过 XML 适配器和药品防盗系统实现信息交换和运输。在系统跟踪的车辆和药品上嵌入 Gen2 电子标签，该标签已通过 EPC global gen2 标准认证。这种芯片使用了一种防冲突（anti-collision）算法，使得该系统可以在现行美国规范下每秒读取多达 1600 个标签。EPC Gen2 的标准也允许可程序化的读写字段，更快的标签读写率和在高密度读取器环境下的操作。

阅读器以一定的频率自动无线扫描附近区域的电子标签，将扫描的信息通过 GPRS 模块以短信息形式发送到运输调度中心服务器通信网关的 GPRS 模块，然后再由通信网关提交至中心服务器相关模块处。从而实现对跟踪车辆、货物的实时信息采集和跟踪、GPRS 特别适用于间断的、突发性的和频繁的、少量的数据传输，同时适用于大规模数据的传输，可高速传输数字、文字、图像等数据。因此将 GPRS 模块和 RFID 阅读器合为一体，运输车辆的车载阅读器全部配备 GPRS 模块，将阅读器从嵌入产品的 RFID 电子标签实时采集的信息传输到 GPRS 模块，再由 GPRS 模块将信息发送到系统主机 GPRS 模块，再传输到系统应用服务器，最后存储到数据库，供供应链上不同企查询和信息发布。

3. 移动物流智能终端技术

从国内外物流信息技术的发展趋势来看，移动物流智能终端技术代表着未来发展的一个重要方向。

目前，移动物流智能终端技术主要应用在车辆的实时跟踪与导航以及配送、快递领域，是将 GSM/GPRS/CDMA 等多种通信技术与 GPS、GIS 技术相结合来解决物流信息的全程可视化问题。除了"3G"技术，移动物流智能终端系统还需要集成多种计算机软件和硬件技术，是一个典型的物流信息系统集成应用。

第四节　医药配送管理

一、传统医药配送中心存在的主要问题

消费者需要高水平的服务和具有竞争力的价格，因此需要设置医药配送中心进行集中配送，这样可以更有效地组织物流活动，控制物流费用；集中存储物资，保持合理的库存；提高服务质量，扩大销售；防止出现不合理运输。而传统的医药配送中心主要存在以下几个方面的问题。

（1）存货统计缺乏准确性。由于某些条码不可读或者一些人为错误，使得存货药品统计常常不是很精确，从而影响到配送中心配送决策；

（2）订单填写不规范。很多订单没有正确填写，因此很难保证医药配送中心每次都可以将正确数量的所需药品发送到正确的地点；

（3）药品损耗。在运输过程中的药品损耗始终是困扰医药配送中心的问题，损耗的原因有货物放错了位置引起的，也有药品被偷盗而损失的，还有因为包装或发运时出错误的。根据一项美国的调查表明，零售业的货物损耗可以达销售量的 1.71%；

（4）清点药品。传统方法在清理药品时效率很低，而为了及时了解药品的库存状况就需要随时清点，为此需花费大量的人力、物力；

（5）劳动力成本。劳动力成本已经成为一个比较严重的问题，统计表明，在整个供应链成本中，劳动力成本所占比重已经上升到 30% 左右。

二、RFID 技术在物流配送中的应用方法及方式

现在，RFID 技术已被证明能在配送时快速辨识出伪造药品。英格兰和威尔士的 44 家企业参与了 RFID 技术的测试，这些企业包括社区药店、连锁药店、医院的药房和诊疗所，还有 6 家药品生产商也加入其中。其中有英国 Merck 医药公司、Novartis、Schering 医疗保健公司和 Solvay。有 18 多万件从注射针头到常见的感冒药 Nurofen 的医疗产品在配送时经过扫描。大约有 2 万件医疗产品已经被贴上条码或 RFID 标签。当使用 Aegate 的扫描仪进行扫描时，如果药品符合安全数据库的数据信息，就可以得到授权，如果不符合就被拒绝授权。

在英国，11% 的挂号费都被用于为药物治疗中的错误埋单，并且假药问题也日益严重。RFID 技术能够降低错误的概率，在药物开给病人时，提醒配送商对于假药、过期药物和召回药品的注意。

（1）RFID 技术在物流配送中的应用方法

针对传统药品物流配送中心存在的问题，从以下几个方面详细论证如何在配送中心应用 RFID 技术。

①入库和检验

当贴有电子标签的药品运抵配送中心时，入口处的阅读器将自动识读标签，根据得到的信息，管理系统会自动更新存货清单，同时，根据订单的需要，将相应药品发往正确的地点。这一过程将传统的药品验收入库程序大大简化，省去了烦琐的检验、记录、清点等大量需要人力的工作。

②整理和补充药品

装有移动阅读器的运送车自动对药品进行整理，根据计算机管理中心的指示自动将药品运送到正确的位置上，同时将计算机管理中心的存货清单更新，记录下最新的药品位置。存货补充系统将在存货不足指定数量时自动向管理中心发出申请，根据管理中心的命令，在适当的时间补充相应数量的药品。在整理药品和补充存货时，如果发现有药品堆放到了错误位置，阅读器将随时向管理中心报警，根据指示，运送车将把这些药品重新堆放到指定的正确位置。

③订单填写

通过 RHD 系统，存货和管理中心紧密联系在一起，而在管理中心的订单填写，将发货、出库、验货、更新存货目录整合成一个整体，最大限度地减少了错误的发生，同时也大大节省了人力。

④药品出库运输

应用 RFID 技术后，药品运输将实现高度自动化。当药品在配送中心出库，经过仓库出处阅读器的有效范围时，阅读器自动读取药品标签上的信息，不需要扫描，就可以直接将出库的药品运输到零售商手中，而且由于前述的自动操作，整个运输过程速度大为提高，同时所有药品都避免了条码不可读和存放到错误位置等情况的出现，使得运输准确率大大提高。

（2）RFID 在医药配送中的两种应用方式

配送中心信息管理系统必须具备系统管理、出入库管理、订单管理、发货计划、采购管理、报表管理和退货管理等业务流程。其中，重点是配送中心内的主要流程环节，如出库管理、入库管理、订单管理和发货计划等。

电子标签拣货系统又称为 CAPS（Computer Assisted Picking System），其工作原理是通过电子标签进行出库品种和数量的指示，从而代替传统的纸张拣货单，提高拣货效率。电子标签在实际使用中，主要有两种方式——DPS 和 DAS。

①DPS

DPS（Digital Picking System）方式就是利用电子标签实现摘果法出库。要在仓库管理中实现库位、品种与电子标签对应。出库时，出库信息通过系统处理并传到相应库位的电子标签上，显示出该库位存放货物需出库的数量，同时发出光、声音信号，指示拣货员完成作业。DPS 使拣货人员无须费时去寻找库位和核对商品，只需核对拣货数量，因此在提高拣货速度、准确率的同时，还降低了人员劳动强度。采用 DPS 时可设置多个拣货区，以进一步提高拣货速度。DPS 一般要求每一个品种均需配置电子标签，对于很多企业来说，投资较大。因此，可采用以下两种方式来降低系统投资。一是采用可多屏显示的电子标签，用一只电子标签实现多个货物的指示；另一种是采用 DPS 加人工拣货的方式，即对出库频率最高的 20%～30%产品（约占出库量的 50%～80%），采用 DPS 方式以提高拣货效率，对其他出库频率不高的产品，仍使用纸张的拣货单。这两种方式的结合在确保拣货效率改善的同时，可有效节省投资。

②DAS

DAS（Digital Assorting System）方式是另一种常见的电子标签应用方式，根据这些信息可快速进行分拣作业。同 DPS 一样，DAS 也可多区作业，以提高效率。电子标签用于物流配送，能有效提高出库效率，并适应各种苛刻的作业要求，尤其在零散货物配送中有绝对优势，在连锁配送、药品流通场合以及冷冻品、服装、服饰、音像制品物流中有广泛的应用前景。而 DPS 和 DAS 是电子标签针对不同物流环境的灵活运用。一般来说，DPS 适合多品种、短交货期、高准确率、大业务量的情况；而 DAS 较适合品种集中、多客户的情况。无论 DPS 还是 DAS，都具有极高的效率。

三、应用 RFID 技术给医药配送中心带来的效益

综上所述，在医药配送中心应用 RFID 技术后，可以带来如下几个方面的效益。

（1）缩短作业流程，改善盘点作业质量，节省人力成本。传统的医药配送中心由于要对药品进行扫描和定位工作，作业流程烦琐，需要花费大量的人力，相应的统计、核对也是费时费力，而应用了 RFID 技术后，可以有效缩短作业流程，改善盘点作业质量，几乎所有的扫描和核对都自动进行，仅此一项，即可节省人力成本达 30%～40%。

（2）增加配送管理的透明化程度。在流程中捕获数据、信息的传送更加迅速准确。由于可以知道每个货物的精确位置，数据的管理具有及时性和准确性，将录入存货信息时人为出错的可能性彻底消除，使得存货信息精确性大大提高，同时更加及时可靠。

（3）订单填写效率提高。由于入库、整理、补充的可靠性提高了，时间更加及时，订单填写过程中避免了很多无效或者不合理订单的出现，缩短了整个订购的周期，提高了在整个供货配送中填写订单的效率。

（4）增加配送中心的吞吐量，降低运转费用，减少货物损耗。调查显示，货物的损耗主要由盗窃、运输过程中的丢失，管理和核对的错误带来的遗失等引起。其中，运输过程中的丢失在药品配送中是非常普遍的现象，而由于 RFID 技术可以详细管理到每一个药品，因此它能够极大程度地降低配送过程中的药品损耗和丢失。

根据有关统计，通过对各个供应链中的生产、仓储、运输等环节数据的采集，使用 RFID 可以带来如下效果。

①库存的可用性提高 5%～10%，库存可用性的提高使得销售提高 3%～7%。

②盗窃损失减少 40%～50%。

③送货速度提高 10%。

④场地管理减少 30%。

⑤药品存储的人工成本减少 65%。

⑥存货成本减少 25%。

⑦循环计算成本减少 25%。

⑧损坏率和过期商品的销账减少可达 20%。

⑨丢失包裹而导致的投诉减少 98%。

⑩仓库产品的吞吐量增加 20%。

当然，企业在配送过程中是否应导入 RFID 标签的衡量方法比较简单，主要看以下三个方面，一是服务时间要求，二是准确率要求，三是成本要求。从成本角度来说，现阶段我国劳动力成本低，电子标签的成本似乎要高很多，但市场竞争对服务时间和准确率不断提出更高要求，企业必须要平衡费用和效率间的关系。

四、RFID 在医药配送应用中的应用瓶颈

RFID 技术，近年来成为热门技术，受到产业界、学术界和政府部门的高度关注，

但我们也应该清醒地看到，RFID 在医药配送中的发展和应用，并不像我们想象的那样顺利，成本、价格、技术标准、市场需求、安全隐私等被称为 RFID 发展的关键性制约因素和应用瓶颈。

（1）成本价格

成本价格是制约 RFID 医在药配送中发展的最主要因素之一。RFID 的价格不仅包括标签、阅读器和天线，而且还包括管理软件的升级费用等。电子标签想要得到广泛的应用普及就要降低成本，降低成本不仅有利于电子标签的普及还有利于开拓新的 RFID 应用领域。一般认为价格在 5 美元以上的标签，主要为应用于军事、生物科技和医疗方面的有源标签；10 美分～1 美元的常为用于运输、仓储、包装、文件等的无源标签；消费应用如零售的标签在 5 美分～10 美分；医药、各种票证（车票、入场券等）、货币等应用的标签则在 5 美分以下，标签价格将直接影响 RFID 的市场规模。

虽然业界普遍对 RFID 技术看好，但真正形成规模，实际投入运营的系统却不多。AMR Research 的研究报告表明，一个供货商要满足沃尔玛的 RFID 基本要求，大约需 130 万美元～200 万美元，加上相关的软硬件设施、集成服务、系统测试及培训等，每年投入的成本将增加 913 万美元。

供应商遇到的最大问题是成本。目前的 RFID 应用几乎都是上游投资，下游受益。药品零售商希望借 RFID 降低经营成本、提高效率，而采用 RFID 的成本却要由药品制造商、物流商来承担。如果不解决好这个问题，RFID 大规模应用会面临许多阻力，没有大规模的应用，RFID 降低成本无从谈起。

另外，厂商不能只着眼于 RFID 本身价格下跌，因为这项技术还需进行企业资源规划（ERP）软件升级，而这部分可能所费不赀。

（2）技术标准

业界公认，当前制约 RFID 发展的最大障碍之一是技术标准。

目前，RFID 还未形成统一的全球化标准，市场上多种标准并存，RFID 标准之争主要表现在以下几个方面。

首先，电子标签标准全球互通的基础并不牢靠。这主要体现在编码不一致。日本有 UID、欧美有 EPC 体系，中国有自己的 GB 18937—2003（NPC）。编码系统本身呈现三足鼎立的态势。

其次，与标准的制定相关的还有 RFID 所采用的频段之争。要用 RFID 技术实现全球物流领域的信息交换，必须有全球统一的物流 RFID 频段。当前国际上在 UHF 频段的 RFID 技术主要使用 430MHz 左右和 860MHz～960MHz 两段频率，目前美国使用 915MHz，欧洲采用 805.8MHz，日本定在 960MHz，而中国还在讨论之中。在我国，430MHz 频段属于专用频段，现阶段开放此频段的 RFID 业务的条件不成熟；860MHz～960MHz 频段的主要业务为固定和移动，次要业务为无线电定位，这个频段上已经没有空闲的频率直接规划给 RFID 使用。因此，必须慎重考虑 RFID 业务与现有的无线电业务频率的供应问题。

再次，RFID五大标准组织也存在利益之争。RFID标准争夺的核心主要在RFID标签的数据内容编码标准这一领域。目前，形成了五大标准组织，分别代表了国际上不同团体或者国家的利益。EPC global是由北美UCC产品统一编码组织和欧洲EAN产品标准组织联合成立，在全球拥有上百家成员，得到了零售巨头沃尔玛、制造业巨头强生、宝洁等跨国公司的支持，实力相对占上风。而AI M global全球自动识别组织、ISO、UID则分别代表了欧美国家和日本。IP-X标准组织则以非洲、大洋洲、亚洲等国家为主。

从全球的范围来看，美国已经在RFID标准的建立、相关软硬件技术的开发、应用领域走在世界的前列。欧洲RFID标准追随美国主导的EPC global标准。在封闭系统应用方面，欧洲与美国基本处在同一阶段。日本虽然已经提出UID标准，但主要得到的是本国厂商的支持，如要成为国际标准还有很长的路要走。RFID在韩国的重要性得到了加强，政府给予了高度重视，但至今韩国在RFID标准上仍模糊不清。

最后，全球现有117个针对数据交换的RFID协议标准。协议过多过滥，导致术语不统一，限制了标准在实践中的完善。更重要的是，目前缺乏全球共同遵守的权威统一的标准。本来制定国际标准是ISO技术委员会的责任。但由于涉及的方面较多，制定标准的工作很复杂。

另外，各个厂家的产品技术性能是由其自有的知识产权所决定的，其中技术封锁与专利保护也制约了RFID技术的应用与发展。

技术标准的不统一已经带来很多弊端，影响了产业链各个环节的积极互动与合作。RFID投资者和应用商担心自己的产品标准如果与"最终的统一标准"不一致的话，则自己的努力与付出都将成为无用功。所以随着全球物流行业RFID大规模应用的开始，RFID标准的统一和技术的兼容已经得到业界的广泛认同。

（3）市场需求

有关机构调查说，32%的受访者认为需求不明确阻碍了RFID在医药物流管理上的应用。用户对RFID积极关注、消极应用说明了RFID潜在需求大、现实需求小的现状。

中国企业应用RFID不积极的主要原因是看不到应用后的效益。从成本价格层面讲，相较条码成本过大、价格过高，严重制约了RFID的普及，正所谓"心有余而力不足"；从技术层面讲，RFID还存在许多问题。比如：RFID产品设计还处于初级阶段，加工工艺还比较粗糙，其功能、式样、体积、重量、色泽、手感、安装等有待优化，读取识别率低，标准缺位，各国使用的频率不统一，编码方式不统一等。这些都导致了对RFID的现实需求不旺的局面，进而阻碍了RFID技术对现代医药物流和医药供应链管理等诸多领域的促进作用。

（4）安全隐私

RFID存在的安全隐患。基于RFID技术的德州仪器公司Immobilizer系统（注册与认证系统）曾经被认为是世界上最成功的汽车电子防盗系统，德州仪器销售数据显示至少出售了1.5亿套该系统。该系统相对于早期的电子钥匙，很难被伪造。但是几名美国约翰霍普金斯大学的学生，却将该安全系统破解。他们宣称，只要从真正的汽车电子钥匙中通过无线通信方式提取数据，再经过大约一个小时的运算，该电子钥匙的密码就可被破译。或许，将来通过一种相对简单的电子设备，犯罪分子能够通过无线通信方式获得电子标签隐含信息，然后利用这些信息获得或破坏电子标签密码。随着 RFID 技术应用的扩展，未来遍布全球各地的 RFID 系统安全可能会像现在的网络安全难题一样考验人们的智慧。

RFID 带来的隐私问题。RFID 技术是一柄双刃剑，人们的隐私易被暴露就是 RFID 的缺陷之一。将 RFID 标签贴到单个药品上，当顾客带着药品离开后，药品零售商仍然能够追踪到药品的去向，部分消费者认为可跟踪个人购买习惯的 RFID 标签是对其隐私的侵犯，这也导致了对电子标签的拒绝使用。

隐私保护人士要求做好数据保护，而现在这项技术又多了一项论战的战场——这种追踪芯片何时该销毁？RSA 实验室的首席科学家兼总监 Burk Kaliski 认为，有很多有力的证据显示不"销毁"芯片可能会比较好。不过这并不表示它是永远开启的，相对于一般芯片这有点像"休眠芯片"（zombie chips）——芯片是有效的，但没开启时不会有任何活动。当芯片离开销售点之后，它们可能从"非私人"转为"私人"，所以芯片还是完整的，而且在特定的距离内可以回到可读取的状态，但其他时候则无法被商店或别的阅读器所读取。暂时让标签休眠的确有其用处。例如，要把商品回收比较容易，一些瑕疵或危险的商品要回收也会很简单，而在药品的流通上，以 RFID 来扫描可能危险的药品成分也有助于提高安全。

但仅让芯片休眠也有隐患，若是让芯片原始制造商可以重新激活它，可能更危险。因为容易让人认为芯片已经死了，放松对自己隐私的保护意识。特别是随着远距离 RFID 设备的问世，当你在某地转移你的商品时，你的竞争对手可能正拿阅读器对着你。

不过，现正研发"选择取消（Opt-Out）"模式、"销毁（Kill）"模式、"休眠（Sleep）"模式或"干扰"模式的自毁型标签或消磁型标签来解决隐私问题，同时推进针对 RFID 应用的安全性立法，将为该技术的安全应用、市场推广起到重要促进作用。

五、RFID 在医药配送应用中存在的问题

从目前我国医药物流领域应用 RFID 技术的情形来看，主要存在以下问题：

（1）投资过热，需求过冷

部分医药物流配送企业盲目跟进、非理性投资现象不容忽视。虽然 RFID 的应用前景非常广阔，也会给企业带来许多方面的效益，但是，作为一门技术，其作用不是万能的。必须清楚地知道 RFID 能够做什么，不能够做什么。必须理性地进行投资回报（ROI）分析，根据有效的数据来说明使用 RFID 到底能提高效益多少百分点，然后再决定是否投资。

另外，国内多数用户企业处于观望等待状态，他们不愿意作为早期的接受者。这不仅说明了企业决策者的稳重，也显示出保守的一面。对于那些 RFID 的终端客户公司来说，需求极少；而对于一些医药物流公司，他们都反映自己公司已经调试好基于 RFID

的新物流配送系统，可是没有一家医药客户要求使用，因此也只能等待着。而对于那些RFID硬件软件中间件和解决方案供应商来说，还没有任何公司会在现阶段购买他们的产品。另据 SAP 和 Auto-ID China 对国内 200 个公司的调查显示：48%的公司希望尽量推迟采用 RFID 技术，16%的公司要等待市场完全成熟再采取行动，3%的公司因价格问题而不打算采用 RFID。只有 32%的公司准备采用该项技术。所以说中国市场现在需方不急供方急。

（2）"闭门造车"与"盲目先进"

应用系统相对封闭，基本上是一个医药企业或单位可以完全控制的系统，他们建立的是自用的一套设备、频率、操作和编码标准体系，规范性和兼容性较差，影响了系统外乃至供应链的应用。盲目追求先进，试图在物流设备、物流器材和药品上同步应用RFID，不考虑载体与标签的相对成本，简单放弃现阶段仍旧实用的条码，没有有效地将射频标签和条码两种技术结合起来使用。

（3）RFID 产业发展滞后

芯片设计与制造、天线设计与制造、标签封装及封装设备制造、读写设备开发数据管理软件设计等一个个生产环节构成了一条完整的 RFID 产业链。目前，国内基本具有RFID 天线的设计和研发能力，但还不具备应用于金属材料、液体环境上的可靠性 RFID标签天线设计能力；HF 频段的标签封装技术和生产已经成熟，但还不能进行 UHF 频段的标签封装，封装设备还依靠进口；基本具有 HF 频段读写器设计和集成制造能力，但还没有 UHF 频段以上读写器设计和制造能力。产业发展滞后尤其是核心技术的缺失成了制定中国 RFID 标准难以逾越的高墙，而 RFID 中国标准的缺位又反过来制约了产业的发展。

（4）RFID 人才匮乏，组织结构不适应

RFID 有关的技术开发、系统设计、产品工艺、实验测试、项目实施、销售推广等人才匮乏，急需培训。RFID 是一个涉及多学科、多组织、多部门，并与社会相关机构密切相关的高度综合性和高度专业性的高科技行业，无论是从提供者的角度还是从使用者的角度，对 RFID 的培训都是必要的。特别是当客户准备实施 RFID 项目时，必须理解存在的问题和面临的可能选择，需要了解如何正确实施 RFID 应用项目的相关知识，确定所采用的 RFID 系统能够满足未来的业务需求。通过培训，客户可以了解真实的RFID 世界，掌握在企业实施 RFID 应用系统时所需的技能和专业知识。

同时，RFID 项目的实施，必然要对企业生产和管理流程产生深远的影响，需要进行组织变革、流程再造和业务重组。

六、RFID 在我国医药配送应用中的对策完善

针对我国医药配送业应用 RFID 的实际情况和存在的问题，可考虑如下对策。

（1）成本价格对策

一是要认识到 RFID 技术和条码技术的应用将会长期共存。条码的低成本应用已被

广泛推广，特别是低值消费品，射频标签的成本目前还不适合低值消费品的单品使用。从成本来看，RFID 标签的成本已经明显降低，并且还会继续降低，更何况市场是可以细分的，在一些高价值的产品市场中，成本看来并不是主要问题，可以先用起来。

二是勿以成本忽略 RFID 技术的价值。若将 RFID 技术应用在汽车生产线中，执行相关流程的控管效率提升，如此一来，即使每个 RFID 标签价格稍贵，对企业来说仍有其导入价值，但若应用在矿泉水的生产流程中，却又使得 RFID 标签成本高过于产品价格，则技术的导入价值随之降低。成本并非技术导入的关键因素，重点则在于其应用的价值。

在将来的若干年中要做好两手准备。将现在的条码全部转换成 RFID 系统并非一朝一夕的事情，而是一个渐进的过程。在公司应用条码技术的同时，开发并应用 RFID 技术，使两者并驾齐驱。只有等到用户都充分相信 RFID 技术的时候才可放弃现有的条码系统。

所以，第一，要细分市场，高价值的产品可以先用起来，低值消费品暂时继续使用条码；第二，现阶段的应用仍以局部系统为主，以"物流设备装 RFID＋商品装条码"的技术方案为推荐方案，即物流设备、物流器材的应用应先于商品的应用，即车辆、集装箱、托盘、钢气瓶等容器采用射频标签，商品仍使用条码，两种技术结合起来使用比较现实。

另外，不能只盯着 RFID 标签价格本身，还要着眼于 RFID 的系统成本，这包括：标签成本、阅读器成本、天线和复用器成本、电缆成本、安装成本、控制器成本、调试费用、软件与中间件费用、集成费用、运行成本、维护费用、人力资源成本等。标签成本只是 RFID 项目成本的第一个因素。应用 RFID 技术的成本将不会很低，相反，有规模有实力的物流配送中心或企业，应作好进行巨额投资的准备。

（2）标准与技术对策

①要正确处理标准与应用的关系

面对一系列瓶颈问题的亟待解决，RFID 产品与服务提供商应在标准未能确定的状况下，先重点开发闭环产品，为进一步发展积累项目、产品经验以及客户资源。同时，核心技能的掌握也成为目前这个阶段可选择的重点研究方向，这将为今后降低成本以及实现差异化提供可能。

标准与应用的关系有些像鸡与蛋的关系，应用需要标准，反过来，标准也需要应用，因为标准的形成就是成熟技术的概括和总结，没有应用哪里会有技术的成熟？所以在实践中，一定会是应用与标准经过一个互相促进的过程：在二者的关系中以应用为本，标准依赖应用的成熟度逐步完善起来，逐步形成体系。从应用的角度来看，其中有些标准可以先启动，例如频率标准，具体的一些操作标准如对于识别距离、速度、数量的误差标准等。

②积极应对技术的变化，加强应用测试

从现在就开始对 RFID 技术进行研究和应用，不过可以在小范围内计划实行，这样，一旦时机成熟，就可以直接进入大规模应用阶段。只是一味的等待观望会使自己在竞争中落后。时刻保持在该项技术发展的最前沿，并对其改变适时作出战略调整。

加强 RFID 应用测试。将 RFID 技术应用的具体细节考虑全面：如何在企业内部收集并应用数据；如何对应用过程中发生的变化进行恰当的管理和控制等。虽然 RFID 在理论上和技术上已经越来越趋于成熟，并且已在物流领域投入实际应用，但是，在实际应用中还存在大量的技术问题。例如，多个物品堆积时，由于相互干扰而造成识别率低所带来的防碰撞问题；多阅读器多通道同时读取时，物品群的去重问题；RFID 在安全架构方面的问题（如防止标签的复制问题和标签自毁问题）；由于电子标签所附物品的介质不同对无线信号的干扰造成的性能下降；液态媒介对电磁波的吸收问题、金属媒介对电磁波的反射所造成的 RFID 阅读失效问题等。这些问题都需要在实际应用前、应用中不断进行测试。

完整的 RFID 测试系统应该主要针对典型实际业务场景，建设包括 RFID 前端数据采集、后台数据传输和处理的测试系统，并对 RFID 技术和产品与应用的结合进行综合测评，分析测试 RFID 在实际应用中出现的主要问题和影响因素，进而提出合理的解决方案，为实验技术开发指出方向，为大规模推广应用提供技术参考。

（3）市场需求与风险对策

总的来看，物流领域的用户们对于 RFID 的发展是很关注的，但是也很务实，需求需要培养。但是要注意的是，RFID 的优势是建立在信息共享机制之上的，信息共享的链条越长，RFID 就越有用武之地。而信息共享的背后是利益的共享，即供应链机制。因此，可以说培养 RFID 的市场是一个培养供应链的过程，也就是我国产业的集约化过程。这也说明 RFID 的应用应该在那些集约化程度较高的产业首先突破，在那些供应链基础较好的领域先用起来。

应选择合适的业务，寻找合适切入点和应用模式，尽快开展应用试点，采用"小步快走"的方式取得成效和经验，并进一步推广。具体可考虑选择当前供应链管理中迫切需要的应用和适合发挥 RFID 特点的应用，并以此作为建立 RFID 软件基础架构和检验标准的依据。同时注意应用风险。

一是经济风险。需要注意的是，像其他新技术一样，RFID 可能会经历一个三阶段的发展周期：首先是天花乱坠的宣传阶段，技术被炒得很热，吊足了市场的胃口；然后，膨胀的预期被现实的表现撞碎，技术跌入"幻灭的低谷"；最终，在技术的好处被更好地理解和实现之后，市场进入稳定成熟的阶段。

所以，RFID 的发展并非全无风险，它也可能被自身的重量压垮，在第二阶段跌倒后再也爬不起来。在推广 RFID 技术的过程中，必须记住，我们所要的并非技术本身，而是利用技术能够收获的利益。对 RFID 的应用，物流配送企业必须认真进行投资回报（Return On Investment，ROI）分析，比较 RFID 与其替代产品的优劣，不可盲目跟风，以免造成风险。

二是隐私风险。包括配送中心商业隐私和消费者购物及消费隐私。配送中心商业隐私又包括下列重要的商业机密信息：商品品牌、产地、规格、型号、价格、进货渠道、分销或配送渠道，甚至保质期、促销政策等，在配送过程中，有被泄露或被竞争对手"偷窥"的隐患与风险。消费者个人购物和消费的隐私被跟踪遭投诉而造成商业损失的风险等。所以，物流配送企业要尽量使用自毁型标签或消磁型标签来消除隐私隐患，同时遵守商业道德和有关法律，严格自律，绝不拿 RFID 技术侵犯消费者隐私。

（4）组织变革与流程再造对策

做好 RFID 技术将会带给企业重大改革的准备，包括员工、经营模式以及技术的改变等。

要知道，RFID 技术并非是条码的一种新形式，不要以为它只需要对目前的操作模式做出稍许的改变就可万事大吉。相反，它需要企业内部做出重大的改革，包括员工应学习相关的新技能；RFID 技术的辅助系统应安装到位；重新设计目前现有的操作工艺以支持 RFID 技术的应用等；这些都对 RFID 技术的应用形成巨大的挑战。要成功地应用这项技术，必须作好花大力气的准备。

企业运用 RFID 应大致分成如下三个步骤：

第一个阶段，封闭式运用，先在企业内部使用 RFID 技术，暂不涉及外部；

第二个阶段，企业应把 RFID 和现有的企业流程结合在一起；

第三个阶段，以 RFID 标准为核心、以供应链为着眼点设计其流程。

要清楚一个概念：应用 RFID 技术接收信息是一回事，而应用这些信息是另一回事。一旦 RFID 技术得以广泛应用，商品生产商以及零售商都将会被收集的大量信息所淹没。只有那些知道如何恰当应用这些信息的企业才会赢得优势，并在已经完全透明化的供应链中最大程度地获得利益。

企业在实施 RFID 技术时，要做好 RFID 设备供应商评估和系统集成商评估。前者要考虑的是设备供应商提供的 RFID 设备使用的频率、协议和标准，与其他厂商提供的产品的兼容性，设备升级与维护成本，供应商将其产品顾客化的能力等；后者要考虑的系统集成商对产品的熟悉程度、系统集成商专长领域是什么、系统集成商在自动识别和数据获取领域的成功经验、系统集成商的客户专业知识、开发能力、测试能力、系统规划水平等。

总之，现阶段的工作要以应用为中心，促进多种形式的应用探索，总结应用中的经验和教训，基于中国的物流现实和企业的实际开展规划、研究、开发和应用等工作。

第五节　医药包装管理

一、RFID 应用于医药包装管理的必要性

目前常用的医药自动识别技术有条码、磁卡、IC 卡。传统条码（亦称一维条码）只是在 1 个方向（一般是水平方向）表达信息，而在垂直方向则不表达任何信息，信息密度低，而且不能够显示汉字；二维条码可以从水平、垂直 2 个方向来获取信息，其包含

的信息量远远大于一维条码，并且还具备自纠错功能。但它们都存在容易磨损、保密性差等缺点。日常用的磁卡（如银行卡）也存在上述问题。无线射频识别技术改变了条码技术依靠"有形"的一维或二维几何图案来提供信息的方式，通过芯片来提供存储在其中的数量更大的"无形"信息。接触式 IC 卡必须将 IC 卡插入主机卡口内，通过有线方式才能传输数据，存储量较大，安全性好，但是也容易磨损、怕油污。RFID 卡（非接触式 IC 卡）使用了整体封装技术，克服了以上缺点，所以使用寿命更长。与接触式 IC 卡相比较，RFID 卡具有可靠性高，操作方便，防冲突，加密性能好，可以适合于多种应用等优点。RFID 特有的优势开创了自动识别技术的新时代其应用也日趋成熟。

RFID 应用于医药包装管理中的主要方向有：药品跟踪和追溯、医药防伪及医药监督三个方面。接下来将分别介绍 RFID 在这三个方面的应用。

二、RFID 在药品跟踪和追溯中的应用

要求符合特定质量规范的呼声不断增强，促使供应链中要求精确地跟踪和追溯药品信息。在这些方面，RFID 技术能和现有的制造执行系统互为补充，对大多数部件而言，制造执行系统已能搜集如药品标识符、时间戳记、物理属性、订货号和每个过程的批量等信息，这些信息可以被转换成 RFID 编码并传送到供应链，帮助制造商跟踪和追溯产品的历史信息。

按照体系架构的不同，用于跟踪与追溯的 RFID 系统可以分为两类：集中式管理的 RFID 跟踪与追溯系统和分布式管理的 RFID 跟踪与追溯系统。前者主要适合于内部供应链管理等相对简单的场合，后者则可以构建全球范围的物品跟踪与追溯系统，EPC 系统是最典型的分布式 RFID 跟踪与追溯系统，受到国际工业界的广泛关注。因此我们提出的应用在医药供应链管理中的 RFID 追踪追溯模型也是基于分布式的 EPC 架构提出的。

在 RFID 应用于分布式的追踪与追溯系统时，其基本结构包括 RFID 数据采集系统，企业应用软件，地址解析服务系统和分布式信息服务系统。我们的目标是在全社会的范围对产品进行跟踪与追溯，注重接口的标准化和与现有企业应用软件的兼容性，强调各个部分的安全性，电子标签的存储容量一般较小，并且一般只采用价格便宜的只读存储器，标签内信息主要用来作为地址索引。同时，系统是基于互联网进行构建的。

电子标签首先被生产商附着到产品上，生产商在本地的信息服务系统中记录产品信息（如生产日期，产品说明，有效期等），并建立产品和电子标签编码的关联。在产品的流通过程中，各个厂商的本地信息服务系统会自动地将得到的电子标签的信息（读取时间，地点，状态等）注册到地址解析服务系统。模型的工作原理如下：

①通过 RFID 的无线通信方式，存储在电子标签上的数据被传送给读写器；

②读写器采集的数据经过中间件过滤掉重复的数据后，生成事件序列，传送给企业应用软件；

③企业应用软件通过互联网向地址解析服务系统发出查询信号；

④地址解析服务系统接收到查询信号后又通过动态搜索服务，按照用户的需求反馈地址索引指示的供应链中某一个环节的信息的服务器的 IP 地址；

⑤企业应用软件通过反馈的 IP 地址访问存储索引指示的信息服务系统，获取产品信息。

三、RFID 在医药防伪中的作用

药品防伪和追踪的发展是在 FDA 的推动下进行的。同时由于药品制造的研发成本高，利润大，使得药品防伪成为 RFID 在单品层面应用的理想试验产品。电子标签上的内容分为两个部分：产品的唯一标识和产品制造商的数字签名。产品的唯一标识可以识别单个物品；数字签名采用公共密钥体系，制造商用认证中心分配的私钥进行数字签名，签名的信息包括产品的唯一编号的 HASH 函数值，以及制造商提供的产品信息。

为防止 RFID 电子标签的伪造和标签内容的滥用。必须在通信之前对电子标签的身份进行认证。鉴于协议与 RFID 标签的低成本需求相背，这就要求 RFID 芯片中用于加密的存储容量必须小。为此，提出了一个新的加密认证协议。将存储在数据库里的信息，如医药制造企业的名称、流水号、生产日期等，写入标签，并将这些信息与标签的唯一序列号一起进行加密，也写入电子标签。该标签将由生产加工企业嵌于合法包装上。在抽检时，只需用 RFID 读写器读取卡内存储信息，并在读写器端再次将标签的唯一序列号一起经过加密处理。检验人员将现场的加密信息与标签里存储的加密信息对比，就能判别真伪，如图 9-4 所示。因为该标签有全球唯一的、存放在 ROM（只读存储）里的识别号，以及检验检疫机构的密钥，所以不可伪造、复制、篡改。将该标签嵌于合法包装上就能够达到防伪认证的目的。

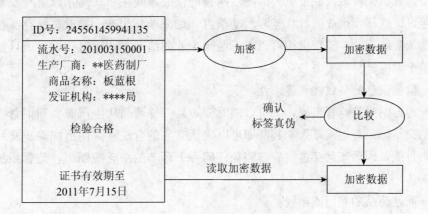

图 9-4　RFID 防伪标签认证过程

系统包括 RFID 基本系统，企业应用程序和信息服务系统。其中 RFID 基本系统可

以在授权的情况下对资源进行操作，信息服务系统包含产品历史文件和认证信息，记录的内容包括由生产商录入的产品属性，标签的编码和读写器的编码以及标签的读取时间，产品的环境信息等，信息服务系统可以由可信的生产商或者第三方机构来负责维护。这样的基于 RFID 的商品防伪系统具有以下四个基本特征：一是通过产品编码对商品进行唯一标识；二是通过 RFID 技术进行产品自动识别；三是采用数字签名保证数据安全性和不可抵赖性；四是利用产品历史文件补充验证产品来源。

因此，采用 RFID 进行商品防伪和安全管理具有如下优势：

①本身具有很好的防伪特性，现有技术难以仿制、仿制设备或手段的成本高、对仿制者技术能力的要求非常高。芯片设计和制造技术是非常复杂的高尖端技术、必须具备高尖端的人才（培养期十五年以上）、昂贵的设计工具（几十万到上千万美金）、巨额的设备投资（国际上，一个生产工厂的投资额通常是十亿美元，即便是买淘汰的生产线的投资是几亿元人民币）、复杂的技术壁垒及学习曲线（在半导体芯片制造领域的知识产权数量全球每年是几十万。在此领域经验很重要，新手成功率不高）。

②通过自动识别的手段可以提高工作效率，对于生产线的安全管理或者人员管理等具有独到的优势。

③因为是以数字形式传输数据，便于结合现有的互联网技术、信息安全技术等数字技术构造信息服务系统，便于信息处理。

四、RFID 在医药监督中的作用

通过构建统一的 RFID 公共服务平台，整合医药供应链上各个环节企业的医药数据信息，我们能够实现在整个医药供应链中跟踪追溯药品流向的功能，从而对药品进行严格监管，有效地防止假冒伪劣药品的入市。

（1）监管信息的自动实时获取

药品监管机构可以被赋予更大的物联网查询权限，或在物联网基础上开发专门的药品监管接口。这样，企业的日常经营活动信息，如采购、生产、检验、储存、销售、发运等方面翔实的记录，监管机构可以在不通知企业的情况下，随时获取，而且监管范围覆盖到整个供应链。

（2）监管信息的一致性和连续性

任何地方的授权监管机构，都可以随时获知某一件药品从生产源头到消费终点的所有连续的交易记录，不需要人工判断即可以确认交易的合法性。伪造或隐瞒交易记录实际上不再可能，因为产品穿过供应链路径任何一个环节的缺乏或断裂，监管系统都可以自动报警。

（3）问题药品的召回或销毁

由于对药品的全程实时跟踪，当发现某种药品或某一批号药品有严重不良反应，国家禁止其再流通和再使用时，可以全面、准确地知道其当前所处地点，"召回"或"销毁"将十分彻底。而且，这些药品的 EPC 码不再合法，将不可能再流通。

（4）监管对供应链日常运作的影响降低

无论是建立交易时企业之间的双向合法性检查还是药品的合法性核实，以及交易执行过程中的点货验收过程，都可以自动进行，几乎不用花费人工和时间；而且交易执行过程中，将自动产生满足 GMP 或 GSP 要求的各种记录。

综上所述，在 RFID 技术支持下，不用建立专用的监管网和监管数据库。只用 RFID 系统提供监管接口，药品监管机构即可以用最少的人工、资金、时间投入，取得有效的监管效果；而且监管对供应链的不利影响减到最小，更多的是促进和保证药品供应链的良性运转。

五、RFID 技术中的数据完整性问题及策略

阅读器与射频标签无线通信过程中，存在许多干扰因素，最主要的是信道噪声和多卡操作。采用恰当信道编码和访问控制技术，能显著提高数据传输的完整性、可靠性。

（1）信号编码、调制与校检

RFID 系统基带编码方式有多种，与系统所用的防碰撞算法有关。一般采用 Manchester 编码：半个 bit 周期中的负边沿表示 1，正边沿表示 0。若码元片内没有电平跳变，则被识别为错误码元。这样可以按位识别是否存在碰撞，易于实现阅读器对多个标签的防碰撞处理。信号传输前先进行降噪处理，去除信号中低频分量和高频分量，减少误码率，然后进行载波调制。载波调制有 ASK，FSK，PSK 3 种制式，分别对应于正弦波的幅度、频率和相位传递数字基带信号。为简化设计、降低成本，大多系统采用 ASK 调制技术。此外，为减少信号传输过程中的波形失真问题，还应使用校验码对可能或已经出现的差错进行控制：鉴别是否发生错误，进而纠正错误，甚至重新传输全部或部分消息。常用的校验方法有奇偶校验、CRC 校验等。

（2）信号冲突

为使阅读器能顺利完成其作用范围内的标签识别、信息读写操作，防止碰撞，RFID 主要采用 TDMA 时分多路接入法，每个标签在单独的某个时隙内占用信道与阅读器进行通信。然而多阅读器、多标签系统中，信号间冲突与干扰在所难免，导致信息叠混，严重影响 RFID 使用性能。冲突分为标签冲突和阅读器冲突两类。解决冲突的关键在于使用防碰撞算法。

①标签冲突。多个电子标签处于同一个阅读器作用范围内时，在没有采取多址访问控制机制情况下，信息传输过程将产生干扰，导致信息读取失败。

对于标签冲突，一般采用 Aloha 搜索算法。目前高频段（HF）电子标签都使用 Aloha 法来处理。它在一个周期性的循环中将数据不断发送给阅读器，数据的传输时间只占重复时间很小部分，传输间歇长，标签重复时间小，各标签可在不同时段上传输数据，数据包传送时不易发生碰撞。改进型的 Aloha 算法还可对标签数量动态估计，并根据一定的优化准则，自适应选取延迟时间及帧长，显著地提高了识别速度。由于同类型

的电子标签工作在同一频率，共享同一通信信道，Aloha 算法中标签利用随机时间响应阅读器命令，其延迟时间和检测时间是随机分布的，是一种不确定性算法。

除随机性方案外，还有一种确定性解决方案，主要用于超高频段（UHF）。其基本思想是：阅读器将冲突区域内标签不断划分为更小的子集，根据标签 ID 的唯一性来选择标签进行通信。其中最典型的是树型搜索算法：阅读器发出请求命令，N 个标签同时响应造成冲突后，检测冲突位置，逐个通知不符合要求的标签退出冲突，最后一个标签予以响应。余下的 N－1 个标签重复上述步骤，经 N－1 次循环后所有标签访问完毕。其缺点是标签识别速度较低。

②阅读器冲突。在实际应用中，有时需要近距离布局多个 RFID 阅读器，从而导致阅读器间相互干扰，一个标签同时接收到多个阅读器命令。

阅读器冲突有两种：由多个阅读器同时在相同频段上运行而引起的频率干扰，以及由多个相邻的阅读器试图同时与一个的标签通信而引起的标签干扰。最简单的做法是对相邻的阅读器分配在不同频率或时隙，而对物理上足够分离的阅读器分配在同一频率或时隙。目前已提出的 Colorwave 算法提供一个实时、分布式的 MAC 协议为阅读器分配频率与时隙来减少阅读器间的干扰。此外，分层 Q 学习算法采用网络信息，在整个时间段动态分配频率资源，以保证临近的阅读器之间不发生冲突。

在实际 ETSI 标准中，阅读器在同标签通信前每隔 100ms 探测数据信道的状态，采用载波侦听方式解决阅读器冲突。在 EPC 标准中，在频率谱上将阅读器传输和标签传输分离开，这样阅读器仅与阅读器发生冲突，标签仅与标签之间发生冲突，简化了问题。

六、RFID 技术中的数据保密问题及措施

为防止某些试图欺骗射频识别系统而进行的非授权的访问，或企图跟踪、窃取甚至恶意篡改标签信息，必须采取措施保障数据的有效性和隐私性。

（1）密码机制

①消息认证。交易进行前，阅读器和标签必须确认对方的身份，即双方在通信过程中互相检验对方的密钥，才能进一步操作。图 9-5 是基于相互对称的消息认证法：双方具有相同的密钥 K，射频空间只传输加密的随机数而非密钥本身，可使用任意算法对令牌加密，严格使用随机数可有效防止重放攻击。相互对称的认证简单易于实现，但风险大，一旦密钥被破解将直接导致所有标签无法完成加密保护。还有一种是导出密钥的认证方法，是对相互对称认证的改进：每个射频标签使用不同的密钥来保护，并在生产过程中读出其序列号，采用加密算法和主控密钥 K 计算出该标签专用密钥 Ki，完成初始化。消息认证时，阅读器请求标签的序列号，通过其特殊安全模块 SAM 计算出该标签专用密钥 Kj，并进行确认。SAM 模块通常用具有加密处理器的接触式 IC 卡制作，在提高安全系数的同时也增加了成本和复杂程度。

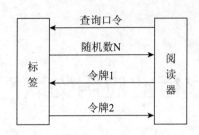

图 9-5 标签与阅读器间互相认证的过程

②信息加密。经过身份认证的标签，传输前使用密钥 K1 和加密算法对数据明文进行处理，得到密文，接收方使用解密密钥 K2 和解密算法将密文恢复成明文。根据 K1 和 K2 是否相同，加密算法有对称密钥和公钥密钥两种。加密时，RFID 系统大多采用流密码方式，对每个符号单独加密，为克服密钥的产生和分配问题，按照"一次插入"原则创建流密码，同时使用由伪随机数发生器产生的伪随机数序列来取代真正的随机序列。此外，还可利用重加密方法，使用公钥密码机制，由外部代理设备对数据反复加密，使得攻击者无从跟踪和识别标签，从而保护标签数据安全。

（2）物理安全机制

密码技术有效地实现了数据的保密安全，但同时其复杂的算法和流程也大大提升了 RFID 系统的成本。对一些低成本标签，它们往往受成本严格限制而难以实现上述复杂的密码机制，此时可以采用一些物理方法限制标签功能，防止部分安全威胁。如：读写距离控制机制；主动干扰法；自毁机制，标签从阅读器收到"Kill"命令后自动失效；休眠机制，标签暂时休眠后可再激活使用；静电屏蔽法，将贴有标签的商品放入金属罩网，暂时阻隔标签与阅读器间通信；阻止标签等。

第十章　医疗行业应用物联网技术的前景

第一节　物联网的发展前景

2005年国际电信联盟在突尼斯举行的"信息社会全球峰会"上，发表了名为"物联网"的年终报告。该报告的第一作者劳拉·斯里瓦斯塔瓦说："我们现在站在一个新的通信时代的入口处，在这个时代中，我们所知道的因特网将会发生根本性的变化。

因特网是人们之间通信的一种前所未有的手段，现在因特网不仅能把人与所有的物体连接起来，还能把物体与物体连接起来。早期的因特网只是少数科学家使用的学术网络，而现在普通大众都在受益于它所带来的生活与工作上的方便与快捷。移动通信技术的发展，也使我们觉得拥有手机是很自然的事情。

那么，和几十年前的因特网和移动通信技术相似，目前的物联网也在经历它的萌芽和成长期。随着物联网技术的不断发展和完善，人类的生活和工作模式将进入一个新的时代。

一、物联网的技术发展趋势

国际电信联盟的"物联网"报告指出物联网技术的发展有四大关键性应用技术：RFID、无线传感技术、智能技术以及纳米技术，其中RFID处于四大关键性应用技术之首。

1. RFID的发展

RFID技术虽然在物流、军事、防伪认证、畜牧管理等领域的应用已经如火如荼，取得了不错的社会和经济效益。但是由于标准、成本、相关法律以及技术成熟度等诸多问题的存在，RFID离物联网这一终极目标还有很远。

未来RFID的发展主要也是在致力于解决这些问题。在RFID标准方面，目前主要有RFID国际标准（ISO）、欧美的EPC global标准以及日本的UID标准等。统一的RFID标准尚未完全成形，使得很多企业对是否采用RFID技术持观望态度，也阻碍了RFID技术在产品流通领域的发展。因此，RFID标准尚待统一，以使每一个RFID产品都能在世界范围内顺利流通。

在RFID成本方面，电子标签的价格是决定RFID能否被广泛地接受和应用的关键。5美分电子标签被认为是RFID进入普及的转折点。正常来讲，需求量越大，标签的价格相对也会降低，但是仅仅靠供需平衡来把以集成电路为基础的标签价格降至5美分是不现实的。因此，更优的标签设计和更高效的标签制造可能是推动标签成本下降的重要因素。在RFID相关法律上，让人们不得不关心的是隐私权的保护问题。

RFID技术的应用以及物联网的普及，会让人们的个人相关信息，如今天你购买了什么，消费了多少钱，目前你所购买的物品处在何处等诸多不愿意别人知道的信息暴露出去。因此，涉及RFID技术应用侵犯隐私权等人们相关权利的立法必须在适当的时候确立，以保障人们的权益。当然也可以在技术层面，通过提高整个物联网的个人化以及安全性得以改善。在RFID的技术成熟度方面，我们所关注的是多功能、易用、成本低的电子标签的研制生产，以及处理巨大的RFID数据相对应的网络结构。

目前，比较新型的电子标签有：适应特殊物理和环境因素（如低温、高湿等）的无芯片电子标签，廉价的电子印刷标签，可注射和可吸收的电子标签，温度、湿度、压力和亮度等传感器的感应标签，注射在皮肤下实现身份识别和追踪目的的皮下标签等。未来的RFID电子标签必将向着多功能、实用性强以及低成本方向发展。由于RFID网络节点在全球范围扩大的数量比因特网多几个数量级，因此传统的计算体系和架构无法适应和处理RFID网络中可以预期的海量数据。目前一些大型的零售连锁集团（如沃尔玛、家乐福等）单品标签的数量很容易达到上百亿甚至更多。100亿个单品的识别数据总计为120GB，以每个单品在供应链中每5min被读取一次相关信息来计算，一天中100亿个单品所产生的数据量将达到15TB。那么如果有10家这样的零售连锁集团对单品使用RFID标签，一天就会产生150TB的数据量。这比美国国会图书馆1700万本书的136TB数据还大。这样大量的数据需要在一个或多个企业间交换，甚至在全球范围交换。因此，一旦RFID技术被广泛地采用，传统的集中式数据处理将不能满足海量数据处理的需求。分布式计算方式是近年提出的一种新的计算方式，它在两个或多个软件间互相共享信息，这些软件既可以在同一台计算机上运行，也可以在通过网络连接起来的多台计算机上运行。共享稀有资源和平衡负载是分布式计算的核心思想之一。这种"蚂蚁搬山"的方式将具有很强的数据处理能力，能很好地解决RFID大量数据需要实时处理的问题。

2. 无线传感技术的发展

WSN（Wireless Sensor Network），无线传感器网络是由大量传感器节点通过无线通信方式形成的一个多跳的自组织的网络系统，它能够实现数据的采集量化、处理融合和传输应用。因此，该技术能够实时地监测、感知和采集网络分布区域内的各种环境或监测对象的信息，在环境监测、控制应用等领域的应用前景广阔。RFID侧重于识别，能够实现对目标的标识和管理，同时RFID系统具有读写距离有限、抗干扰性较差、实现成本较高的缺点；WSN侧重于组网，实现数据的传递，具有部署简单、实现成本低廉等优点，但一般无线传感网络并不具有节点标识功能。

RFID与WSN的结合存在很大的契机。首先，WSN可以监测到四面八方感应到的资料，其与RFID技术结合后，可进一步确保数据的完整性。这将能弥补RFID高成本以及须依靠读取器方能搜索数据的特点。其次，由于 RFID 抗干扰性较差，而且有效距离一般小于 10m，如果将 WSN 同 RFID 结合起来，利用 WSN 高达 100m 的有效半径，形成 WSID（Wireless Sensor Identification，传感器射频识别）网络，其应用前景广阔。

RFID 与 WSN 可以在两个不同的层面上进行融合：物联网架构下 RFID 与 WSN 的融合，传感器网络架构下 WSN 与 RFID 的融合。前者是将 WSN 融入到 RFID 系统中，把传感器网络看成是 RFID 中采集数据的一种方式，或者说把传感信息看成是物品信息的一种特性；后者是将 RFID 特有的标识功能融入到 WSN 网络中，实现对节点或局部网络的标识，充分发挥 RFID 的标识功能和 WSN 自组网、廉价等优点。物联网架构下 RFID 与 WSN 的融合形成 RFID 传感器网络系统，该系统目的是建立一个全球化的网络结构，是在现有的物联网协议架构上将 WSN 所采集、处理的数据通过适当的接口融入到物联网中。这个网络能够利用各种数据，无论这些数据是来自 RFID 标签还是原始传感器。

传感器网络架构下 WSN 与 RFID 的融合的方式可分为以下几种：智能基站、智能节点、智能传感器标签。

RFID 读写器融入到 WSN 基站，该基站称为智能基站。智能基站是 RFID 读写器与 WSN 基站的组合体，同时具有读写器和 WSN 基站的功能。智能基站收集标签和传感器信息，并将该信息发送到本地主机或者远程局域网以满足应用要求。在这种融合方式中，标签和传感器节点是分散的，未结合在一起，散布在待监测的区域。这个系统主要由三部分组成：智能基站、标签、传感器节点。

其中，智能基站没有能耗限制，内部含有微处理器，可用于本地数据的处理和网络连接。由于智能基站没有能量的限制，智能基站能够进行数据处理、数据路由，亦能通过 TCP 或者无线网络方式与本地主机或远程网络连接。易知，RFID 读写器的作用范围比较有限，读写器天线的安装需考虑覆盖全部标签同时不能与其他读写器冲突的限制，安置工作往往比较复杂，而且基站的移动很不方便。

因此，整个系统的作用范围会受到读写器部分的极大限制。可行解决方法之一是弱化读写器的功能，将读写器的功能转移至节点中，使节点有部分读写；同时可将标签融入到传感器节点，节点自组网传送数据。由于读写器的存在，在一定程度上限制了智能基站的使用范围。因此，通过弱化读写器的功能，将部分读写器融入到传感器的节点中，建立智能节点的概念。智能节点由三部分组成，即感应部分、读写部分、发射部分。智能节点很小，可以较密散布在待测区域，每个智能节点读取少量的标签。智能节点自动工作，数据以自组网多跳的方式传输到 Sink Node（汇节点）。数据通过多跳的形式传输，并在每个智能节点间进行有效的数据压缩。由于标签数据的相似性，智能节点可以获得较高的数据压缩率。智能节点工作如图 10 - 1 所示。

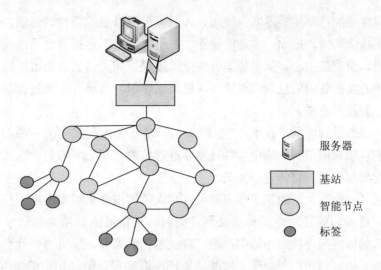

图 10-1 智能节点工作

　　智能传感标签，也称为 Mini Nodes，即在传感器节点中嵌入 RFID 标签。它的作用范围不受读写器的作用范围限制。Mini Nodes 中含有 MCU（Micro Controller Unit，微控制器），具有一定的数据读写和处理功能，标签信息和感应器采集数据信息通过节点间自组的网络传输，最终被传送到网络的基站。基站可将数据传送到 WLAN 或者本地主机，同样还可通过适当的接口将数据融入到物联网，如图 10-2 所示。

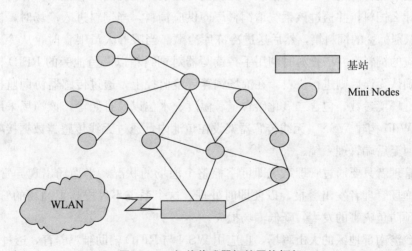

图 10-2 智能传感器标签网络框架

　　Mini Nodes，这种融合方式，能有效地减少读写器的作用范围的限制，增加标签有效通信距离，弥补了 RFID 网络有效距离短的缺陷。此外，标签融入传感器节点，标签数据传输和处理无疑会占用 WSN 网络资源和消耗传感器节点的能量。

　　RFID 与传感器的合并使用，将会为物联网的发展提供更多的机会和空间。RFID 如果和温度、湿度或加速度传感器联合使用，人们不仅可以监控货物的运输，而且可以知道它们发生了什么事情。比如：在运输过程中，储存温度不达标、食品过期等信息都会通过信息网络送至监控中心；如果货车行驶速度过快，相关信息也会被加速度传感器捕捉到，监控中心在接收到信息后会对货车司机发出警报，甚至可能通过控制信息自动控制货车速度达到正常水平。

还值得一提的是智能灰尘技术，"智能灰尘"是研究人员发明的一些细小的、廉价的感应器，它可以被散落到环境中对各种物体进行监测，从土壤的化学性质到空气的气味，它可以对形形色色的物体进行测试。

这种叫做"智能灰尘"的粒子感应器可以在大范围内收集温度湿度等信息，探测城市交通状况，给人们的日常生活提供便利；同时，它也可能被用来测试水中的细菌污染，被植入人的体内来寻找细小的癌细胞，对抗生化武器等，解决当今社会还未曾解决的难题，造福人类。当然在现阶段，这些功能还没有实现，但是相信随着RFID以及传感器技术的不断进步，那些科幻小说中的场景终究会成为现实。

韩国济州岛的u-Fishfarm示范渔场使用RFID/Sensor系统管理渔场，是一个典型的RFID和无线传感技术结合的实例。该系统主要有两大重点：渔场饲料管理和渔场饲养环境监控。在渔场饲料管理上，由于各个池子里鱼的数量和年龄不同，必须针对不同情况给予不同池子特殊调配的饲料，过去调配饲料以及喂食饲料都由人工操作，容易发生投错饲料的事情；使用RFID/Sensor系统管理后，在每个池子旁边装置有RFID鱼池识别卷标，记录鱼种、池子编号等信息。鱼的饲料在喂养系统当中有记录，容易知道哪个池子该投什么饲料，并透过该系统请饲料厂商供应饲料，当饲料进入渔场时，被装入贴有RFID识别标签的饲料箱，然后送进冷冻库冷藏。当喂养人员喂食时，从冷冻库当中取出相对应的饲料，并于投料时利用手持读写器对饲料箱以及鱼池旁的RFID标签做感应配对，确认无误后则进行投料。在渔场饲养环境监控上，透过传感器协助监控影响鱼生长的关键环境参数，包含二氧化碳含量、温度、水位以及日照等，该渔场采用无线传感器以及WiFi构建WSN，无线传感器架设在鱼池内，透过无线传感器数据接收中继站将数据传回至后端管理系统。

渔场管理者只要通过管理系统即可掌控整个渔场的状况，当渔场出现异常情况时，还可以向渔场管理者发出警报，以便即时处理。这个系统不仅提高了渔场的管理效率，而且可以预防鱼灾害的发生，降低渔场损失。

我国台湾南部地区的大山鸡场，也应用WSN与RFID辅助雏鸡养育，透过WSN监控影响鸡蛋质量的变因，如二氧化碳浓度、温/湿度及风力等，将环境维持在最佳状态，并结合RFID，改善上游饲料厂、鸡舍及下游蛋品运输等作业流程，是又一RFID与WSN结合的典型案例。可以相信，未来的物联网将是WSN大放光彩的时代。

3. 智能技术的发展

智能技术涉及智能机器人、语言识别、图像识别、自然语言处理和专家系统等诸多领域。阿根廷的技术记者Juan Pablo Conti在他的"物联网——让全球机器在线有意义吗"一文中提到，在机器到机器（Machine-to-Machine，也称 M2M）时代，由于工业和民用机械的快速发展，因特网技术的不断成熟以及无线通信技术成本降低的三大主要因素的存在，使得越来越多的机器生产商尝试将智能控制设备（也叫智能机器人）应用在其生产的产品上。设备供应商 ABB 公司已经开始利用智能机器人技术。当顾客买到了 ABB 公司的产品，ABB 公司的技术支持中心便会对这一产品进行在线监控，一旦产品出现问题，就能及时给出处理意见或派人维修，省去了过去烦琐的报修等程序，节约顾客宝贵的时间。

不仅在工业上，智能技术的发展同时也将大大地改变人们的日常生活。美国 IT 专家尼古拉斯·奈格罗波恩特说："一个智能的门把手可以确认房屋的主人，可以在主人满载而归时自动开门，当主人不在时它还可以签收包裹。电话可以自动应答来电，并挑选出重要的信息。它们就像英语流利的奴仆或秘书一般。如果它想连接你，那么它就会把最新的情况有条不紊地向你汇报。"国际电信联盟还做出了这样的构想：未来的手机可用做电子车票；进出口货物和零售商品将拥有电子标签；冰箱可单独与杂货商品联系；洗衣机可以与衣物进行交流；人体皮肤下可植入装有医疗设备的标签；钢笔可直接与互联网连接。Sun 公司首席科学家约翰·凯奇说："我们正在研究智能技术，一旦成功，无生命的对象就可以在无人参与的情况下自动通过网络进行交谈。"

由此可见，智能技术的发展无疑会对物联网的进程起到巨大的推动作用。

4. 纳米技术的发展

纳米技术是以控制单个原子、分子来实现设备特定的功能，是利用电子的波动性来工作的。在 RFID 电子标签中，以纳米技术为基础的无芯片标签目前处于发展的前沿。无芯片电子标签的特点是超薄、成本低、存储数据量少。它典型的实现技术有：远程磁学技术、层状非晶体管电路技术、层状晶体管电路技术。

位于韩国大田市的 ABC 纳米技术公司成功地开发了一种纳米导电墨水，可以用于 RFID 电子标签。ABC 纳米技术公司采用纳米银作为导电墨水的主体。成品导电墨水是一种胶体，固体物质的含量低于 30%，金属银以直径小于 25nm 的微型颗粒均匀地散布于胶体，使该墨水具有理想的电阻率。传统的 FPCB 加工过程要经历六道工序，在这一分离的过程中至少有 90% 的铜原材料要被丢弃。而使用导电墨水可以杜绝材料浪费，并将工序减少为两道，省去基板残留物的水洗工序。这样可以提高经济效益，大幅降低制造成本，减少制造过程中的环境污染。

二、物联网的建设与管理

1. 物联网的必要性

国家物联网建设最直接的好处是有利于国内、国际范围内的物品流通与监控，在这方面的基本意义体现在如下两个方面：

（1）在国际上，RFID 技术在物品流通领域已经到了实际应用的阶段。美国军方在阿富汗战争和伊拉克战争中全面使用 RFID，2004 年开始在全军推广使用 RFID，美国国防部一直都是 RFID 的最大买家。在这个过程中，沃尔玛作为美国国防部的供应商，这个高端需求链一下就把商业和物流直接链接起来了。作为沃尔玛供应商的美国总统船公司最先采用 RFID，沃尔玛要求其最大的 100 个供应商在 2005 年 1 月前在商品托盘和外包装上使用 RFID，促成了在全球物流发达的国家普遍采用 RFID 的最新趋势。我国作为世界第三大货物贸易进出口国，通过物联网的建设，可以有力地推动我国作为世界级物流中心的崛起。

（2）在国内，从物流角度看，基于 RFID 技术的物联网作为高科技与物流业结合的一项应用技术，已成为物流和供应链"速度"和"价值"实现的最先进的手段，这对中国物流业实现阶梯跨越性发展将是一个难得的历史性的机会。物联网将大幅度地提升中国物流产业的核心竞争力，使我国物流业与全球领先水平同步，近在眼前的是可以满足我国跨国制造业与世界物流的需求。从整个集成供应链看，基于 RFID 的物联网系统使供应链的透明度大大提高，物品能在供应链的任何地方被实时跟踪。安装在工厂配送中心、仓库及商场货架上的读写器，能够自动地记录物品在整个供应链的流动——从生产线到最终的消费者。物联网所能应用和发挥效应的方面主要包括以下几个部分：节省人工成本、信息集成更准确、同步计划更有效、增加工作流的协同程度、提供全新的商业环境。来自美国 symbol 公司的一份调查报告显示：采用 RFID 技术的物流方案，对于生产商来说，可以使库存降低 5%～30%，使运输成本降低 2%～30%，产品的供货周期缩短 10%～50%。对于零售企业来说，货架利用率提高 5%～8%，库存降低 5%～10%，销售额增加 2%～10%，物流成本降低 3%～4%。

面对巨大的市场需求和激烈的国际竞争，我国需要采取有效的技术发展战略，加快物联网技术的自主创新。以应用为引导，促进中国自主 RFID 产业链的形成；参与国际标准化工作，推动成立技术联盟，实现在国际合作和国际竞争大环境下技术和产业的健康快速发展。本书在我国物联网建设方面做如下探索和建议。

（1）建议总体发展目标

中国物联网技术总体发展目标为：通过技术攻关，突破一系列关键技术，培养人才队伍，建立我国自己的技术创新体系，取得核心技术的知识产权；形成掌握自主知识产权的产业链，实现自主研制产品占市场主要份额；研究制定国家标准，形成我国的物联网标准体系。

（2）建议指导思想与原则

①自主创新原则。力争在若干核心技术领域达到国际先进水平或者领先水平。

②产业化原则。确立企业在物联网发展过程中的主体地位；企业之间加强沟通合作形成完整的具有国际竞争力的产业链。

③开放原则。密切跟踪技术发展前沿，注重借鉴国外先进技术，推进共赢合作。

④协作原则。加强政府各部门之间的沟通协调，重视企业、大专院校及科研院所之间的协作，共同推进技术进步。

（3）建议发展途径和实施进程

①发展途径以典型应用示范为引导，通过自主创新，突破一系列的物联网关键技术，建立与国际标准互联互通的技术标准体系。

②实施进程。掌握关键技术，跟踪国际最新共性技术研发，研发具有自主知识产权的 RFID 技术，制定相应技术标准与应用标准，为物联网的架构提供技术基础；区域工程试点：突破应用与产业化关键技术后，基本形成中国物联网标准体系，拓展应用领域，并在小范围区域内进行试点；吸取经验，逐步推广：形成国际同期先进水平的技术体系，实现物联网技术的广泛应用及与其他技术的融合，并以点带面，逐步推广。

2. 物联网的管理架构

物联网提升到国家物联网的层面上就涉及各行业及各级管理的问题，根据国家物联网的需求，结合我国国情，这里建议一种分层式的国家物联网管理架构。国家物联网管理中心是国内一级管理中心，制定和发布总体标准，负责与国际物联网互联，并对二级物联网管理中心进行管理。二级物联网管理中心分为各行业的物联网管理中心（如公路运输、航运等）和专用物联网（如军用、海关等）管理中心，制定各行业、各领域的标准和规范。各行业和领域内部的统计信息可以存储在二级物联网管理中心，其他行业和领域根据一定权限可以进行查询，同时方便国家管理中心的管理。第三级为本地物联网管理中心，负责管理本地企业的物流信息。第四级为各企业及各单位内部的 RFID 应用系统，负责前端的标签识别、读写和信息管理工作，将读取的信息通过计算机或直接通过网络传送给上级物联网管理系统。第四级中的底层为涉及各个领域的信息采集，采集子系统包括各种射频终端，如电子标签和读写器等。每一级信息管理中心负责本级各节点的信息传输、存储与发布；管理各节点接口的用户权限与数据安全；监控各节点的运转，及时报告和排除故障，保障物联网信息服务系统的安全畅通。物联网运行依靠各级物联网管理中心的信息服务器。信息服务器既要保证与上下级管理中心的信息传递，又要对来自物联网内外的查询进行身份鉴别和提供信息服务。在物联网信息服务系统中，第四级 RFID 应用系统存在于生产商、运输商等企业服务器中，负责存储其物品的生产或流通信息；第三级管理中心服务器提供数据存储、统计和查询等功能；第二级管理中心服务器提供更高层次的存储和查询，以此类推。

国家管理中心在物联网中起到决定性的作用，对外负责与国际物联网对接，对内负责管理国内各行业和专用网络管理中心。国家管理中心的关键任务之一是物联网标准的统一制定。中国的信息化建设必须植根于中国信息产业发展的坚实基础上，国家物联网标准既要坚持开放、考虑国际兼容，又要以我国国情为主，创新自己的标准。2005 年10 月信息产业部批准成立了"电子标签标准工作组"，该标准工作组的任务是以企业为主体，联合社会各方面力量开展电子标签标准体系的研究和制、修订工作。RFID 标准工作组已有注册企业 78 家，外围企业 150 余家。标准工作组采取开放、透明和协商一致的方式开展工作。RFID 标准工作组下设 7 个专题工作小组：包括总体组、知识产权组、频率与通信组、标签与读写器组、数据格式组、信息安全组和应用组，国务院大部调整前的组织结构。标准化竞争主要来自于我国企业与跨国公司的竞争。为了避免出现只见政策"打雷",不见产业"下雨"的被动局面,国家可大力扶持民族企业中具有国际竞争力的企业,赋予其标准制定实施的重要责任,在各个分标准领域,政府与企业间密切配合,给予财力、物力上的支持。以民族企业为依托,以国家有关部门为支撑,与海外在同行业标准领域中最有全球影响力的主导型公司进行专项资金支持,并考虑建立专项基金进行全球战略收购与兼并。此举可缩短中国民族企业标准化进程。对在自有知识产权和国际可兼容双重领域具备领先技术的国内企业,应利用国家政策支持、舆论宣传和鼓励企业推广应用等多种手段支持中国 RFID 联盟及民族企业。

仅 RFID 标准远不能代表物联网标准,RFID 只是物联网的前端射频部分,也不是所有 RFID 标准都纳入物联网的前端射频标准中,EPC 中也主要针对 900MHz 和 13.56MHz 两个频段的 RFID。除了射频部分外,物联网标准更多地关注编码和系统(如名称解析、信息服务等)。我国目前 RFID 标准的研究和制定尚未成型,国家物联网标准的研究和制定更是任重而道远,好在国家物联网是大型工程,比较集中,可以先制定一些总体和粗线条的标准,其他标准在实践过程中逐渐加以细化。

针对物联网和我国地域分布广阔的特点,这里提出另一种国家物联网的管理模式——大区分布式国家物联网管理系统。国家管理中心在物联网中起到决定性的作用,对外负责与国际物联网接轨,对内负责管理各大区物联网管理中心。各大区管理中心根据各自管辖的省份和地区的不同,可以有所侧重地在功能上进行不同的设置,同时各大足额中心可以互相备份。

华北和东北地区属于重工业地区,物联网建设重在各个厂商配备安装 RFID 终端系统,给每一个即将上市的商品贴上 RFID 标签,并在出厂前通过 RFID 读写器把商品信息写入相应的 RFID 标签。而后,读写器再通过通信网络把商品信息传到物联网管理中心进行存储备案,这样无论该商品流通至何处都能通过读写器在物联网系统上对其进行跟踪监测。这样就可以确保这些重工业产品的流通安全,防止被偷被盗等。

华东地区属于制造中心,大量的高科技电子产品等从此处流向市场。对于该地区的物联网建设,第一步可以重在对该商品进行防伪监测。通过标签对其进行防伪设置,然后通过物联网 RFID 终端系统对其进行识别和比对,达到鉴别真伪、保护消费者权益的目的。同时通过物联网管理中心的监控和监测,能更好地保护厂家的知识产权,促进相关公司及机构重视科研开发,推进创新工作。

东南地区也有大量的生产制造企业,所以在该大区物联网建设中也要和华东地区一样注意对制造产品进行防伪监控。此外,东南沿海地区作为我国进出口的主要地段,物联网建设还可注重海关监控,通过在各个海关安装 RFID 读写器,达到对进出口商品的监测与监控。

中部地区作为我国农副产品的主要生成基地,物联网建设可以首先针对农副产品的安全监测和控制,保证人们吃上卫生安全的农副产品。农副产品的流通与买卖,关系到人们的生命安全,关系到国家社会的和谐稳定,要对食品卫生安全进行全程监测监控。

运用 RFID 技术，给部分在市场上流通的农副产品安装上 RFID 标签，并把其相关信息传到物联网管理中心，监控监管人员通过物联网系统就能对农副产品的生产、流通、消费进行全程监控，达到保障人们饮食安全的目的。

港澳台地区的物联网建设重在监测监控通过其流向内地的各种商品，达到保证市场秩序及经济的发展。

西部地区作为我国西部大开发的战略要地，近几年经济迅速发展。该地区的物联网建设可以先加强对战略物资流通的监控。例如，西部地区作为西气东输的源头，物联网建设还加强对燃气运输的安全控制，避免发生重大安全事故，保护人们的生命财产安全。

关于物联网的建设，影响因素很多，目前从学术层面上讨论较多，很难从国家层面上对一个大的工程进行统一建设，也许随着工业与信息化的进一步融合，在各种信息系统的基础上，通过接口及协议转换，逐步建立一个分布式协同的国家物联网管理体系较为实际。

三、物联网在应用上的前景

国际电信联盟报告认为物联网技术为全球发展吹来了春风，一些源于物联网的技术和创新会帮助刺激产业发展和促进经济增长。

报告中还提到："这些技术涉及经济运行和市场机会，信息技术产业和创新在各个领域的迅速应用和扩张，形成了庞大的市场，例如，在医药领域、国际贸易、水资源净化处理、卫生条件改善、能源制造、日用品出口和食品安全等方面。"这些技术可以改变世界面貌：改善人们的生活质量，提高工作效率，构架数字桥梁等。"与那些对物联网无动于衷的跟随者的消极态度截然不同，领跑者们正在积极地运作和推广使用这些前沿技术。"中国和印度也在努力尝试，不甘落后。

1. 物联网与政府

同 3G（3rd Generation，第三代数字通信）等技术一样，以 RFID 技术为核心的物联网有很大的产业链，关系到国家的利益。各国政府都积极制定相关的标准、政策。韩国政府认为近期内最有市场潜力的智能芯片当属 RFID 芯片，韩国估计到 2010 年 RFID 的市场规模将达到 770 亿美元，为抢占这一市场，韩国政府计划在仁川市的松岛建设 RFID 芯片专用园区，期待今后逐渐形成 RFID 芯片生产集结地。印度政府也在制订计划，目标是成为全球 RFID 标签芯片制造中心。中国政府也有一系列举措。

2005 年 12 月，信息产业部电子标签标准工作组在北京正式宣布成立，将建立具有中国自主知识产权的电子标签国家技术标准。国家科技部联合 14 个部委制定的《中国 RFID 技术白皮书》于 2006 年 6 月 9 日发布，这将有利于解决 RFID 标准的制定与兼容问题。同时，RFID 已被列入科技部国家中长期科研计划（863 计划）中的重大科技专项。

政府部门的支持将在很大程度上推动 RFID 以及物联网技术的发展，为科研单位的研发和企业的应用铺平道路。

2. 物联网与研发机构

在硬件研发和制造上，RFID 的最终目标是实现对单品的追踪，对标签的需求将是天文数字，即使只是到货盘、包装箱级别，每年对标签的需求也是巨大的。这将极大地促进芯片制造业的发展，从而使得标签成本迅速下降。

目前生产 RFID 芯片主要厂家有德州仪器、日立、NEC、飞利浦等公司。Intel 公司也赞助了不少的 RFID 实验项目。生产读写器/打印机、标签的主要厂家有 Symbol、Alien、Intermec、Zebra 等。在软件解决方案上，BEA、IBM、ORACLE、Sun、SAP、Microsoft、HP 等公司纷纷推出了自己的 RFID 中间件产品和解决方案。BEA 在收购了 Connec Terra 公司后，奠定了它在 RFID 中间件领域的领导地位，参与了我国国内主要的 RFID 试验项目，包括上海妇女用品商店基于 RFID 的 CRM 系统；中国香港的 GSI 的 EPCnetwork 计划；青岛海尔的 RFID 项目；上海百联在物流领域的 RFID 项目等。

众多高校和科研单位也积极参与 RFID 软硬件技术以及物联网构建的研究。863 计划"射频识别（RFID）技术与应用"立项课题里有大部分是依托科研单位和高校的，例如，复旦大学的"超高频 RFID 多标签防冲突和多读写器防冲撞技术的研究"，北京邮电大学的"RFID 标签天线设计技术的研究"，中国科学院自动化研究所的"RFID 系统测试技术研究及开放平台建设"等。

RFID 以及物联网技术的发展，关键还在于研发机构不断地技术创新。只有这样才能不断地降低成本，提高应用企业的效益，加快 RFID 的普及以及物联网的构建。

3. 物联网与企业

物联网会给电信运营商、产品制造商、物流行业和零售商等各类企业带来令人激动的机遇，这是毋庸置疑的。

对于电信运营商来说，通过把短距离的移动收发器嵌入各种器件和日常用品之中，物联网将以全新形式的通信模式开拓出无限宽广的市场空间。据研究机构的预测，到 2008 年，电信运营商从传输机对机数据业务中获得的收入将可高达 100 亿美元。目前，Sprint 集团和新加坡电信等大型运营商都已开始关注这一市场，法国电信子公司 Orange 更热衷于机对机通信业务。2007 年 4 月，该公司公布了一项名为"机对机连接"（M2M Connect）计划，公司负责商务解决方案业务的副总裁菲利普·伯纳德指出，3 年后，机对机通信业务将会占到该公司数据传输总量的 20% 左右。

可以看出，物联网不仅可以成为经济持续增长和技术发展的催化剂，也将会为传统的通信产业带来传统应用范围之外的市场机遇。产品制造商作为整个产业链的源头，是物联网普及的起点和关键。目前，物联网的概念已经在不同领域的生产企业得到了现实的应用。雀巢公司在法国和英国的数百个冰激凌自动售货机上安装了无线通信系统，每天发送销售报告并向操作人员发出补货通知。加拿大火车和飞机制造商——庞巴迪公司，在英国的 1000 辆有轨车上加装了无线装置，以传输大量的预防性技术保养数据。荷兰皇家飞利浦电子公司则打算在其从娱乐设备到医疗系统的所有产品中都安装无线连接装置。从长远利益来讲，这些技术的应用必将会增加企业的销售额度，提升企业信誉度和知名度。现代物流是一系列繁杂而精密的活动，要计划、组织、控制和协调这一活动，离不开信息技术的支持。

RFID 技术正是有效地解决了物流供应链上各项业务资料的输入与输出、业务过程的控制与跟踪以及降低出错率等难题的一种技术。借助 RFID 技术，物流行业可以实现对物流过程各个环节的管理，加快物流速度，提高生产效率，促进贸易活动。目前 RFID 技术主要应用在物流公司的仓储管理和运输管理上。仓储管理的应用主要体现在出库、入库和库存盘点三个环节上，通过 RFID 的实际应用，得出以下结论：采用 RFID 电子标签管理操作简单，可靠性高，出入库记录完整，实时反映库存状态，因每一操作都必须得到验证，因而准确率接近 100%，而且优化库存结构，合理配置存储空间，减少重复劳动，降低了运输及仓储成本。RFID 在物流公司运输管理上的应用，能够确保货物安全地到达目的地，增加了货物运输过程的透明度，提高了运输效率。简单地讲，零售企业就是把合适的商品在合适的时间、合适的地点提供给合适的消费者，但要做到这一点并不是件容易的事情。当前零售业面临的两大难题是：物品脱销和损耗。而物联网可以真正使物品具有可标识性、可追溯性和可继承性，使物流、信息流可同步、可协调，使产品的生产、仓储、采购、运输、销售及消费的全过程发生根本性的变化。美国阿肯色大学独立进行的一项研究发现，沃尔玛进行 RFID 技术实验的结果是商品脱销率降低了 16%。研究还表明，相同货物的补货，有 RFID 技术的货物补货的速度比用条码的快 3 倍。研究机构估计，RFID 标签能够帮助零售企业把失窃和存货水平降低 25%。

随着 RFID 以及物联网技术的发展，零售业的运营模式将会变得更加成熟和快捷。物联网的发展带给众多企业的不仅仅是一次成本的降低和效益的提升，从更深层意义上来讲，它将使企业进入一个新的通信时代，进入一个企业运营模式和经营方式大变革的时代。

4. 物联网与百姓

对老百姓来说，把个人物品连接到网络中将意味着现实世界越来越容易通过虚拟设计来进行管理了。厨具保存、食物采购和烹调都会变得更为方便。物联网还能改善人们的生活方式和保健水平，从而提高人们的生活质量。信息与知识能改善农场管理，而跟踪元件和产品能优化业务与制造流程。

目前，为了让老百姓吃上放心肉，以 RFID 技术为核心的"物联网"已经在发挥作用。山西省给进入流通环节的牲畜全部佩戴耳标，消费者在购买猪牛羊肉时，可以通过察看动物检疫证明上的耳标信息，判断产品是否合格。耳标信息包括牲畜从出生到进入流通环节的所有信息，包括出生日期、产地、父母、曾经吃过的饲料、注射过的疫苗以及用过的药等。同时每个耳标都有一个唯一的号码相对应，并在农业部的中央数据库生成。这相当于每一头牲畜都有了一个身份证和简历表。这不仅能保证老百姓吃上放心肉，也为进一步建立动物标识和疫病追溯体系奠定了基础。

可以想象未来的物联网应用场景：在未来，当你走进一家杂货店，立刻就会有自动声音问候您，它会记下您的姓名并提醒您买牛奶，因为自上次购物您已经三天没买了。

而且，机器知道您要买哪种品牌，您多长时间买一次，您家有几位家庭成员等，即使在打折优惠期，您也无须再排长队等候结账。射频识别技术灵敏标签将会自动地生成您的账单，您甚至不用将您购买的商品从您的购物车内拿到收款台上，您需要做的只是用信用卡付账，然后离开。在未来，当你从冰箱中取出一罐可乐饮用时，冰箱会自动地读取这罐可乐的物品信息，即刻通过网络传输到配送中心和生产厂商，于是第二天你就会从配送员的手中得到补充的商品。在未来，牛奶将告诉我们它什么时候会发酸，走丢的小狗能告诉主人它的位置。如果你愿意，可以知道你吃的牛肉是哪个农场的哪头牛身上的。你穿的鞋从出厂到你购买花了多少时间，中间经过了哪些流通环节。在未来，你将再也不需要购买地铁票、火车票和飞机票等。当你经过这些车站的验票处时，布置在这些地方的 RFID 阅读器将读取你手机上的 RFID 芯片中的信息，并自动地完成验票工作。

总之，以 RFID 为核心的物联网在零售、门禁控制、资产管理、供应链管理和交通运输、动物识别、防伪防盗等各个领域都将有广泛的应用，影响我们生活的方方面面。所有原来在科幻电影里看到的遥不可及的东西，或许在物联网时代都将成为现实，人们的生活方式更加便利、快捷，人们的生活质量不断提高。正如国际电信联盟在"物联网"的报告中所描述的一样，在物联网时代，网络将无处不在。科幻小说中的场景似乎逐渐变成了事实。今天，在 21 世纪中，我们正朝着一个网络遍布的新时代迈步。在这个以互联网为主的新时代中，网络用户将以亿计，与信号生成器和接收器相比，人类将成为"少数民族"。

目前全世界约有 8.75 亿网络用户，如果人类是未来社会的主要网络用户，那么这个数字还要翻一番。但是专家认为，未来社会的数 10 亿网络用户将由人类和无生命的对象共同组成。他们将联入这张无处不在的网络，无须启动计算机就可"随时随地"进行通信。

总而言之，物联网可以成为经济持续增长和技术发展的催化剂。

第二节　医疗行业应用物联网技术存在的问题

物联网发展潜力无限，但物联网的实现并不仅仅是技术方面的问题，建设物联网过程将涉及许多规划、管理、协调、合作等方面的问题，还涉及标准和安全保护等方面的问题，这就需要有一系列相应的配套政策和规范的制定和完善。

第一，技术标准问题。标准化是推动产品在市场上广泛适用的一条必经之路，然而，射频识别读写器与标签技术却迟迟难以统一，因此无法一体适用。不同制造商所开发的卷标通信协议，适用于不同的频率，且封包格式不一。标准是一种交流规则，关系着物联网物品间的沟通。各国存在不同的标准，因此需要加强国家之间的合作，以寻求一个能被普遍接受的标准。

2006 年 6 月，国家科技部等 15 个部、委共同编写发布《中国射频识别技术政策白皮书》，成为我国射频识别技术与产业未来几年发展的系统性指导文件。而针对药品行业，RFID 技术在国内还没有一套统一的应用标准，如硬件设备标准、标签的编码协议及交易流程规范等有待进一步研究。众所周知，制药企业不是孤立运作的企业，需要与上游（原、辅料供应商）和下游（药品销售商）建立制度相协调、技术相一致的合作关系。所以，只有健全标准，才可以从基层消除制药企业之间的信息鸿沟，从而实现全程药品安全管理。

第二，安全问题。物联网中的物品间联系更紧密，物品和人也连接起来，使得信息采集和交换设备大量使用，数据泄密也成为了越来越严重的问题。如何实现大量的数据及用户隐私的保护，成为亟待解决的问题。

第三，协议问题。物联网是互联网的延伸，在物联网核心层面是基于 TCP/IP，但在接入层面，协议类别五花八门，GPRS，短信、传感器、TD-SCDMA、有线等多种通道，物联网需要一个统一的协议基础。

第四，终端问题。物联网终端除具有本身功能外还拥有传感器和网络接入等功能，且不同行业需求各异，如何满足终端产品的多样化需求，对于运营商来说是一大挑战。

第五，地址问题。每个物品都需要在物联网中被寻址，就需要一个地址。物联网需要更多的 IP 地址，IPv4 资源即将耗尽，那就需要 IPv6 来支撑。IPv4 向 IPv6 过渡是一个漫长的过程，因此物联网一旦使用 IPv6 地址，就必然会存在与 IPv4 的兼容性问题。

第六，费用问题。目前物联网所需的芯片等组件的费用较高，若把所有物品都植入识别芯片花费自然不少，如何有效解决这一问题仍需考虑。

第七，规模化问题。规模化是运营商业绩的重要指标，终端的价格、产品多样性、行业应用的深度和广度都会对用户规模产生影响，如何实现规模化是有待商讨的问题。

第八，商业模式问题。物联网在商业应用方面的业务模式还不是很明朗，商业模式问题值得更进一步探讨。

第九，产业链问题。物联网所需要的自动控制、信息传感、射频识别等上游技术和产业已成熟或基本成熟，而下游的应用也以单体形式存在。物联网的发展需要产业链的共同努力，实现上下游产业的联动，跨专业的联动，从而带动整个产业链，共同推动物联网的发展。

第十，RFID 成本问题。RFID 技术在某些方面是条码身份识别技术的一个延伸，它最重要的特点是支持移动的物体，而最大的瓶颈仍是成本。在医院管理中凡是可以用到条码的地方都可以用 RFID 标签来替代，但鉴于它的成本，结合目前医院信息化的现状，只有极为强调移动的地方才会优先考虑 RFID 技术。要想在各个领域内进一步普及，还有待于成本的进一步降低，才能够真正实现其技术价值。

第十一，可能引起隐私权的问题。RFID 技术的安全性也非常令人关注，由于在非接触的条件下，可以对标签中的数据进行读取，这引发了人们对 RFID 技术侵犯个人隐私权的争议。隐私问题则需要各个国家通过立法对用户的隐私权加以保护来逐步解决。

第十二，电磁干扰问题。对于在医院中使用的 RFID 技术，一些学者质疑其会不会像手机一样干扰医疗设备的工作。据《美国医学协会杂志》（JAMA）公布的一项科学研究表明，医疗设备会受到由 RFID 系统所产生的严重的电磁干扰。此项研究是由在荷兰阿姆斯特丹大学学术医疗中心的研究人员实施的。研究人员对 41 件医疗器械进行了测试，这些医疗器械来自 22 个制造商。研究人员主要测试了无源 868MHz 和有源 125MHz RFID 系统。在 123 次测试（平均每件测试 3 次）中，一共记录到 34 次电磁干扰。研究中进行的所有 3 个外部起搏器测试都产生了电磁干扰，九次输液/注射器泵测试中有 8 次干扰记录。虽然心脏起搏器没有完全停止运行，但是 9 个输液/注射器泵中有 6 个停止了工作，两个肾脏替代装置也已经无法正常工作。此报告强调，RFID 技术带给医疗器械的危险就如同手机辐射一样，是 RFID 设备产生的潜在问题，但还不至于达到禁止将 RFID 技术应用到医疗界的地步。研究所作的结论是，在受控制的非医疗试验背景下，RFID 技术能对医疗设备产生潜在危险。在监护病房及其他类似的医疗环境下，实施 RFID 技术要依据最新的国际标准进行现场电磁干扰测试。

通过搜索国内专利的关键词可以发现，关于医疗和管理的专利相对较少，而医疗和 RFID 有关的专利仅有 1 个，这也就说明，RFID 在我国医疗卫生行业中应用还很不充分，但是拥有广阔的前景。

第三节　医疗行业应用物联网技术的发展趋势

医药行业"十五"发展目标是：医药工业总产值年平均递增 12％左右。能保持如此高的发展速度，主要原因是：①人口的自然增长是药品市场需求增加的基本因素。②人民生活水平的不断提高，进一步促进了药品需求。新的医疗保险制度的实施及新的"医改"方案的出台，将对我国药品结构调整产生重大影响，现代生物技术药物、天然药物、海洋药物将可能挑战常规化学药物的地位。疗效好、价格低廉是患者用药时必须要考虑的两个因素。因此，高效低价的药品销售量会继续增加，占据较大的市场份额。零售市场也正在日趋扩大。预计这种势头随着医疗制度的改革和处方药与非处方药分类管理制度的实施还将进一步扩大。

药品分类管理将带来药品需求结构的变化。受国家对药品价格调控力度加大以及市场竞争加剧的双重影响，药品价格近年来持续走低。医药企业数量将大幅度缩减，经营规模逐步扩大。我国医药业长期被企业多、规模小、成本高、效益低等顽疾所困。加入世界贸易组织后，市场竞争加剧，一些企业将被兼并、重组，一些企业将不得不退出市场，中国医药市场"版图"也将重新划分。这种优胜劣汰的结果是医药企业数量逐年减少。

医药现代物流发展进一步加快。发展现代物流已经成为我国医药行业的当务之急。现代物流是信息化时代的产物，随着医药流通体制改革的深入，加快发展医药现代物流是应对国际竞争的一项重要手段。商业企业的竞争，关键就在物流，高效率物流配送是商业企业取得成功的关键。发展医药现代物流一定要结合中国国情，与实施 GSP 和业务流程重组相结合，要注意先进性和适用性并重，以引进现代物流管理技术为支撑，必须是软、硬件兼备，而不只是建设大仓库。

市场竞争将更趋激烈化。随着全球经济一体化的发展和我国加入世界贸易组织，国内医药市场成为一个国际性的竞争市场已毋庸置疑。国内企业将面对大型跨国企业而不仅仅是国内其他企业的挑战，如果不进行改革并加速国际化进程就会在竞争中被淘汰出局。庞大的中国医药市场将吸引外国大公司巨资的不断投入，中国将成为全球主要的原料药及制剂生产基地，药品进出口贸易将急剧增长，药品价格悬殊的现象将荡然无存，医药市场竞争将更趋激烈化。

随着人们对健康的日益重视，医疗卫生已经成为 RFID 技术较早使用的行业之一。医疗机构测试与采用 RFID 将有助于提高医院的工作效率和保证病人的安全，在医疗机构中采用 RFID 技术已是大势所趋。RFID 技术在医疗机构中有着很多用途：药品监管包括药物的识别和管理、医院信息管理系统、运用实时定位系统对医疗器械跟踪、病人流动管理以及门禁系统等。

物联网作为一项新兴的、前沿的技术，目前在国内外还没有大规模应用的先例，同时其在发展中也出现了频率标准不统一、标签识别准确率不够以及应用成本较高等一些问题，因此当前在我国医药流通中实际应用也必然会面临许多困难。但是迫切的需求以及广阔的应用前景是这项技术发展的最大动力，我们相信随着研究的逐步加深、技术的不断成熟，物联网在实际应用中面临的问题也会得到有效地解决。国家新近出台的《药品经营质量管理规范》对于药品流通中的信息监控已经提出了更高的要求。在提高工作效率、努力开拓市场的同时，如何使流通中的管理更科学、监控更完善、信息更及时是医药流通企业在未来竞争中取得优势的一个重要保证。而物联网这项物流信息管理新技术的应用，必将会给我国医药流通带来一场新的革命。

市场调研公司 VDC 预测未来两到三年，药品行业将是 RFID 应用的最大领域。在医药行业，尽管相当一部分单位已经建立了比较完善的 ERP 资源管理系统，但在建设现代化的药品物流管理体系方面还存在许多不足，尤其在药品仓储模式和管理方面，仍停留在低效的人工操作阶段。落后的仓储管理模式和设施难以适应医药行业日益增长的药品配送需求。对于医院药房（药库）管理，也存在同样的问题。因此，应用先进的信息技术改变医药行业的药房（药库）管理模式，实现药房（药库）管理的自动化、智能化是必然趋势。RFID 技术可以很好地满足这一需要。对于部队医疗系统，除了要具备地方医疗系统的功能和业务以外，还必须有能够实施战时快速反应和医疗保障的能力。保障有力，需要有高效、快捷、准确、便于部署的医药管理系统作为支撑。RFID 技术具有完成这项神圣使命所需的高度自动化和智能化，将其用于部队系统药库的管理，是必然的趋势。此外，在部队医院实施战时快速反应和医疗保障的行动中，战备（野战）药箱发挥着不可替代的作用。作为一个携运便捷、部署灵活、高度集成的微型药库，战备药箱也急需具有高度自动化和智能化的 RFID 技术。配备有 RFID 系统的智能化药箱，在战备时期可以自动统计和管理箱内药品和医疗器械，实时监控药品状态，自动提示药品过期。在战时可以快速部署，在战备药箱的装卸过程中即可完成药箱内药品、器械的统计，部署完成后，医护人员可以通过手持式阅读器迅速读取箱内药物和器械信息，并能确知箱内药品的储存位置，方便医护人员取药，成为战时医疗保障的得力工具。

国外不少公司已经开展了基于 RFID 技术的医药行业应用研究，取得了成功。例如，美国的 Mobile Aspects 公司的 RFID 解决方案已经可以为药品提供安全、准确、实时的跟踪管理。基于 RFID 技术的药柜会自动记录药品的存储、使用情况。此外它还能记录药品的过期时间、分类号以及批号，并自动提醒药品过期。Mobile As Pects 公司还计划将此 RFID 系统与电子医药记录系统和药品交互数据库结合起来，以期能够自动识别病人并即时调出其电子医疗记录。当医生输入病人的 ID，药品柜打开，在医生将一种药品从药品柜中取出时，系统会检查药品是否对该病人有害，如发现取错药的情况系统会自动发出警报。美国的 Sun 公司也发布了 RFID 药品供应链管理方案，该方案主要解决两个方面的问题：其一，基于 EPC 编码技术的药品防伪功能，唯一标识可以让假冒伪劣品无处藏身；其二，基于 RFID 技术展开的全面的药品供应链管理，提高药品的配送效率等。

医药业若能运用 RFID 技术，将会解决许多生产和销售方面的问题。制药者可以准确掌握产品现状，提高生产效率，减少人力成本，缩短产品质量保证时间，实时监控产品制造过程的所有情况，快速应对市场，减少过期产品的数量损失。

同传统的识别方式相比，电子标签以其准确、高效、安全的方式，高防伪功能和对产品实时监控的特点，广泛应用于生产、物流、交通、医疗、防伪、身份验证等众多有需求的行业。电子标签应用规模及市场利益前景是所有信息技术大国所关注的，许多国家都将其作为重要的产业战略和国家战略来发展。

RFID 标签在中国处于刚刚起步的阶段，但是其发展潜力是巨大的，前景也是非常诱人的。在信息社会，对各种信息的获取及处理要求快速、准确。在不久的将来，RFID 标签技术将和其他的识别技术一样深入我们的生活、改善我们的生活。相比之下，RFID 标签应用管理和标准化工作迫在眉睫，应该在学习、借鉴国外的基础上，建立具有中国知识产权与国际标准相兼容的一个 RFID 标签的标准，这样我们既保护了国家的利益，同时也能融入国际、经济市场的大循环，综合利用资源，共荣共赢。

中国药学会提供的数据显示，在我国每年至少有 20 万人因用错药、用药不当而死亡，服食不达标药品人数占用药人数的 11%～26%，日常急救病例的 10% 因用药失误引起。近年来，药品安全问题频频发生，2006 年我国就发生了几起药品叫停事件：卫生部紧急叫停欣弗、国家食品药品监督管理局（SFOA）叫停鱼腥草注射剂等，就是因为假冒伪劣药品给人们的生命安全造成了伤害。在我国的药品经营质量管理规范（GSP）、药品生产管理规范（GMP）认证规范中也存在与美国 PDMA 中相类似的条款。但实际执行的效果并不理想，以上两例药品质量事件就是明证，由于缺乏对药品流通过程的有效追溯，导致药品的召回非常困难。

越来越多的国家借助高科技手段，对药品进行跟踪和监测，打击假冒伪劣药品，规范整顿医药市场。我国的药品安全管理不仅需要相应制度的创新完善，同时还要考虑充分利用现代高科技减少人为干预，达到事半功倍的效果。结合实际情况，我国也应该考虑采用 RFID 技术对药品实施有效的安全管理并制定相关法规。

首先，RFID 技术的发展有国家的支持和引导。2006 年 6 月 9 日由科技部、发改委、国信办、商务部、信产部等 15 个国家相关部委联合编写的《中国 RFIO 技术政策白皮书》正式以国家技术产业政策的形式对外公布。白皮书共分为五章，分别阐述 RFID 技术发展现状与趋势、中国发展 RFID 技术战略、中国 RFID 技术发展及优先应用领域、推进产业化战略和宏观环境建设等政策和措施指明了我国 RFID 技术和产业总体发展目标、指导思想和原则以及发展途径。

其次，RFID 技术的发展有国家项目支持。白皮书出台前后，国家一系列 RFID 科技项目支持计划出台。国家 863 计划围绕我国 RFID 产业发展中的共性技术和具有较大发展潜力的前瞻性技术、涉及产业化的关键技术、应用关键技术、典型行业或企业 RFID 技术示范应用以及 RFID 标准基础研究五大方向开展 RFID 技术与应用研究，国家发改委对 RFID 产业给予项目支持。

最后，我国 RFID 技术的应用也提供了一些可借鉴之处。例如，我国政府推行的基于 RFID 技术的第二代居民身份证计划及相关系统配置工程；上海市政府对 100 万个危险化学品气瓶进行电子标签标识工作。通过应用 RFID 技术对气瓶进行有效的监控和管理，从而有力加强了对人民群众的生命财产的安全保障，避免假冒产品给企业和人民群众带来的潜在损失；上海"菜篮子工程使用 RFID 电子标签建立起由养猪场、屠宰场和批发市场组成的交易链，所有的猪肉出仓库前都由无线射频自动识别"身份"，从而使食品安全进一步得到保障等。

近日，国家食品药品监督管理局对外公布了《国家药品代码管理办法（征求意见稿）》，拟对我国药品实施药品代码管理制度。这为将现代高科技 RFID 应用于药品安全管理打下一个良好的基础。

参 考 文 献

[1] 宁焕生，王炳辉．RFID 重大工程与国家物联网 [M]．北京：机械工业出版社，2009.

[2] 宁焕生，张彦．RFID 与物联网——射频、中间件、解析与服务 [M]．北京：电子工业出版社，2008.

[3] 赵军辉．射频识别技术与应用 [M]．北京：机械工业出版社，2008.

[4] 康东．射频识别（RFID）核心技术与典型应用开发案例 [M]．北京：人民邮电出版社，2008.

[5] 董丽华．RFID 技术与应用 [M]．北京：电子工业出版社，2009.

[6] 焦宗东．EPC 物联网中流通信息的研究 [D]．合肥：合肥工业大学，2007.

[7] 袁精华．当前国内外医药行业的形势及特点 [J]．视点/行业聚焦，2007.

[8] 李大亮．国内外医药产业现状及今后发展 [J]．林区教学，2009（6）．

[9] 马晓伟．基于 RFID 的药品监督流程中的关键问题研究 [D]．合肥：合肥工业大学，2008.

[10] 余雷．基于 RFID 电子标签的物联网物流管理系统 [J]．射频识别，2006.

[11] 辛鑫．RFID 在医药供应链管理中的应用技术研究与开发 [D]．上海：上海交通大学，2007（12）．

[12] 赵文哲．RFID 技术在产品供应链中的应用与研究 [J]．开发研究与设计技术，2007.

[13] 李兴鹤．基于 RFID 的室内人员跟踪及药品防伪与管理的研究 [D]．济南：山东大学，2005（5）．

[14] 朱卫平，盛焕烨，王东．可重构 RFID 信息采集系统设计与实现 [J]．计算机应用与软件，2007（10）．

[15] 刘建生，林自葵，王慧．基于物联网的药品流通流程再造研究 [J]．物流技术，2007（5）．

[16] 李锋．基于 RFID 和 Agent 技术的物品跟踪系统 [J]．计算机工程，2008，34（4）．

[17] 沈泓，范亚芹．企业局域网机密信息传输系统设计 [J]．吉林大学学报：信息科学版，2009，27（3）．

[18] 周建新，王丹虹．基于 Web 的产品信息发布系统的实现 [J]．工程图学学报，2008（5）．

［19］郭艳庆．基于 GIS 的信息发布系统的设计与实现［D］．北京：北京工业大学，2009（4）．

［20］陈平，郑捷文．基于 RFID 的远程医疗急救系统［J］．中国医疗设备，2008，23（3）．

［21］曹世华，赵方．一种 RFID 的新生儿电子防盗系统的设计与实现［J］．杭州师范大学学报：自然科学版，2008，7（5）．

［22］贾凯，王慧，王保松．物联网在我国医药流通中的应用研究［J］．商业任济文荟，2007（5）．

［23］林敏．RFID 标签定位技术研究［D］．南京：江苏大学，2007（7）．

［24］文欣．RFID 标签在药品中的应用前景［J］．中国包装报，2007（2）．